中国医疗联合体建设与健康扶贫

——蓝皮书——

方伟岗　刘丰梅　主编

科学技术文献出版社

SCIENTIFIC AND TECHNICAL DOCUMENTATION PRESS

·北京·

图书在版编目（CIP）数据

中国医疗联合体建设与健康扶贫蓝皮书 / 方伟岗，刘丰梅主编. —北京：科学技术文献出版社，2018.10（2019.5重印）
ISBN 978-7-5189-4799-7

Ⅰ.①中… Ⅱ.①方… ②刘… Ⅲ.①医疗保健制度—体制改革—研究报告—中国
Ⅳ.① R199.2

中国版本图书馆 CIP 数据核字（2018）第 213737 号

中国医疗联合体建设与健康扶贫蓝皮书

策划编辑：李 丹　　责任编辑：巨娟梅 李 丹　　责任校对：张吲哚　　责任出版：张志平

出　版　者	科学技术文献出版社
地　　　址	北京市复兴路15号　　邮编 100038
编　务　部	（010）58882938，58882087（传真）
发　行　部	（010）58882868，58882870（传真）
邮　购　部	（010）58882873
官 方 网 址	www.stdp.com.cn
发　行　者	科学技术文献出版社发行　全国各地新华书店经销
印　刷　者	北京虎彩文化传播有限公司
版　　　次	2018 年 10 月第 1 版　2019 年 5 月第 2 次印刷
开　　　本	787×1092　1/16
字　　　数	402千
印　　　张	26　彩插2面
书　　　号	ISBN 978-7-5189-4799-7
定　　　价	148.00元

编写专家指导委员会

韩启德　全国人大常委会原副委员长，全国政协原副主席

王　健　中国老区建设促进会会长，原北京军区副政委，中将

秦银河　中国研究型医院学会顾问，原总后勤部副部长，中将

金小桃　中国卫生信息与健康医疗大数据学会会长，原国家卫生和
　　　　计划生育委员会副主任

李京文　中国工程院院士，中国社会科学院学部委员

黄　如　北京大学信息科学技术学院院长，中国科学院院士

陆　林　北京大学第六医院院长，中国科学院院士

主　编

方伟岗　中国研究型医院学会移动医疗专业委员会主任委员

刘丰梅　中国研究型医院学会移动医疗专业委员会副主任委员兼秘书长

副主编（以姓氏笔画为序）

卢清君　中日友好医院·国家远程医疗与互联网医学中心

田军章　广东省第二人民医院

吉训明　首都医科大学宣武医院

杜　创　中国社会科学院公共政策研究中心

赵　俊　南京医科大学第一附属医院（江苏省人民医院）

郭天康　甘肃省政协

张建设　中国老区建设促进会

陆国强　浙江省德清县卫生和计划生育委员会

陈　健　广东省第二人民医院

陈　航　北京地坛医院

陈文武　河南大学第一附属医院

范景利　中关村华医移动医疗技术创新研究院

罗　强　河南省淮滨县人民医院

周其如　广东省第二人民医院

郑理光　深圳市罗湖医院集团

房曰林　安徽省滁州市天长市卫生和计划生育委员会

赵国庆　吉林大学中日联谊医院

姚卜成　《中国扶贫》杂志社

敖国昆　解放军第 309 医院

倪　鑫　首都医科大学附属北京儿童医院

徐丛剑　复旦大学附属妇产科医院

郭　强　河南省淮滨县人民医院

郭秀海　首都医科大学宣武医院

高焱莎　中日友好医院

黄　勇　四川大学华西医院

黄　磊　北京大学人民医院

葛祖林　河南省淮滨县卫生和计划生育委员会

傅　琦　首都医科大学宣武医院

曾　锐　四川大学华西医院

蔡　辉　甘肃省人民医院

薛　辉　清华大学第一附属医院

序一

我国医疗资源分布很不均衡，不同地区、不同级别、不同类别城乡之间的医疗机构资源差距巨大，且优质医疗资源下沉面临很大阻力。建立医疗联合体不仅有助于扩大资源效应，充分发挥大型三甲医院在科研、设备、技术等方面的优势，而且能带动并提升基层医疗卫生服务机构的服务水平和人员业务水平，有助于医疗公平。

中国医疗联合体（即医联体）建设与健康扶贫是相辅相成的。脱贫攻坚是党中央的重要决策部署，其重要目标之一就是实现农村贫困人口的基本医疗保障。我国"因病致贫、因病返贫"现象普遍，医联体使得贫困地区获得重点医疗支持，让老百姓在家门口就能享受到优质的医疗卫生服务，通过有效的预防措施让农民们少生病，生病了也可以就近就医，减轻了疾病所造成的直接和间接的经济负担，有助于贫困人口脱贫；同时，打赢脱贫攻坚战这一目标也将倒逼医联体的建设发展，贫困人群的健康是否能得到改善也可以成为检验医联体建设是否真有成效的重要指标。

医联体建设关系到各级政府之间、同级政府不同部门之间、医院管与办之间、各级医院主体之间、医院领导层与职工之间、医院与患者之间的方方面面的复杂关系，而目前尚缺少系统的医联体管理体制和运行机制，要高效运转并可持续发展，是一件非常困难的事情。全国各地根据自身情况开展医联体建设试点工作，并与脱贫攻坚任务相结合，取得了很多宝贵经验，提供了不同类型医联体的建设思路。

《中国医疗联合体建设与健康扶贫蓝皮书》，全面收集各地的做法和经验，予以归纳总结，深入探讨医联体建设的模式、经验、面临的困境及与健康扶贫的关系，并提出政策建议，对进一步搞好这方面工作、推进医药卫生体制改革，具有重要参考价值。我认为有必要在此基础上进一步深入调查研究，下功夫做出全面性、前瞻性、可持续性发展的顶层设计，指导医联体下一步发展。

　　我国医疗服务体系改革的根本目标是建立基层医疗机构守门人制度，实现基层全科医生首诊、医院专科接诊的分级医疗服务模式。医联体的建设可以加强各级医院的在人力和物质资源上的交流合作，但资源朝大医院集中和基层医疗卫生机构"选人难、留人难"的问题依旧存在，建设本身难以从体制上根本改变医疗资源的不合理分布，对分级诊疗制度的建立也无直接意义。大医院的专科医生多数当不了全科医生，对开展基层全科诊疗而言，他们并不能称之为"优质资源"。相反，如果把大医院的这一套搬进了基层医疗机构，会迅速抬高医疗成本。长远来看，反而会不利于分级诊疗体系的建设，降低整体医疗服务体系的效率。这是在当前医联体建设中尤其需要注意的。

　　总体来讲，《中国医疗联合体建设与健康扶贫蓝皮书》提供了很多生动的现实素材，我很高兴看到各地在医联体建设上取得的成绩。我们的步伐很快，要向前看，也要时常回头看一看。

　　是为序。

全国人大常委会原副委员长，全国政协原副主席

2018 年 9 月

习近平总书记深刻指出："革命老区是党和人民军队的根""老区和老区人民为我们党领导的中国革命做出了重大牺牲和贡献，我们要永远珍惜、永远铭记""我们要实现第一个百年奋斗目标，全面建成小康社会，没有老区的全面小康，没有老区贫困人口脱贫致富，那是不完整的"。《关于加大脱贫攻坚力度支持革命老区开发建设的指导意见》（中办发〔2015〕64号），对进一步加大扶持力度、加快老区建设发展步伐，让老区人民过上更加美好的生活做出了专门部署。

长期以来，中国研究型医院学会移动医疗专业委员会始终怀着对革命老区人民的深厚感情，尽心竭力为老区建设健康医疗事业办实事、做好事。为响应党中央打赢脱贫攻坚战的号召，由方伟岗主任委员、刘丰梅秘书长带领的专家团队，多次深入革命老区县、乡、村进行专题调研、义诊，尤其在大别山革命老区信阳，刘丰梅秘书长先后16次深入基层一线，探索医联体（医共体）新模式。在信阳市委、市政府、市老促会和市卫健委的全力支持和参与下，以"互联网＋医疗"为路径，率先实现了"信阳中心医院＋9个县级医院＋112个乡镇卫生院＋220个贫困村卫生室的影像和心电工作站"的互联互通，探索形成了健康扶贫医学三级诊断的"淮滨模式"，撰写了近10万字的《信阳健康扶贫调研报告》《关于信阳市健康扶贫医学三级诊断运行情况调研报告》，有力推进了区域医学影像、远程心电项目落地，健康扶贫创新举措得到社会各界的广泛关注。刘丰梅秘书长还带领团队在河北衡水、张家口、承德，甘肃庆阳等革命老区免费搭建华医云健康扶贫智慧分级诊疗平台，大大降低了就医成本，对有效缓解因病致贫、因病返贫起到了重要作用。同时，广泛开展"情系革命老区、关爱群众助脱贫"等送温暖活动，受到当地干部群众的一致好评。

　　在长期调研、深入实践的过程中，他们注重收集整理医联体、健康扶贫等方面的资料、信息，经过认真梳理、提炼、总结，将感性认识升华为理性思考，将美好愿景打造为真招实策，组织国内一流专家编写了这部《中国医疗联合体建设与健康扶贫蓝皮书》。该书是深化我国医疗卫生体制改革与精准扶贫方略有机结合的结晶，是推进医联体建设和分级诊疗的经验总结，是提升人民群众生命健康质量水平的有力举措。希望以该书出版为契机，不断深入实践探索，努力将新理念、新模式、新方法推广应用于更广大的革命老区，造福更多的老区人民。

中国老区建设促进会会长，

第十三届全国政协常务委员，

原北京军区副政委，中将

王健

2018 年 8 月

新一轮医药卫生体制改革实施以来，我国基本医疗卫生服务公平性和可及性明显提升，但优质医疗资源总量不足、结构不合理、分布不均衡，特别是基层人才缺乏的短板仍严重制约着医改进程的推进。医联体建设是深化医改的重要步骤和制度创新，有利于调整优化医疗资源结构布局，促进医疗卫生工作重心下移和资源下沉，提升基层服务能力，有利于医疗资源上下贯通，提升医疗服务体系整体效能，更好地实施分级诊疗和满足群众健康需求。

中国研究型医院学会就是在深化医改的大背景下成立的全国性一级学会，是以探索和建设研究型医院为目标的具有医疗服务、科学研究和临床教学"三位一体"功能的医疗机构。其基本宗旨之一是坚持以转化医学为核心，积极探索医院发展新模式，促进医学科学知识的产生、流动和转化，加速基础生物医学研究成果在临床实践中的应用，不断提高临床创新能力，更好地满足人民群众日益增长的健康需求，为实现伟大的中国梦做出应有贡献。

中国研究型医院学会移动医疗专业委员会由北京大学医学部和中关村华医移动医疗技术创新研究院共同筹建成立，旨在通过互联网信息手段与现代医疗技术服务跨界整合，推动"互联网＋医疗健康"行动，提高医院的创新服务能力，加速和促进我国医疗事业的发展。模式的创新和新业态的形成，为建立维护公益性、调动积极性、保障可持续的新的医疗服务运行机制而助力，从而实现中国移动医疗事业的高速、有序发展，更好地为广大患者服务。

移动医疗专业委员会作为中国研究型医院学会的二级分会，非常重视将研究成果向临床诊疗手段转化，在方伟岗主任委员、刘丰梅秘书长的带领下，深入到有关省市，特别是边远地区进行调研，探索出了新的医联体建设与健康扶贫模式，并成功落地河北、甘肃等地区，这次他们组织相关专家编写的《中国医疗联合体建设与健康扶贫蓝皮书》就是这一成果转化的具体体现。本书翔实介绍了我国目前医疗联合体建设的背景、主要模式、运行机制、平台建设及其与健康扶贫相辅相成、相互促进的关系。相信本书的出版，能给政府有关医疗联合体建设的进一步改革提供第一手资料，助力我国健康扶贫和脱贫攻坚，书中的模式、经验、见解、思考等对同行来说也是大有裨益的。

为进一步推动和促进医联体的创新发展，下一步可以探讨建立包含"研究型医院，临床型医院，全科型医院"三级医疗机构的新型医联体。研究型医院的职能任务是疑难危重及复杂性疾病诊治、新技术新业务开展、医学研究和成果转化、培养高端医学人才、对下级医院帮带指导和接收患者转诊；临床型医院的职能任务是常见性、多发性疾病诊治和地方性疾病、专科疑难疾病救治，开展临床特色的新业务、新技术，培养全科型医学人才，对下级医院帮带指导和接受患者转诊；全科型医院的职能任务是开展健康宣教、预防保健、疾病首诊、心理咨询，慢性病、老年病、肿瘤患者的长期治疗、功能康复与老年护理，参与公共卫生服务和上级医院转诊等。医联体内部实行统一经济核算、统一资源配置、统一人员调度，使每个医联体形成结构优化、层次清晰、任务明确的三级医疗服务体系和双向转诊体系。此外，各地也可以根据自己的实际情况，组合、融合、提高、改进，形成各具特色的医联体模式。

中国研究型医院学会顾问，

原总后勤部副部长，中将

秦银河

2018 年 8 月

我国地域广阔，人口众多，经济基础薄弱，医疗资源特别是优质医疗资源严重不足，且分布极不平衡，农村和边远地区的患者很难享受到优质的医疗服务。

自中国共产党第十八次全国代表大会至今，《关于创新机制扎实推进农村扶贫开发工作的意见的通知》《关于印发〈建立精准扶贫工作机制实施方案〉的通知》《关于印发〈扶贫开发建档立卡工作方案〉的通知》等陆续出台，对精准扶贫工作模式的顶层设计、总体布局和工作机制等方面做了详尽部署。在精准扶贫的基础上，中国共产党第十九次全国代表大会上又提出坚持大扶贫格局，所谓"大扶贫"，主要体现在以下三方面：一是精准扶贫的"大"流程管理；二是精准扶贫的"大"部门合作；三是精准扶贫的"大"区域协作。

通过深化医改，加大健康扶贫力度，解决好贫困家庭因病致贫、因病返贫问题，是确保实现2020年脱贫攻坚目标的重要一环。医疗联合体作为健康扶贫的主要抓手，借助互联网＋医疗的模式，让老百姓"足不出村"就能享受到优质的远程诊疗服务，甚至直接对接国内知名专家为其解决复杂疾病。国务院办公厅《关于推进医疗联合体建设和发展的指导意见》要求：2017年，基本搭建医疗联合体制度框架，全面启动多种形式的医疗联合体建设试点，三级公立医院要全部参与并发挥引领作用，综合医改试点省份每个地市及分级诊疗试点城市至少建成一个有明显成效的医疗联合体。到2020年，在总结试点经验的基础上，全面推进医疗联合体建设，形成较为完善的医疗联合体政策体系。

目前，北京、上海、天津、河北、河南、广东、江苏、甘肃等许多省市都建立了不同形式的医疗联合体，初步实践证明，医疗联合体建设是落实分级诊疗的关键路径，是助推健康扶贫的重要保障，能够使参与多方均受益：老百姓能在本地享受高水平的医疗服务，降低就医成本，不再受"看病难、看病贵"问题的困扰；大医院人满为患的局面得以缓解，高端专家能把更多的时间和精力用于科学研究和疑难病例诊治上；基层医院、基层医师整体服务水平得到提高，基层转诊率大大降低；政府有关医疗资源下沉，强基层、方便群众就医的目标得以实现。

为将健康扶贫落到实处，在过去的三年中，中国研究型医院学会移动医疗专业委员会在方伟岗主任委员、刘丰梅秘书长的带领下，深入到 10 个省（自治区、直辖市），特别是边远地区进行调研，探索医疗联合体模式，促进健康扶贫落地。作为移动医疗专业委员会的顾问，我一直关注这一利国利民项目的进展情况，多次听取了刘丰梅秘书长的汇报。我认为健康扶贫的确有效推动了医疗联合体建设及分级诊疗的发展。健康扶贫也属于半紧密型的医疗联合体，也就是借助互联网的手段，能够快速实现省－市－县－乡－村的互联互通。目前该健康扶贫项目已经覆盖了 10 多个地级市，惠及 1 亿多人，诊断患者 10 万多例，每位患者医疗成本平均降低了 200 元，得到了国家有关部委领导的认同和高度评价。希望该项目能快速推广，对大数据进行整理，申报国家课题，以得到相关部门的支持，从更大的范围内使多方都受益。

为了总结经验，更好地推进医疗联合体健康发展，中国研究型医院学会移动医疗专业委员会组织相关专家编写了《中国医疗联合体建设与健康扶贫蓝皮书》。本书翔实介绍了我国目前医疗联合体建设的主要模式、运行机制、平台建设及其在健康扶贫中的重要作用。除了国家提倡的四种医疗联合体模式外，他们还创造性地提出了健康扶贫模式，阐述了医疗联合体建设与健康扶贫的辩证关系。编写人员都是我国医疗联合体建设的推动者、参与者、见证者，相信本书的出版，能为政府决策层提供有关医疗联合体的第一手资料，为我国健康扶贫和医疗事业的发展提供有力的支持，书中的模式、经验、见解、思考等对同行而言也是大有裨益的。希望该书能尽快与读者见面，也期待作者能进一步总结新的模式和经验，再版时为读者提供更丰富的内容。

是为序。

中国工程院院士，中国社会科学院学部委员

李敬

2018 年 8 月

医疗健康事业关乎社会与民族发展，亦与每个家庭息息相关，2016年国家提出《"健康中国 2030"规划纲要》。近年来，我国人民群众健康水平不断提高，但仍面临"因病致贫、因病返贫""看病难、看病贵"等挑战。据统计，我国 7000 万贫困人口中因病致贫约达 42%，因病致贫已成为主要致贫原因之一，探索医保联动下的医疗联合体建设及与之相关的健康扶贫模式对贫困人口脱贫具有重要意义。这也是中国研究型医院学会移动医疗专业委员会近几年的工作重点，刘丰梅秘书长牵头负责，在方伟岗主任委员带领下，专委会成员先后百余次下基层开展医疗联合体与健康扶贫的调研及学术研讨活动，获得了大量第一手资料，短时间内做出很多卓有成效的工作，并将其编纂成书，在此我对他们表示祝贺，对该书的出版表示祝贺！

我主要从事信息技术方面的研究工作，当前信息技术与医疗健康工作的结合越来越广泛，也越来越深入，可以说物联网、大数据、人工智能等先进信息技术是分级诊疗、远程医疗、人口健康信息、健康医疗大数据等体系和平台建设中重要的核心技术，对医疗联合体建设、健康扶贫会起到重要支撑作用。

将先进信息技术应用于医疗健康设备、医疗健康手段、医疗健康管理，可为医疗健康服务提供更好的支撑，也可为相关的医学学科发展提供新的手段、新的方法，解决或者发现之前难以解决或未发现的问题和现象，变革一些传统的医疗健康手段和管理模式。而同时医疗卫生的发展和新的需求亦对信息学科提出很多新的挑战性问题，促进信息学科的多元发展。两者的互动融合无论从国家战略层面看还是学科发展、产业发展都是大势所趋。举例而言，物联网技术可将各级医疗机构的多种医疗设备进行联网，将移动 / 便携式医疗设备（如血压计、血糖仪等）进行联网，为分级诊疗、远程医疗等提供重要硬件技术支撑，为健康医疗大数据提供原始基础性数据源。大数据技术可为分级诊疗、医保政策、医改决策等提供数据支撑，也为精准医疗和人工智能技术在医疗领域的应用提供数据支撑。人工智能技术则有望在医学影像识别、人工辅助诊断、早期病理筛查、病患预测等方面发挥更多作用，为分级诊疗、优质医疗资源普惠到各级医疗机构提供新的模式，并可通过预测和预防途径来降低医疗资源开销。

随着新一代信息技术的快速发展及其与医学学科的深度交叉融合，以新一代信息技术为支撑的智慧移动医疗正逐渐进入医疗健康领域，改变着传统的疾病预防、检测、治疗模式，为提高广大人民群众健康质量提供了新的手段，同时也为实施健康扶贫和医疗联合体建设改革提供有力支持。本书中的相关内容、指出的一些问题、提出的一些建议对医疗联合体的进一步建设和健康扶贫会起到很好的推动作用。

期待通过信息技术与医疗健康领域的进一步深度融合为造福百姓做出更多贡献！

北京大学信息科学技术学院院长，中国科学院院士

2018 年 9 月

方伟岗

北京大学医学部病理学教授，博士生导师，北京大学临床研究所所长，北京大学医学部原副主任，美国国家肿瘤研究所（NCI）访问学者，享受国务院特殊津贴。

历任教育部科学技术委员会第五届学部委员，中华医学会理事，中华医学科技奖评审委员会委员，中华医学会医学科学研究管理学分会主任委员、病理学分会常务委员；国际病理学会（IAP）中国分部主席；中国抗癌协会常务理事、肿瘤转移专业委员会名誉主任委员；中国研究型医院学会常务理事，中国研究型医院学会移动医疗专业委员会主任委员等。被澳大利亚 Monash 大学及国内多家医学院校聘为客座教授。

主持国家重点研发计划、973 课题等省部级以上课题 20 余项，获得包括国家科学技术进步奖一等奖（第 8 完成人）和卫生部科学技术进步奖一等奖在内的省部级科技成果奖（第一完成人 2 项）共 8 项。

已发表学术论文 120 余篇（SCI 论文 40 余篇），主编 / 参编著作 5 部。

获教育部"跨世纪优秀人才"、卫生部"有突出贡献中青年专家"称号，荣获北京市"五四奖章"。

刘丰梅

山东大学经济系毕业，资深媒体人。中国研究型医院学会移动医疗专业委员会副主任委员兼秘书长，中关村华医移动医疗技术创新研究院秘书长，中国老区建设促进会理事、医药卫生委员会副主任，北京医院协会医院文化传播管理专业委员会副主任委员兼秘书长。

2003 年在人民大会堂发起全国首届疑难病研讨会；2014 年在北京创办和发起全国唯一一个以"移动医疗"命名的北京市民办非企业单位——中关村华医移动医疗技术创新研究院；2015 年中关村华医移动医疗技术创新研究院联合北京大学医学部方伟岗主任共同发起并成立了全国首家以"移动医疗"命名的医工多学科交叉的学术组织——中国研究型医院学会移动医疗专业委员会；2015 年 4 月 1 日在方伟岗主任委员的指导下，联合北京大学医学部发起了全国首届"互联网＋医疗"学术高峰论坛，在业内引起较大的反响。目前已成功举办五届全国"互联网＋医疗"学术高峰论坛，并形成品牌。

近年来主要从事移动医疗的理论研究与实践，以及相关科技成果的转化，对"互联网＋医疗"、医疗联合体建设与健康扶贫的理论和实践有独到的见解。在调研了十几个省份的各级医疗机构的基础上，联合中国研究型医院学会移动医疗专业委员会的专家，创建了"健康扶贫智慧分级诊疗平台"，目前已覆盖 3 个省份、10 多个地市、近千家医疗机构。2017 年荣获中国老区建设促进会授予的"老区脱贫·巾帼标兵"荣誉称号。

2013 年，全国卫生工作会议明确提出"要积极探索和大力推广上下联动的医疗联合体体制机制"，2017 年 4 月 26 日，国务院办公厅印发《关于推进医疗联合体建设和发展的指导意见》，全面启动多种形式的医疗联合体建设试点。开展医疗联合体建设是深化医改的重要内容，是整合区域内医疗资源，促进优质医疗资源下沉，提升基层医疗服务能力，完善医疗服务体系的重要举措，是推动建立合理有序分级诊疗模式的重要内容。

截至 2017 年 9 月，全国所有公立医院已全部开展综合改革，逐步建立了维护公益性、调动积极性、保障可持续的运行新机制。上海、浙江、江苏、安徽、福建、湖南、重庆、四川、陕西、青海、宁夏 11 个综合医改试点，省、自治区、直辖市积极探索以城市医疗集团、县域医共体、跨区域专科联盟和远程医疗协作网为主要方式的医疗联合体建设，引导医疗联合体内部形成科学的分工协作机制和顺畅的转诊机制，为推动建立合理有序分级诊疗夯实了基础。2017 年末，近 90% 的三级医院参与医疗联合体试点、实现同级医院检查检验结果互认，80% 以上的居民 15 分钟内可以就近就医。

中共中央、国务院《关于打赢脱贫攻坚战的决定》(中发〔2015〕34 号)中指出，消除贫困、改善民生、逐步实现共同富裕，是社会主义的本质要求，是我们党的光荣使命。让全国人民共同富裕，齐奔小康是"十三五"期间最艰巨而又必须不折不扣完成的硬任务。习近平总书记指出："全面建成小康社会，是我们对全国人民的庄严承诺。脱贫攻坚战的冲锋号已经吹响。我们要立下愚公移山志，咬定目标、苦干实干，坚决打赢脱贫攻坚战，确保到 2020 年所有贫困地区和贫困人口一道迈入全面小康社会"。

医疗联合体建设与健康扶贫有着非常密切的关系。《关于实施健康扶贫工程的指导意见》(国卫财务发〔2016〕26 号)强调，要"加强贫困地区远程医疗能力建设，实现县级医院与县域内各级各类医疗卫生服务机构互联互通""鼓励社会组织通过提供医疗技术支持、卫生人才培训和紧缺设备援助等，帮助贫困地区提高医疗水平，改善服务设施"。

中国研究型医院学会作为以探索和建设研究型医院为目标的，具有医疗服务、科学研究和临床教学"三位一体"功能的全国性一级学会，始终强调把医疗实践与医学研究结合起来。中国研究型医院学会移动医疗专业委员会是2015年成立的全国首家医工等多学科交叉的学术组织，主要任务包括开展移动医疗理论研究，探索移动医疗行业发展规律；综合移动医疗相关成果，引领制订行业诊疗、技术规范和标准；开展移动医疗学术交流，推动移动医疗产业发展，促进移动医疗科研成果的转化和应用等。

为了探索医疗联合体建设的最佳模式，促进健康扶贫精准落地，加速医工等多学科交叉，本着创新、引领、共享的初衷，移动医疗专业委员会组织相关领域专家，在全国特别是边远贫困地区进行多次调研，走访了10个省份、14个地级市、50多个县、90多个乡镇、100多个村的医院及卫生院/室，取得了大量第一手资料数据，并加以归纳、总结提炼，编撰了这本《中国医疗联合体建设与健康扶贫蓝皮书》。本书编写人员大多是来自全国三甲医院的院长、书记及大数据、人工智能等方面的专家学者，他们是中国医疗联合体建设的推动者、实践者、见证者。成书期间，我们也多次组织不同形式的座谈会，各相关领域专家积极参与，就本书的选题、目录、内容、设计、编排等广泛发表意见建议。编纂此书，符合国家大力倡导的"互联网＋医疗"政策，并体现移动医疗专业委员会特点，对各相关领域领导、学者、行政主管部门、各级院长等有一定的工作参考价值。

本书共分四篇。第一篇从医改视角，论述了我国医疗联合体建设与健康扶贫的辩证关系；第二篇阐述了我国医疗联合体建设的主要模式，发展历程，发展现状，存在的问题及对策等；第三篇应用具体案例，剖析了我国医疗联合体建设的主流模式，医疗联合体在助力健康扶贫中的作用；第四篇探讨了在脱贫攻坚战中，健康扶贫与医疗联合体的融合问题。

我们在调研中发现，医疗联合体建设与健康扶贫之间关系密切，互相促进。同时也发现，除了国家推出的四种医疗联合体模式外，90%以上的松散型医疗联合体都是基于帮扶、健康扶贫，也就是说现阶段绝大部分基层卫健委是以健康扶贫统揽医疗卫生全局，而基层医疗机构也是以健康扶贫为重要目标，落实各项与健康扶贫相关的卫生要求。因此，健康扶贫模式在书中单列一章，用较大篇幅来描述医疗联合体建设与健康扶贫在实践中整合、联动的多种模式。

中国的医疗联合体建设虽然刚刚起步，但进展迅速。自 2017 年 6 月至今，全国各地广泛地展开了医疗联合体建设，并因地制宜出台了相关政策和指导性文件，书中收录的各个典型案例都结合本地实际情况，以满足人民健康需求为出发点，组建了不同形式的医疗联合体，各具特色，精彩纷呈，基本上实现了卫生服务保障体系的全覆盖，实现了人民群众在家门口就能享受到与高等级医院同质化的医疗服务，既节省了医疗成本，又部分缓解了看病难问题。但囿于时间和篇幅，本书未能将其全部纳入，殊为遗憾，希望再版时能扩大规模，收录更多模式、案例。

在本书编写过程中，我们得到了国家卫健委、国务院扶贫办、清华大学、北京大学、中国社会科学院、医疗联合体属地地方政府等单位和专家的大力支持和帮助，在此一并表示感谢！

由于时间仓促，书中错误在所难免，恳请读者不吝赐教，以便再版时修正。

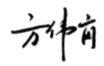

目录

第一篇

从医改视角看我国医疗联合体建设与健康扶贫的辩证关系

　　自从实施新一轮医药卫生体制改革以来，我国的全民医疗保障体系迅速建立和不断完善，基层医疗卫生机构的医疗服务条件明显改善，服务能力逐渐增强，服务的公平性和可及性持续提升。但是，在我国的医疗改革进程中，"强基层"是循序渐进的、缓慢的发展过程。医疗卫生资源结构失衡和基层医疗卫生人才匮乏已成为保障人民健康和深化医疗改革的重要制约因素。开展医疗联合体建设，是深化医疗改革的重要步骤和制度创新。旨在调整优化医疗资源结构布局，促进医疗卫生工作重心下移和资源下沉，提升基层服务能力，推动医疗资源上下贯通，增强医疗服务体系整体效能，更好实施分级诊疗和满足群众健康需求。同时，党中央、国务院高度重视健康扶贫工作，于 2016 年印发《关于实施健康扶贫工程的指导意见》，并召开全国健康扶贫工作会议，动员部署任务。它和医疗联合体建设都具有从源头遏制"因病致贫、因病返贫"，最终达到满足人民群众的健康需求服务的目的。随着信息科技的发展及全球化进程的加速，当今医疗卫生机构处于复杂的动态变化的环境中，其发展需求之间多数会产生矛盾冲突，例如，变革与传统、探索新资源与利用现有资源等，如何应用辩证的思维有效应对动态变化的矛盾需求已成为医疗卫生机构能否获取和保持竞争优势的关键因素。医疗联合体建设与健康扶贫之间到底存在什么样的关系？怎么样才能获得协调一致的发展呢？下面就医疗联合体建设与健康扶贫之间的辩证关系进行探讨和分析。

第一章

医疗联合体建设与健康扶贫的内涵

医疗联合体（medical alliance），简称为医联体，也称为区域医疗联合体、医疗共同体、医疗集团。医联体是由一家三级医院牵头，在一定地理区域范围内，联合多家二级医院和社区医疗卫生中心，通过签约对医疗资源进行有机整合，以兼并、托管和组建集团等模式整合成联合体。强调政府主导，组织内各医疗机构资源共享、上下贯通等，旨在促进医疗资源下沉和重心下移，不断提升基层服务能力，提升医疗卫生服务体系的整体效能。

目前，我国医联体建设的模式多样，按照不同的标准可分为紧密型医联体和松散型医联体、区域内医联体和区域外医联体、实体联合和虚拟联合、综合医联体和专科医联体等。以上各种形式的医联体都是由政府部门主导，当地医疗卫生机构结合自身所处的区域特点而选择、制定的医疗改革模式，也就是说，以上任何一种模式，在特定的时间段、特定的地域范围内都具有自身的特点和优势，都会获得有效的医疗改革成果。否则无序就医，"看病难、看病贵"的问题难以得到解决，甚至导致因病致贫、因病返贫率不降反升，严重阻碍我国社会发展，如：基层医疗卫生机构人员配备失衡、专业技术人员短缺、硬件设施缺失等都会制约医联体建设的功效和速度。因此认为医联体是一种新型组织形式，开展医联体建设是深化医疗改革的重要步骤和制度创新。

健康扶贫是通过提升医疗保障水平、实施疾病分类救治、提高医疗服务能力、加强公共卫生服务等手段，让贫困人口能够看得起病、看得好病、看得上病、防得住病，确保贫困群众健康有人管、患病有人治、治病能报销、大病有救助。是由镇村医务人员与所有贫困户签订协议，对因病致贫、因病返贫的贫困户家庭成员重点帮扶。宣传健康扶贫政策，根据所患疾病类型提出相应的治疗建议和康复指导意见，也就是让贫困户了解如何防病、得病了到哪里治疗、治疗后如何报销、得病后能享受哪些优惠政策。而且建档立卡贫困户家庭成员均可享受健康扶贫优惠政策。建档立卡贫困户家庭成员患重大疾病或长期慢性疾病，年度医疗费用支出报销后，个人自付费用超出家庭的负担能力，导致家庭实际生活水平低于当地贫困线家庭标准的人口，均可界定为因病致贫、因病返贫的贫困户。自国务院印发《关于实施健康扶贫工程的指导意见》以来，我国的健康扶贫工作已经取得了显著成效，例如：贫困人口医疗保障水平明显提高，贫困患者分类救治稳步推进，贫困地区医疗卫生服务能力明显提升，贫困地区公共卫生工作不断加强，包括农村贫困地区传染病、地方病和寄生虫病防治等，优先推进农村贫困人口签约服务。这些成效体现出了健康扶贫具有显著改善人民群众生活质量、提升人民群众生活水平的重要价值和功能，在我国贫困地区居民的身体健康和医疗改革进程中肩负桥梁和纽带作用。健康扶贫作为一种全新的健康管理方式，具有较多创新性，越来越受到各界人士的重视和认可。

第二章

健康扶贫促进医疗联合体建设的机制

健康扶贫措施并非都能促进医疗联合体建设，但是科学合理的健康扶贫措施有促进医疗联合体建设的可能性，这就需要健康扶贫政策的制定者及参与者能够了解健康扶贫促进医疗联合体建设的可能路径。

医疗联合体建设目标就是形态和功效：形态即医疗卫生机构各部门的设置、职责、医疗卫生资源的配置等，是医疗联合体组织的整体外观。通过健康扶贫对医疗联合体建设的速度、职能、政策、功效等持续性的干预，使医疗联合体的组织构架持续完善和强大，增加医疗联合体干预医疗卫生机构医疗资源配置、服务能力、建立分级诊疗制度的力度，逐渐引导人民群众就医习惯和意识形态的转变，在持续发展和完善中吸收、储存和利用医疗联合体建设过程中的优惠政策和建设机制，使得基层医疗卫生机构的医疗服务能力得到改善和提高，从而获得群众的认可和信赖，间接地增加基层卫生机构的首诊率和门诊率，而没有得到较好医疗资源配置和支持的基层医疗机构只会发生较小的适应性变化。也就是说，在可能的机制、体制范围内，通过健康扶贫可以有效促进医疗联合体建设的健康发展，并取得阶段性的胜利果实，例如，要缓解"看病难、看病贵"问题，医疗联合体组织内的医疗技术人员通过实施上下贯通机制，把优秀的卫生技术人才任务性指派到基层卫生机构出诊、指导诊疗等，使群众在家门口就可以享受到三级医院同质化的医疗服务质量，同时降低医疗费用成本，从而可以把医疗联合体打造成可预期的组织模式；效能则是指医疗联合体内各组成机构的各个职能部门的工作能力。通过科学合理的健康扶贫措施相配合，并和医疗联合体通过持续的协助分工，形成新型的医疗改革路径，从而提高健康扶贫支配协调医疗联合体的能力，强调医疗联合体的建设目标，提高医疗联合体组织的医疗卫生服务能力，最终通过健康扶贫，使各医疗联合体内的组织构建等畅通运行，功能稳定，促进各成员机构在现有水平上得到充分发展，更好地执行为人民服务的指导思想，实现人人享有健康保障的目标，杜绝因病致贫、因病返贫现象的发生。

第三章

健康扶贫促进医疗改革的机制

为深入贯彻落实中央扶贫开发工作会议精神和习近平总书记健康扶贫重要指示精神，对因病致贫、因病返贫实行"靶向治疗"，按照"大病集中救治一批、慢病签约服务管理一批、重病兜底保障一批"的要求制定健康扶贫工作目标：2017—2020 年，对核实核准的患有大病和长期慢性病的农村贫困人口（指建档立卡贫困人口和农村低保对象、特困人员、贫困残疾人），根据患病情况，实施分类分批救治，确保健康扶贫落实到人、精准到病，有效解决因病致贫、因病返贫问题。但是更多时候健康扶贫的策略制定、制度落实、协调管理是非常繁琐的事情，可能因为考虑不周或某些问题没有落实到位而引起群众的误解、不理解、不配合等不良情绪，应积极引导，迅速解决群众的实际困难。总之，科学合理的健康扶贫政策具有促进医疗改革成功前进的作用，其机制是通过制定和完善具体的健康扶贫制度和措施，强化监督机制紧密观察落实情况，参与医疗改革的进程。在医疗改革中通过对成功实现的案例进行具体分析和讨论，并在一定范围内共享成功经验，通过对已经掌握的健康扶贫成功经验合理运用，最终将健康扶贫措施落到实处，并通过各相关主管部门的默契配合和统筹管理，共同克服医疗改革进程中的困难等，能够帮助患者解除病痛，尽快恢复生活生产能力，帮助家庭甩掉疾病的沉重负担，帮助群众摆脱"因病致贫－因贫病重－因病返贫"的恶性循环困境，有效解决因病致贫、因病返贫问题，使整个家庭重新燃起生活的希望。例如，为保证健康扶贫的"三个一批"行动计划在基层医疗卫生机构落地，第一要强化组织领导，落实各级责任；第二要广泛动员部署，夯实工作基础，并建立工作台账，完善健康扶贫动态管理信息系统，动态监测"三个一批"行动计划和因病致贫、因病返贫情况，实时更新数据；第三要将成功的经验加以宣传引导，推动深入开展，广泛宣传先进典型特别是先进人物的感人事迹，为深入实施健康扶贫工程营造良好舆论氛围。

第四章

构建与健康扶贫相适应的医疗改革方案和医疗联合体建设理论体系

　　健康扶贫是国家医疗卫生工作任务，医疗联合体建设是国家进行医疗改革的具体实施方案。实施健康扶贫工程具有协同医疗联合体建设的功效，科学合理的健康扶贫措施和制度能促进医疗联合体建设工作稳步推进。诚然，健康扶贫是国家卫健委、国务院扶贫办会同民政部、财政部、人力资源和社会保障部、保监会等有关部门统筹协调开展的深化医疗改革的任务，省级相关部门还要制订本省（区、市）"三个一批"行动计划，运用多方力量坚定推进的扶贫战略，要想达到通过健康扶贫促进医疗联合体建设快速发展，健康扶贫工程就需要具备相应水平的医疗改革方案和医疗联合体建设的理论体系，并且还要具有较强的可操作性和实践性，否则健康扶贫工程在执行过程中就不能完全发挥协同和促进医疗联合体建设的功效，只有制度很难获得积极的改革成果，只有政策方案则很难掌握合理的医疗联合体建设方案和获得丰硕成绩。因此，全面而严谨的健康扶贫工程和执行计划是通过医疗联合体建设促进医疗改革健康发展的必须路径。

第五章

医疗联合体建设与健康扶贫的辩证关系

　　辩证思维是指人们关于矛盾和变化的隐性理论和认知方式，包含联系原则、发展原则、矛盾原则。辩证法告诉我们，任何事物都有两面性，健康扶贫作为促进医疗改革进程和协同医疗联合体建设的一种手段也不例外，具有促进医疗改革进程的作用，也具有危害医疗改革进程的负面效应。要辩证地来看待健康扶贫对医疗改革的价值和功效。

　　健康扶贫与医疗改革是辩证统一的。科学合理的健康扶贫制度和政策可有效地促进医疗改革进程处于良性的发展状态，使我国现阶段广泛开展和实施的医疗联合体建设模式等的功效得到显著提高。反之，不合理的健康扶贫制度、执行不力、落实不到位及在实施健康扶贫工程中为片面追求功劳和其他利益，都会对医疗改革方案（例如医疗联合体建设）造成危害。

　　健康扶贫与医疗联合体建设虽然处于不同的政府部门管辖领域范畴，但是健康扶贫是一种任务执行过程，推进医疗联合体建设、实现人人享有健康保健是目标，也是结果。健康扶贫的策略和执行过程并不一定能够完全达成目标。不同方案的健康扶贫工程具有不同的价值功能，最终产生的结果也不一样，健康扶贫和医疗联合体建设都是一个动态的过程，很少有完美的健康扶贫制度、政策及医疗联合体建设模式，事物具有两面性，有优点相对就有缺陷，如何能够最大限度地趋利避害，有赖于在实施过程中不断地反馈、评价、完善。健康扶贫与医疗联合体建设两者的追求目标和服务对象具有高度的一致性，都是政府部门的民生工程，为了保障人民群众身心健康和提高人民群众的生活水平而开展的任务性工作，从根本上就是为了人民群众的身心健康而存在的，是人们获得良好身心健康、高质量生活水平的重要策略和制度。虽然促进医疗联合体建设进度和功效的途径和方式多种多样，但是真正能协同促进医疗联合体建设速度和功效的途径还是健康扶贫工程。健康扶贫工程能促进医疗联合体建设的发展，有利于推进医疗改革的进程，落实减缓或杜绝"因病致贫、因病返贫"的目标，医疗联合体建设是否能有成效地开展也离不开健康扶贫工程的协同配合。健康扶贫工程的根本目的就是为了解决人民群众的"因病致贫、因病返贫"难题，促进医疗联合体健康发展是健康扶贫工程的目标。当然，医疗联合体健康稳步前进建设需要科学合理的健康扶贫工程支持和配合，也就是说，要在掌握基本健康扶贫制度和措施的基础上，充分了解健康扶贫工程促进医疗联合体建设的基本理论，科学实施健康扶贫工程，做好跟踪监测，及时调整健康扶贫工程制度和方法。

第六章

当前我国医疗联合体建设与健康扶贫的思考与政策协调

新时期的我国医疗改革强调深刻领会习近平总书记关于健康中国建设系列重要论述的思想精髓，融会贯通、长期坚持；把握好"稳"和"进"的辩证关系；统筹推进党的十八大以来部署的深化医疗改革举措和十九大确定的新的医改任务；把医疗卫生质量安全放在更加突出的位置。坚持推动分级诊疗，巩固破除"以药补医"改革成果，健全医保体系，深化药品供应保障制度改革，并建立健全综合监管制度。同时提高基层医疗卫生服务能力和质量、预防控制重大疾病、深入实施健康扶贫工程、大力发展健康产业、充分调动医务人员的积极性和主动性。

目前，因病致贫、因病返贫是导致农村人口贫困的主要原因之一。要发挥城市医疗资源丰富的优势，着力构建"五大帮扶"新体系，探索出贫困群众"看得起病、看得好病、看得上病、少生病"的健康扶贫新路子，让贫困群众看好病，实现"小病不出镇，大病不出县"，即大病救治帮扶来解决，将优质资源下沉，让贫困群众在家门口就能享受到二级、三级医院的医疗服务，出院时到医保办进行"一站式"结算服务，扎实推进服务保障体系。解决因病致贫、因病返贫问题任重道远，通过健康扶贫工程促进医疗联合体建设稳步前进必须具备完善的机制和制度，全面深入了解健康扶贫工程促进医疗联合体建设的理论根据与具体方法，理清健康扶贫与医疗联合体的辩证关系，合理选择适合的健康扶贫制度和方案，科学控制和推进健康扶贫工程落到实处，真正地让人民群众受益。

第二篇

医疗联合体建设的实践和探索

第一章

绪 论

习近平总书记指出："健康是促进人的全面发展的必然要求，是经济社会发展的基础条件，是民族昌盛和国家富强的重要标志，也是广大人民群众的共同追求""要把人民健康放在优先发展的战略地位"。

新中国成立初期，战争留给人民群众的是传染病及寄生虫病肆虐，地方病高发。中国共产党经过艰苦摸索和不断实践，效仿苏联建立了公费医疗及劳保医疗，对城市就业人口实行"政府全包型""低水平""广覆盖"的社会福利保障制度，坚持医疗卫生体系为工农兵服务、预防为主、中西医相结合、卫生工作与群众运动相结合的方针，在预防和治疗疾病方面取得了显著成效。1952 年印发的《政务院关于全国各级人民政府、党派、团体及所属事业单位的国家工作人员实行公费医疗预防的指示》明确规定，国家对全国各级人民政府、党派、工青妇等团体，各种工作队及文化、教育、卫生、经济建设等事业单位的国家工作人员和革命残废（疾）军人，实行公费医疗预防制等。劳保医疗制度是一种福利型医疗社会保险，对企业职工实行免费、对职工家属实行半费，公费医疗制度与计划经济体制相匹配，可促进生产力发展，维护社会安定，人民群众平均寿命从建国初期的不足 35 岁，提高到 20 世纪 80 年代初期的 70 余岁，婴儿死亡率由新中国成立前的 200‰下降为 2008 年的 14.9‰。

新中国成立以来，特别是改革开放以来，我国经济领域和卫生事业都取得了举世瞩目的成就。医疗卫生人才队伍已具规模，卫生服务体系基本形成，卫生科技水平迅速提高。卫生工作对于促进我国社会主义现代化建设事业的发展发挥了重要作用，广大卫生人员为保护和增进人民健康作出了重大贡献。但是，1978 年之后，随着医疗卫生机构市场化改革的逐步推进，《关于加强医院经济管理试点工作的通知》的出台，新中国行之有效的医疗卫生制度受到了冲击。在 1985 年这个"医改元年",卫生部印发了《关于卫生工作改革若干政策问题的报告》,提出对卫生医疗机构实行放权、让利,鼓励创收,改革收费制度,对医院也像办企业一样讲求经济效益,且政府不断降低对医院的投入。这些政策导致医疗资源配置不公平现象的出现,医疗资源配置状况和人民群众健康需求的矛盾日益显著,逐渐出现了"看病难、手术难、住院难"的情况,医患纠纷增加,出现少数医师"走穴"和"药方里开出电饭煲"等乱象。这就是第一阶段医疗改革。

20 世纪 90 年代,为认真贯彻邓小平同志南方谈话与中共中央政治局会议精神,加快发展第三产业,建立健全基本适应社会经济发展和人民"小康"生活水平,最大限度地满足人们日益增长和不同层次的医疗预防保健需求,加快实现 2000 年人人享有卫生保健的目标,我国启动了第二轮医疗改革,下发了《关于深化卫生改革的几点意见》,要求提高卫生服务的整体效能,建议设立国家和地方专项卫生基金,加强对卫生防病工作的调控能力,鼓励部门和企业投资、单位自筹、个人集资、银行贷款、社团捐赠、建立基金等多种形式,多渠道筹集社会资金,财政补助政策向农村和预防保健倾斜,对老少边穷地区乡镇卫生院的经费实行全额补助,推进劳动人事及工资制度改革,鼓励城乡挂钩、横向联合、轮流下派、有偿支援等方式,扶持发展农村卫生事业,医疗卫生单位应积极以工助医,"以副补主",允许试行"一院两制"或"一院多制"等,试行开展专家门诊、特约会诊、高档病房、特需护理、上门服务和开展整形、美容、正畸、药膳等特殊服务项目,改革医疗保健制度,完善健康保障体系。1997 年印发的《中共中央、国务院关于卫生改革与发展的决定》再次强调人人享有卫生保健可以不断提高全民族健康素质,全党、全社会都要高度重视卫生事业,保护和增进人民健康,这是社会主义现代化建设的重要目标,更是经济和社会可持续发展的重要保障。但是,当前卫生事业的发展与经济建设和社会进步失衡,例如:农村卫生医疗保障制度不健全,卫生投入不足,工业化、城市化、人口老龄化进展速度与生态环境、生活方式相关的卫生问题突显,导致慢性非传染性疾病患病率上升等,提示我国卫生事业必须有一个大的发展与跨越。为此,中国共产党制定的新时期卫生工作方针以农村为重点,预防为主,中西药并重;依靠科技与教育,动员全社会参与;为人民健康服务,为社会主义现代化建设服务。新时期卫生工作方针强调卫生事业是政府实行一定福利政策的社会公益事业,人民健康保障的福利水平必须与经济发展水平相适应,坚持为人民服务的宗旨,把社会效益放在首位，以提高人民健康水平为中心，体现社会公平，逐步满足人民群众多样化的需求，以社会主义市场经济为导向，逐步建立起宏观调控有力、微观运行富有生机的新机制，建立社会统筹与个人账户相结合的医疗保险制度，为城镇全体劳动者提供基本医疗保障，改革城市卫生服务体系，积极发展社区卫生服务，逐步形成功能合理、方便群众的卫生服务网络，建立起有责任、有激励、有约束、有竞争、有活力的运行机制，农村多数地区建立起各种形式的合作医疗制度，并逐步提高社会化程度，加强县、乡、村三级卫生服务网，建立城市卫生机构对口支援农村的制度。把党和政府的领导是发展卫生事业的根本保证写入了文件，要求卫生工作实行分级负责、分级管理，合理划分中央和地方的事权，推进卫生法制建设。但是，医院市场化改革的弊病——"看病难、看病贵"逐渐显露出来，医院的公益性逐步减弱，推出的中国医疗保险制度改革、医疗机构改革、药品流通体制改革因为"非典"事件而搁浅，"看病难、看病贵"问题重新浮现。

农村卫生工作是我国卫生工作的重点，关系到保护农村生产力、振兴农村经济、维护农村社会发展和稳定大局。改革开放以来，农村缺医少药的状况得到较大改善。但是，从总体上看，农村卫生工作仍比较薄弱，体制改革滞后，资金投入不足，卫生人才匮乏，基础设施落后，农村合作医疗面临很多困难，农民因病致贫、因病返贫问题突出。2002 年 10 月，《中共中央、国务院关于进一步加强农村卫生工作的决定》明确指出，要逐步建立以大病统筹为主的新型农村合作医疗制度，到 2010 年要基本覆盖农村居民，这是我国政府历史上第一次为解决农民的基本医疗卫生问题进行大规模的投入，强调加强农村公共卫生工作，推进农村卫生服务体系建设，加大农村卫生投入力度，建立和完善农村合作医疗制度和医疗救助制度，依法加强农村医药卫生监管，加强对农村卫生工作的领导。2006 年，胡锦涛总书记强调要实现人人享有卫生保健，强化政府主导责任，社会参与，着力解决人民群众"看病难、看病贵"问题。《关于加快推进新型农村合作医疗试点工作的通知》指出，新型农村合作医疗组织有力，稳步推进，成效明显，广受农民群众欢迎，对于提高农民健康水平，缓解农民因病致贫、因病返贫，统筹城乡发展，实现全面建设小康社会目标具有重要作用。深化医药卫生体制改革，是维护十几亿人民健康福祉的重大民生工程，如北京市上地医院、惠民医院、平民医院等都属于政府拨款的平民医院，开启了新医改雏形的构建工作，这是站在国际视野的高度，基于市场化改革累积起来的巨大财富和资源之上提出来的现代化管理理念和手段，走上的符合社会发展特点、有效运作、兼顾公平公正、可持续发展、具有中国特色的新时代医疗改革之路。

2007年至今，我国医疗改革进入了全新的快速发展的第六阶段，我们将其称为"新时期医改"。在这个阶段，我国人口老龄化加剧，慢性病负担日益加重，"看病难、看病贵"位居民生问题的第一位，经济发达地区的大医院"一号难求"，偏远地区县级、乡镇医院"门可罗雀"。为此，2007年时任卫生部部长陈竺表示："到2010年，在全国初步建立基本医疗卫生制度框架"。2008年10月，《关于深化医药卫生体制改革的意见（征求意见稿）》公布并公开征求意见。另外，2009年3月印发的《中共中央、国务院关于深化医药卫生体制改革的意见》《医药卫生体制改革近期重点实施方案（2009—2011年）》，标志着医药卫生体制改革正式拉开帷幕，确立了新农合作为农村基本医疗保障制度的地位，保障范围从大病延伸到门诊小病，基本药物零差率销售，基层医疗卫生服务体系基本建成，全科医师制度建设开始启动，基本公共卫生服务均等化水平明显提高，公立医院政事分开、管办分开、医药分开等。"十二五"期间又提出了加快健全全民医保体系、巩固完善基本药物制度和基层医疗卫生机构运行新机制、积极推进公立医院改革、破除"以药养医"机制等，把为人民群众提供安全、有效、方便、廉价的医疗卫生服务定为长期目标，但是新添置的大量医疗设备长期闲置。

鉴于以上，2010年2月印发的《关于公立医院改革试点的指导意见》，指出在医疗改革进程中，中国政府必须作为社会医疗服务主体，公立医疗机构改革要坚持公益性，执行政事分开和管办分开模式，探索建立科学的管理结构及经营方式，有效降低医疗卫生服务费用支出占比，提出适度规模、优化结构、合理布局、提高质量、持续发展的要求，坚持中西医并重，统筹配置城乡和区域医疗资源，深入探索，大胆尝试，力求有所突破和取得实效，切实缓解"看病难、看病贵"问题。核心任务就是进行公立医院体制机制改革，首先从改革治理机制开始，理清政府与公立医院之间的权利、义务与利益分配等关系。2012年10月印发的《卫生事业发展"十二五"规划》提出加强城乡医院对口支援、建立医疗联合体等分工协作机制，促进医疗资源纵向流动，推动大医院与基层医疗卫生机构、县级医院与乡村医疗卫生机构协作联动，即逐步形成"基层首诊、分级医疗、上下联动、双向转诊"的分级诊疗模式。2013年11月印发的《十八届三中全会报告》再次强调深化基层医疗卫生机构综合改革，健全网络化城乡基层医疗卫生服务运行机制，建立科学的医疗绩效评价机制和适应行业特点的人才培养、人事薪酬制度等，提议取消以药补医，理顺医药价格，建立科学补偿机制，改革医保支付方式，加快健全重特大疾病医疗保险和救助制度，完善中医药事业发展政策和机制等。2015年9月印发的《关于推进分级诊疗制度建设的指导意见》，明确指出建立分级诊疗制度是合理配置医疗资源、促进基本医疗卫生服务均等化的重要举措，是深化医药卫生体制改革、建立中国特色基本医疗卫生制度的重要内容，可促进医药卫生事业长远健康发展、提高人民健康水平、保障和改善民生。2016年的全国"两会"期间，"分级诊疗"成为医疗改革的关键词，李克强总理在政府工作报告中明确要求"协调推进医疗、医保、医药联动改革"。随后颁布的《国务院办公厅关于促进医药产业健康发展的指导意见》指出，充分发挥市场机制作用，药品价格应主要由市场竞争形成，在全国约70%的地市开展分级诊疗试点，选中北京等4个直辖市和石家庄等266个地级市开展分级诊疗试点工作，强调了要进一步提升基层服务能力，推进家庭医生签约服务，探索组建医疗联合体，科学实施急、慢分治，加快推进医疗卫生信息化建设，加强部门协调，完善配套政策等。2017年4月，李克强总理在国务院常务会议上部署推进医疗联合体建设，随后印发的《关于推进医疗联合体建设和发展的指导意见》要求全面启动多种形式的医疗联合体建设试点，搭建医联体制度框架，三级公立医院全部参与并发挥引领作用，强调以中国共产党的十八大精神为指引，按照"十二五"规划抓好落实，高效确保各项任务圆满完成，并指出强基层：①坚持政府主导，统筹安排医疗机构组建医疗联合体。②坚持政府办医主体，医疗、医保、医药联动改革，逐步建立完善医疗机构间分工协作机制。③利用三级公立医院优质资源集中的优势，推进区域医疗资源共享，提高医疗服务体系整体能力与绩效。④坚持以人民健康为中心，促进医疗联合体建设与预防、保健相衔接，方便群众就近就医，防止因病致贫、因病返贫等。还提出到2020年，要全面推进医疗联合体建设，所有二级公立医院和政府办基层医疗卫生机构全部参与，医疗资源高效共享，逐步组建医疗集团、医疗共同体、跨区域组建专科联盟、远程医疗协作网等，推动优质医疗资源向基层和边远贫困地区流动，根据社会办医疗机构意愿，可将其纳入医疗联合体。这标志着我国医疗改革步入了深水区，处于攻坚阶段。

综上所述，医疗联合体建设是中国共产党在新时期深入开展医疗改革的方向，健康扶贫是对我国边远贫穷地区人民群众进行民生救助的任务，两者相辅相成，互相促进。

尤其是在强基层的背景下，在我国扶贫攻坚的主战区，面对贫困地区的贫困人口或贫困家庭，医疗联合体是最具生命力和竞争力的医疗改革尝试，是有效缓解贫困地区人民群众"看病难、看病贵"的关键路径。三级联动诊疗制度不仅提高了基层医疗机构的就诊率，还解除了基层医疗机构缺医少药的尴尬，利用资源共享技术，患者在家门口就能享受到高等级医院同质化的医疗服务，还可享受到高比例的医疗报销额度。另外，我国广泛开展的脱贫攻坚、健康扶贫工作已经被提到全新的战略高度，追求精准扶贫、精准脱贫，不落下每一位困难群众，这有力地助推了医疗联合体在我国的落地生根。医疗联合体组织内的远程会诊通道、双向转诊平台及健康扶贫工程中的对口扶贫机制等，可实现习近平总书记提出的"让数据多跑路，让百姓少跑腿"的指示精神，有利于贫困患者及时得到诊治，使群众"看得上病，看得好病，看得起病，防得住病"，进一步有效遏制"因病致贫、因病返贫"问题，医疗服务体系整体效能明显上升，有效地推进了医疗卫生工作的重心下移和资源下沉基层，明显提升了基层医疗的服务能力，助力于分级诊疗，满足了人民群众日益增长的健康需求。

第二章

我国医疗联合体建设的实践和探索

第一节　医疗联合体的相关概念及界定

一、医院整合

整合（integration）是对各种力量进行重新组合，是社会发展到特定的时期，能平衡和调节各方力量和促进其持续发展的产物。医疗资源整合（integration of medical resource）是指在现有医疗条件的基础上，涉及资产和不涉及资产的整合方式，前者包括资产重组、连锁经营、院办院管、股份制合作，后者包括帮扶协作、委托代管、新集团化（例如：山东高密的"高康"和"密康"医疗集团）。医院整合（integration of hospital）是为了解决不同医院或医疗机构间的矛盾，用合并或收购的方法统一管理和统筹安排组织内各级医院的医疗人才、技术、设备等，有效进行医疗资源优化配置，提高卫生服务可及性，控制不必要的资源利用，降低医疗费用，提高医疗服务质量，拓宽从边远社区医院转诊的模式，实现规模经济，使资本的获得更加容易，增加与第三方谈判的机会等，以达到推进分级就诊，引导有序就医，缓解"看病难、看病贵"的问题。

医院整合的分类：按照整合方向分为横向整合（horizontal integration）和纵向整合（vertical integration）。横向整合易与市场开拓、横向购并、行业整合相混淆，这里是指将医疗服务职能、医疗水平和医院级别相似的医疗机构对医疗卫生服务资源进行重新整合，以连锁经营医院最为常见。纵向整合是指在所处产业链上，向上游或下游整合，从而控制某种资源，保障市场供应，整合的主导方必须让整合客体产生期望中的协作效应，一般以一家三级医院为核心，包含若干家相对独立的二级医院和社区卫生服务中心，通过医疗资产、医院管理、医疗技术或服务等互相联系，形成经营结合体和经营协作体制度，对卫生资源适当配置，提供协调和连续的医疗服务。按照整合方式分为集团化、医疗联合体、委托管理、合并等。按整合类型分为松散协作型、资产重组型、联合兼并型、连锁经营型等。

在医疗资源总量不变的环境下，医疗资源优化整合可为患者及医、护、技人员提供更多的医疗服务。医院整合的特殊性：①公立医院整合与企业整合的相同点，都是挖掘资源的流动性，对管理、技术、文化、资产等进行整合，以达到资源互补、共享和优化。②整合过程中会遇到思想、文化阻碍，形成对改革的阻力，但是，公立医院整合必须保持公益性，必须从公益出发，旨在方便患者就医。③医院整合中政府居于主导地位，组织内部成立董事会、监事会或理事会，多数公立医院整合前不需要进行资产核算，而企业整合是寻求利益最大化，企业整合前必须进行资产核算，这是医院整合与企业整合的不同之处。

二、医疗联合体

医疗联合体强调组织内各医疗机构的资源共享，提倡"社区首诊，双向转诊"，即引导高血压、冠心病、心肌梗死、慢性肝炎、肝硬化、糖尿病、感冒、发热及康复期患者等到社区门诊就医，由社区医师判定是否向上级医院转诊，以此方法来缓解三级医院医疗资源被普通疾病、慢性疾病患者占用的被动局面。还通过医联体内的专家定向交流，例如：高年资医师定期到下级医院出门诊，指导其诊疗工作，组织病例讨论等活动；基层医师到高等级医院进修培训等机制，从而提高基层医院的医疗服务能力，提升社区医院的影响力和公众的信任度；促进大医院强专科建设，如专注于疑难、少见、重症疾病的治疗等。北京市《朝阳区区域医疗联合体工作实施方案（试行）》关于医联体的定义如下：在卫生行政部门统一规划的区域内，由三级综合医院、二级综合医院和社区卫生服务中心组成的跨行政区域的隶属关系、跨资产所属关系的医疗机构联合体，是将相同地理区域内的医疗资源整合，优化医疗资源结构，促进优质资源下沉，推进医疗资源上下贯通，使医疗卫生服务体系整体效能增强。社区居民可自愿选择签约的医联体组织，在自愿互利的原则上推行社区首诊、逐级转诊制度。资源共享是医联体的巨大贡献，但是"信息孤岛"制约了它的实施效果。云计算技术为实现协同医疗提供了低成本、高效率的便捷路径，且有优势互补、互惠互赢、联动发展优势，有效避免医院盲目扩张，做到了让人民满意、政府满意、职工满意。

医联体的分型：根据运行模式分为紧密型医联体和松散型医联体，根据医疗机构地域范围分为区域内医联体和区域外医联体，根据医联体内部管理方式分为实体联合和虚拟联合，根据服务模式分为区域协同医疗联合体、横向整合医疗联合体、纵向整合医疗联合体、医院托管、医疗集团，根据覆盖区域分为城区医疗机构联合、县域医疗机构联动、城市大医院与县级医院对口联结及省域医疗机构联盟。另外，孔令大将其分为以三级医院为核心，一级医院与二级医院辅之的3+（2+1）模式；以三级医院紧密结合二级医院，带动周围的多家一级社区卫生中心环绕的（3+2）＋1 × n模式；以机制联动为着眼点的3+2+1模式。易利华将其分为一体型、紧密型、半紧密型、松散型。按照联系内容分为综合医联体和专科医联体。

三、分级诊疗

医改是世界性难题，深化医改是推进改革的重要内容。2013年，习近平总书记指出：人民身体健康是全面建成小康社会的重要内涵，是每个人成长和实现幸福生活的重要基础。2014年，李克强总理提出"健全分级诊疗体系"，刘延东副总理提出"建立分级诊疗制度"，国家卫生和计划生育委员会李斌主任指出公立医院改革试点可推动分级诊疗制度建设，提出医改要进一步统一思想、明确任务、深化改革、扩大成果，可利用经济杠杆撬动分级诊疗制度，再辅之以行政规范。2015年，《关于城市公立医院综合改革试点的指导意见》文件中指出：未来公立医院将建立完整的分工协作机制，分级诊疗是医改的重要内容，要在试点城市构建"基层首诊、双向转诊、急慢分治、上下联动"的分级诊疗模式，注重发挥全科医师作用，推进全科医师签约服务，上级医院为预约或转诊的患者提供优先接诊、检查、办理住院等服务，降低三级医院普通门诊的就诊人次。

分级诊疗是指按照疾病的轻重缓急及治疗的难易程度进行分级，不同级别的医疗机构承担不同难度疾病的治疗，逐步实现专业化，将大中型医院承担的一般性疾病、康复和护理等医疗工作分流到基层医院，引导医患双方逐步建立"健康进家庭、小病在基层、大病到医院、康复回基层"的就诊理念。三级医院执行救治疑难危重症患者任务，承担医学生教学、临床、科研工作，二级医院接待一般性疑难杂症患者，执行常见病、多发病的诊疗工作，社区门诊执行感冒、发热、高血压等常见疾病、慢性疾病、治疗后康复和社区护理等任务。分级诊疗制度的落实包括医联体组织内各医院的相互协作、资源共享，以达到分流患者、改善就医秩序、构建和谐医患关系、提高经济效益和社会效益的目标，也是医联体在我国广泛推开的必备条件。分级诊疗的核心是患者自我诊疗，由全科医师判定是否需要转诊。

四、医疗集团和公立医疗集团

医疗集团的概念来源于企业集团，是指以一个实力（资本、资产、产品、技术、管理、人才、市场网络等）雄厚的大型企业，以产权联结形式，将多个单位联结在一起，组成多层次结构的以母子公司为主体的多法人经济联合体。国外学者把多家医疗机构通过不同形式纽带组合的集体称作"多医院联合体"，我国台湾地区称之为"战略联盟"或"医疗保健体系"，其类似于我国的"医院集团""医疗集团"或"医疗联合体"等。郝模认为是由两个或者两个以上医院为了特定目的组成的统一管理体；陈志兴认为是指由具有法人资格的医院，经协商谈判联合成具有隶属关系和连锁经营的集团组织；林枫等认为是以区域内三级医院为核心，以资产、技术等为纽带，通过重组、兼并、合作等形式，整合若干专科医院、社区卫生服务中心及其他医疗卫生机构，形成多层次、一体化的医疗服务集团；李卫平等认为医疗网络或医疗集团都是通过合作进行医疗资源整合，紧密型以资产为纽带合作，联系紧密，松散型不是实质性的集团。

五、信息共享

信息共享（information sharing）是指在信息标准化和规范化的基础上，依据法律法规，建立在信息系统的技术和传输技术之上，不同层次、不同部门信息系统间的交流与共享活动。旨在通过资源共享，节约社会成本，提高医疗资源利用率，实现财富最大化。信息共享行为通常由某种需求触发，是在特定群体中解决问题的过程，属于策略性共享，包括上下级医疗卫生机构（纵向机构）、同级医疗卫生机构（横向机构）、医疗卫生机构和居民的信息共享，可促进成员关系密切。或者由某种合作关系将双方联结，因为利益而双向交换信息，共享信息的特征、渠道、方式、行为等因为共享对象不同而不同，例如：医联体组织内的医师将慢性病患者医疗信息分享给组织内的其他医师，以获取慢性病患者信息的交互行为。

六、远程医疗协作

远程医疗协作是由牵头单位与基层、偏远和欠发达地区医疗机构，建立远程医疗服务网络，用现代化的信息化技术搭建区域间各医疗机构的紧密联合体，不局限于医院的地理位置。远程医疗协作可有效促进医疗资源纵向流动，通过远程教学、医疗、培训等服务，将优质医疗资源直接送往基层，可提升基层医院医师对重大疾病及疑难杂症的救治能力，提高优质医疗资源可及性和医疗服务整体效率，例如：中日友好医院远程医疗协作网、北京市儿童医院儿科专科联盟、广东省网络医院等。远程医疗协作是医联体组织内优质医疗资源流通的重要方式，方便、快捷地提升了基层医院的专科疾病救治能力，利于专科医院进行创新型协同研究、技术普及、推广和人才培养等。

七、医疗保险支付

医疗费用支付是指医疗服务享受者（患者）或医疗保险方对于医疗服务提供方（医疗机构）提供的医疗服务及消耗的医疗资源进行补偿的一种经济行为，由患者或医保机构代替患者向医疗机构支付医疗费用的行为，分为患者自付和医疗保险支付（又称为第三方支付、社会医疗保险基金支付、医疗社会保险费用支付、医疗保险费用偿付或结算）。医疗保险支付是医疗保险方使用医疗保险基金代替参保患者向医疗机构进行支付。目前，我国区域内和跨区域实时报销已经基本实现，医疗保险机构代替患者直接向医疗机构支付已经普及。

医疗保险支付方分类：按照支付主体分为一体式和分离式，前者指医疗保险机构直接承办医院，我国以分离式居多。按照支付对象分为直接付费、第三方付费和共同支付三种，其中共同支付有起付线、封顶线，医疗保险机构和患者按照约定的比例共同分担，该方式具有约束医疗服务供需双方的作用，故被多数国家选择应用。按照支付内容分为对医疗服务、药品和医师的支付，常见定点医疗机构和定点药店支付等。按照支付时间分为预付制和后付制，前者有按人头付费、按病种付费、按床日付费、按服务单元付费和总额预付等；后者有按项目付费等，我国处于后付制向预付制转型进程中。

在医疗联合体的建设过程中，医疗保险制度偏向于引导社区居民形成"基层首诊、双向转诊"理念，例如：实行各级医疗机构差异化收费，基层医院报销比例达到90%以上，不经过规范转诊途径而自行到上级医院就诊者不予报销等。另外，我国的医疗保险机构不直接参与医院建设，仅作为第三方参与医疗联合体的建设，采取与参保患者共同合理分担的方式承担约定比例的医疗费用。

八、健康扶贫

健康扶贫工程是实现农村贫困人口脱贫的关键因素之一，它通过提升医疗保障水平、实施疾病分类救治、提高医疗服务能力、加强公共卫生服务等，让贫困人口"看得起病、看得好病、看得上病、防得住病"，确保贫困群众健康有人管、患病有人治、治病能报销、大病有救助，通过镇村医务人员与属地全部贫困户签订"因病致贫、因病返贫"重点帮扶协议。推行"三个一批"计划，即对儿童急性淋巴细胞白血病、儿童急性早幼粒细胞白血病、儿童先天性心脏房间隔缺损、儿童先天性心脏室间隔缺损、儿童先天性动脉导管未闭等11种大病纳入专项救治范围，实行按病种付费；对高血压、冠心病、糖尿病、精神疾病等慢性疾病患者由镇村医师签约服务管理；对肺癌、胃癌等15项重大疾病患者由政府兜底免费救治，全面推进"一站式"即时结算服务，即按照"保险在先、救助在后"的原则，基本医保报销、城乡居民大病保险、民政医疗救助政策顺次衔接、同步结算，新农合资助的低保户、五保户由民政部门全额资助，一般贫困户由政府全部资助，其他参与新农合的患者在指定基层医疗机构就诊的报销比例高达95%。

总之，健康扶贫不仅加强对贫困患者的救治，还强调提供公平、安全、可及的医疗服务，提升贫困者健康素养、主体意识和能力，有效缓解和解决"因病致贫、因病返贫"

问题，协助贫困户顺利脱贫。

九、脱贫攻坚战

2015 年 11 月，习近平总书记强调"消除贫困、改善民生、逐步实现共同富裕"是中国共产党的重要使命，"全面建成小康社会"是中国共产党对祖国人民的庄严承诺，发出"立下愚公移山志，咬定目标、苦干实干，坚决打赢脱贫攻坚战"等号召。2017 年 10 月，习近平总书记在十九大报告中再次提出"坚决打赢脱贫攻坚战"，要求动员全党、全国、全社会力量，坚持精准扶贫、精准脱贫，强化党政一把手负总责制度，坚持大扶贫格局，注重扶贫同扶志、扶智相结合，确保到 2020 年做到脱真贫、真脱贫。2015 年 11 月颁布的《中共中央、国务院关于打赢脱贫攻坚战的决定》，对打赢脱贫攻坚战作出贯彻创新、协调、绿色、开放、共享理念，精准帮扶与集中连片特殊困难地区开发紧密结合，扶贫开发与生态保护并重，与社会保障有效衔接，咬定青山不放松，举全党全社会之力，坚决打赢脱贫攻坚战的部署。该文件还强调，坚持党的领导、政府主导、保护生态、群众主体、因地制宜的实施原则，推行创新扶贫开发路径、资源使用方式、开发模式、考评体系等，例如：偏重"输血"向注重"造血"转变等。中国共产党实施的脱贫攻坚战强调精准扶贫，精准脱贫，例如：发展特色产业脱贫，引导劳务输出脱贫，开展医疗保险和医疗救助脱贫，实行农村最低生活保障制度兜底脱贫，健全留守儿童、留守妇女、留守老人和残疾人关爱服务体系，加大"互联网＋"扶贫力度，重点支持革命老区、民族地区、边疆地区、连片特困地区脱贫攻坚等。还提出政府要加大财政扶贫力度，完善扶贫开发用地政策，发挥科技、人才支撑作用等，广泛动员全社会力量参与，创新中国特色扶贫开发理论，加强贫困地区乡风文明建设，强化脱贫攻坚领导责任制，发挥基层党组织战斗堡垒作用，推进扶贫开发法治建设等。

十、网络医院

网络医院是以某区域内某三级甲等专科医院的"信息网络"作为基础，与某区域内综合医院的特色专科，以单个或多个合作项目联结而形成的松散型、垂直型合作关系，网络内各成员医院自主经营，签订意向性合约，仅有原则性的指导内容框架，权利、责任、义务没有划分，不涉及指导内容、形式、人员、专业、效果目标及频次。网络医院是一种全新的诊疗模式，它通过云计算技术构建大众医疗互联网平台，有利于医师多点执业。它是院外的在线健康服务，患者以在线问答形式和网上医师沟通，获取医疗建议和治疗方案，不仅提升了医疗服务效率，缓解了医疗资源失衡问题，还可使网络医院覆盖区域的医疗资源共享。网络医院的雏形是医师在线提供医疗咨询服务，医院网站为患者和医师搭建沟通平台。随着远程医疗服务技术的发展，更多医院外的患者选择便捷的网上诊疗服务就医。2014 年 10 月，广东省成立了全国第一家网络医院——广东省网络医院；2015 年 12 月，浙江省乌镇互联网医院启动，该网络医院获得习近平总书记的高度评价。此后，全国相继成立了较多互联网医院，但是总体上可分为以实体医院为基础的网络医院（如广东省网络医院）和以线上平台为主的网络医院（如浙江省乌镇互联网医院），网络医院处于不断发展壮大中，但是人才不足和盈利能力欠缺在一定程度上制约着网络医院的发展速度。

参考文献

[1] 黄金玲，郭启勇，裴冬梅 . 我国医疗资源纵向整合的现状分析与对策研究 . 现代医院管理，2010，8（5）：8-12.

[2] 李梦斐 . 我国"医联体"发展现状与对策研究 . 山东大学，2017：1-181.

[3] Maki Y，Yamaguchi H.Early detection of dementia in the community under a community-based integrated care system.Geriatr Gerontol Int，2014，14 Suppl 2：2-10.

[4] 熊紫娟 .X 市公立中医医院资源整合实施情况及对策研究 . 北京中医药大学，2013.

[5] 刘霞 . 上海市公立医院整合动因及效应研究 . 上海交通大学，2009.

[6] 孔令大 . 区域性公立医疗联合体的构建及其法人治理结构模式研究 . 沈阳药科大学，2014.

[7] 易利华，黄培，郝爱民，等 . 推行"医联体"模式的实践与探索——以无锡市第二人民医院为例 . 现代医院管理，2015，(1)：41-43，44.

[8] 吕键 . 论深化医改进程中分级诊疗体系的完善 . 中国医院管理，2014，34（6）：1-3.

[9] 林枫，王海荣，吴宝林 ."集团化 + 法人治理"：公立医院管理体制改革的新模式 . 中国卫生事业管理，2010，27（9）：584-586.

[10] 林枫，吴宝林，蒋栋明 . 从集团化管理体制入手推进公立医院改革 . 中国医疗保险，2010(9)：36-38.

[11] 张艳伟 . 微信平台中信息共享行为的影响因素研究 . 北京邮电大学，2015.

[12] 邓大松，赵奕钧. 全民医保的路径选择. 光明日报，2013-02-12（03）.

[13] 习近平：脱贫攻坚战冲锋号已经吹响，全党全国咬定目标苦干实干. 新华网，2015-11-28.

[14] 卜迎. 某区域儿童医院"网络指导医院"项目现状调查及对策研究. 重庆医科大学，2013.

[15] 黎程，刘瑞健，马晓芬，等. 我国网络医院的发展现状及分析. 中国数字医学，2018（1）：6-8.

第二节　我国医疗联合体建设的发展历程

区域医疗联合体建设是新一轮医疗改革中整体提高区域医疗卫生服务水平的一项创新和探索，旨在对这个特定区域内的医疗卫生机构进行有机整合，将二级、三级医院列为牵头单位，联合基层医疗卫生机构，基于社区或乡镇卫生院的实际情况，构建横向或纵向医疗资源整合模型。这种模型可有效引导医师和患者逐步形成分级诊疗意识，有利于医疗资源纵向流动，缓解"看病难、手术难、住院难"问题，组织内各医疗卫生机构分工科学而合理，职责明确，精细化到人，有益于控制医药费用，化解"看病贵"问题。目前，医疗联合体建设虽然已经在我国广泛推开，收效颇佳，但是"看病难、看病贵""因病致贫、因病返贫"问题依然没有完全根除。为探讨最佳的缓解途径和措施，有必要对医疗联合体建设的发展历程进行回顾。

一、雏形期

在 20 世纪 80 年代，已经产生了医疗联合体的雏形。当时我国处于计划经济向市场经济发展的初期，科学技术较前有了充足的发展，改革开放不断深入，政治、经济、文化和教育等领域发生了日新月异的改变，人民群众生活水平改善显著，对高质量医疗服务的需求日益增加。在经济改革的浪潮中，卫生管理部门积极进行实地调研，因地制宜制定了多渠道、多层次、多形式的办医方案，鼓励各级别医疗卫生机构积极探索医疗联合体组织的合作路径，以技术、设备、管理等相互支持和关联为基础搭建了医疗协作联合体的基本构架，例如：1984 年 7 月沈阳市铁西区成立了我国第一个医疗协作联合体，沈阳变压器厂职工医院成为分院之一。为使这种新型医疗卫生体制得到巩固发展，沈阳市卫生局联合其他五部门印发了《铁西区第一医疗协作联合体经济管理实施方案》。沈阳是我国东北部的一个重工业城市，较多的厂矿医院和基层医疗卫生机构常年处于"吃不饱"的医疗资源闲置状态。为此，沈阳市展开不受行政干预，以市属医院为主体，区内、城乡、军（队）地（方）、单病种及专科联合等多种类型的医疗联合体建设，组织内部医院可以办分院、建协作病房、开展单技术合作等，同时利用经济杠杆协调国家、集体、个人间的利益，力争使双方单位和个人都获得实惠。另外，西安医科大学附属口腔医院与泾阳县团庄村正式签署了联合办泾阳分院的协议，开启了城市医院与农民办联合体的尝试。哈尔滨医科大学第一附属医院建立了一种全新的医疗联合体，他们立足于本院，联合了9所中小型医院及厂矿医院，坚持走开放办院、床位全部开放、统筹规划、医疗资源共享、合作经营的原则，在执行医疗技术协作期间，变前期医院间的松散联合为紧密的实体组织联合，被称为分科联合－综合医疗服务新模式，患者就医时可自行选择医院。但是我国幅员辽阔，经济发展极不平衡，尤其是西北部的偏远贫困地区，医疗卫生资源匮乏。于是，当地政府广泛发动大医院支援偏远地区医院，旨在解决人民群众"看病难、住院难、手术难"问题。虽然这种医疗联合体模式可满足偏远地区人民群众不断增长的健康需求，但是尚处于探索和实践中，组织内各机构或部门的职责和分工不完善等，导致当地医疗卫生资源出现了结构性缺陷，表现为患者盲目地涌向大医院，即人们常说的"大医院车水马龙，基层医院门可罗雀"现象，这种医疗资源浪费现象形成恶性循环。

二、起步初期

步入20世纪90年代，我国的医疗改革经过了十余年的探索和实践，已经积累了丰富的经验。1992年9月在沈阳召开了全国医疗协作联合体研讨会，与会的23座城市共计100余名代表参观了沈阳医疗协作联合体创建8周年成果展览后，共同认为医疗协作联合体是我国经济、政治和卫生体制改革过程中顺应时代发展的新事物，可缓解"看病难、手术难、住院难"的问题，有利于新旧医疗体制转化。另外，四川某县位置偏僻，穷困落后，缺医少药，当地采取支农医疗队、卫生人员互派、毕业生基层锻炼等短期的无偿服务模式来缓解医务人员短缺问题，他们还建立了医疗协作联合体、流动分院形式的短期有偿服务模式尝试去解决医务人员短缺问题。另外，邓小平同志南方谈话和《关于加快发展第三产业的决定》下发后，沈阳市卫生事业管理局孙宝鑫经过认真研究，提出未来医疗协作联合体构架：①向集约型医疗集团发展；②向经营型转变；③由医疗型的联合体逐步向医疗、预防、保健、康复相结合的综合服务型联合体发展；④向科技开发型发展；⑤向开放型发展。同期，全球各产业均出现了集团化经营，西方国家探索了医疗资源纵向整合路径，并实现了医疗高效率服务和连续性建设，建立了分级诊疗制度。我国的医疗机构为了增加市场竞争力而进行资源重组，建立集团化运行方式的医疗联合体，也称作"医院集团"或"医院联盟"等。党的十五大报告也明确提出"要以资本为纽带，通过市场形成具有较强竞争力的跨地区、跨行业、跨所有制和跨国经营的大企业集团"，我国经济体制改革的重点领域发展为以资本为纽带组建的市场化运营的大企业集团。现阶段，社会资本、民营资本等多种所有制逐渐进入医疗领域，医疗资源规划不合理、重复建设时有发生，基层医疗卫生机构的医疗设备多数闲置，国家对公立医院资金投入持续压缩，公立医院为了实现规模经济，提高自身经济效益，发挥其社会效益，展开了医疗资源整合路径探索，这种内外环境巨变启动了我国的新一轮医疗改革，例如：1996年，江苏省南京鼓楼医院集团成立，是我国公立医院医疗资源重组的新篇章。沈阳东方医疗集团的组织架构以法人持股和医疗资本为中枢，由不同所有制的医疗卫生机构整合而成，运行至今已经十余年，将单一社区卫生服务型医院，拓展为医疗卫生服务、生殖医学、医学美容整形等共存的综合型医疗集团，市场竞争能力明显增强。上海、江苏等地进行了托管、合并、共建等医疗集团建设，多数以非资产要素为纽带，在医疗技术、设备、培训等方面积极合作。但是我国的医疗集团建设尚处于起步阶段，集团内部的产权关系、管理体制、组织架构等都需要进一步探索和论证。

三、迅速成长期

步入21世纪，我国的医疗集团建设已经历了十余年的探索和实践，积累了非常宝贵的经验。《关于城镇医疗卫生体制改革的指导意见》鼓励各类医疗机构合作或合并共同建设医疗服务集团，北京、上海、广州等地积极进行医疗联合体试点，迅速建设医疗集团，但是所有制形式、运营模式各异，涵盖面更加广泛。同时，社会资本加速了医疗市场布局，并积极参与医疗资源整合。例如：2000—2010 年我国共成立医疗集团 50 家，实体整合、涉及资产整合、包含社区卫生服务者约占 1/5，多数医疗集团是带动、强强联合模式，忽略社区卫生服务机构。其中 2002 年 2 月成立的深圳罗湖医疗联合体，以管理技术为纽带，进行资源共享，还成立了监事会，实现门诊病历和临床辅助检查申请单统一，临床检验结果等互认，专家互通，患者转诊便利的绿色通道。2007 年 9 月，北京成立首个大型医院与社区卫生机构"结盟"的医疗服务共同体，有望真正实现"小病进社区，大病进医院，康复回社区"的就诊模式。2009 年 3 月印发的《中共中央、国务院关于深化医药卫生体制改革的意见》，鼓励有条件的大医院通过托管、重组等方式促进医疗资源流通，提出到 2020 年基本建立覆盖城乡居民的基本医疗卫生制度；2009 年底，新医改方案出台，江苏康复医疗集团率先成立，属于纵向紧密型医联体模式，特点是理事会领导下的院长负责制管理机制。2010 年，上海地区启动医疗联合体建设，形成了"社区首诊、分层就医、双向转诊"等就医秩序。为贯彻落实国务院办公厅《关于印发 2011 年公立医院改革试点工作安排的通知》和 2011 年公立医院改革试点工作会议精神，时任卫生部副部长马晓伟指出，我国公立医院改革要上下联动、分工协作，提倡签订长期协作协议、托管、组建医疗联合体或医疗集团等医院联盟结构。随后全国广泛开展由三级医院联合二级医院及社区卫生服务中心等基层医疗卫生机构组建的医疗联合体协作模式，例如：上海市的静安区域医疗联合体、瑞金医院联合体、闵行医疗联合体，北京朝阳医院联合体，武汉市第五医院联合体等。2012 年印发的《卫生事业发展"十二五"规划》，提出要提高县级医院医疗技能和水平，达到九成常见病、多发病、危重症患者等的诊治、康复能够在县级医院完成，构建"社区首诊、双向转诊"的新型诊疗程序。随着医疗改革的全面推开，各地医疗卫生机构的服务能力、服务效率显著提升，但受种种因素困扰，部分医联体内协调难度大、运行效率低，呈现一种"形合而神不合"的状态。

四、发展成熟期

随着医疗改革的持续深入，医疗改革的整体性、系统性、协调性也越来越被重视，旨在有效利用区域医疗资源，促进优质资源下沉，提高基层医疗技术水平。2013 年 1

月，时任卫生部部长陈竺指出，通过探索医联体等联合服务形式，可推进县－乡－村一体化，改善我国基本医疗卫生服务的便利性和可及性等。在医联体的内部整合过程中，因各成员医院利益取向不同，故开展医疗联合体建设的动力有限，"看病难、看病贵""因病致贫、因病返贫"等就医矛盾仍然存在。2013年印发的《国民经济和社会发展的十二五规划纲要》，提出要完善以社区卫生服务为基础的新型城市医疗卫生服务体系，加快推行分级诊疗、双向转诊制度，形成各类城市医院和基层医疗机构分工协作格局；时任卫生部部长陈竺指出，加强医疗需求管理和政策引导，逐步实现防治结合和"基层首诊、双向转诊、急慢分治、上下联动"的分级诊疗模式，增强医疗服务连续性和协调性，提高诊疗效果，推进医院与社区一体化建设，积极探索和大力推广上下联动的医疗联合体建设，"医联体"在随后的"两会"期间成了热门词。2014年，习近平总书记提出："坚持和强化首都全国政治中心、文化中心、国际交往中心、科技创新中心的核心功能，强化首都四个服务"。政府主管部门和学者们也就北京市的优质医疗资源大多布局在首都核心区，如东城、西城，从而加剧北京交通拥堵等出台相关政策或提出建议，并把疏解北京的非首都功能作为工作重点，例如：疏解高耗能高耗水的产业、污染型产业、高校、培训机构、大型医疗机构、区域性批发市场、部分行政机关等。2015年10月召开的推进分级诊疗制度建设现场会议提出通过组建医联体、对口支援等方式提升基层服务能力，尤其是要加强县级公立医院临床专科能力建设。2016年8月，习近平总书记在全国卫生与健康大会上做了"以改革创新为动力推进健康中国建设"为主题的讲话，包括以基层为重点，改革创新为健康中国添动力，强化分级诊疗、现代医院管理、全民医保、药品供应保障、综合监管的制度建设，预防为主，中西医并重，将健康融入所有政策，人民共建共享等内容。同时，卫生信息化建设也被提到了前所未有的高度，不仅出台大量政策扶持，还不断向协同服务和互联共享推进，例如：2016年12月，北京市的首都医科大学附属北京世纪坛医院、首都医科大学附属北京友谊医院、首都医科大学附属北京天坛医院、首都医科大学附属北京同仁医院和首都医科大学附属北京朝阳医院所在的医疗联合体组织内部正式启动慢病社区分级诊疗，以高血压、糖尿病、脑卒中、冠心病等慢性病试运行，其核心内容是基于完善的信息支撑体系上的信息共享，实现电子健康档案和电子病历连续记录，不同级别、不同类别医疗机构间信息共享，建立以居民为单位的健康档案，但信息共享过程中也出现了"信息孤岛"和"信息烟囱"等问题。2017 年 4 月颁布的《关于推进医疗联合体建设和发展的指导意见》提出全面启动多种形式的医疗联合体建设试点，以人民为中心，落实李克强总理《政府工作报告》的重点任务，旨在深化医疗、医保、医药联动改革，合理配置资源，使基层群众享受优质便利的医疗服务，促进医疗卫生工作重心下移和资源下沉，提升基层服务能力，推进医疗资源上下贯通，提升医疗服务体系整体效能，更好实施分级诊疗和满足群众健康需求。目前，各地因地制宜、分类指导，逐步形成了多种形式的医联体组织模式，内部分工协作机制持续完善，功能定位落实，推行家庭医生定向签约服务制度，双向转诊机制基本完善。

五、医疗联合体携手健康扶贫

现阶段，我国的医疗联合体建设工作已经全面推开，还进行了多种模式的实践和探索，对优化医疗资源配置、节约医疗保险费用、有序竞争、双向转诊、优质医疗资源下沉、缓解"看病难、看病贵"等具有积极作用，共享区域内优质资源，既提高了基层群众就医的满意度，又减缓了医疗费用增长过快的趋势，提升了基层医院服务能力。例如：广东省网络医院、宁夏互联网医院等新型医疗联合体模式很好地解决了诸多就医矛盾，广受人民群众喜爱；广西贫困地区构建的县域联盟医疗联合体，将健康扶贫纳入医疗联合体建设；西北医院联盟通过远程会诊、对口扶持、双向转诊、文化融合等举措，为贫困地区优化医疗资源配置，助力健康扶贫；在扶贫政策的支持下，新疆地区的医疗协作网络体系已具备先进的远程医疗系统和实施远程医疗的基础条件，但是新疆医疗资源短缺仍然是导致卫生服务能力差的重要因素，尤其是边远基层地区的人才资源短缺，严重制约着医疗联合体的发展速度。习近平总书记的"坚决打赢脱贫攻坚战"指示，要求动员全党、全国、全社会力量，坚持"精准扶贫，精准脱贫"，强化党政一把手负总责的责任制，注重扶贫同扶志、扶智相结合，深入实施东西部扶贫协作，重点攻克深度贫困地区脱贫任务，确保到 2020 年贫困县全部摘帽，解决区域性整体贫困，做到脱真贫、真脱贫。将医疗联合体建设与健康扶贫相结合是我国的创新举措，对实现习近平总书记强调的消除贫困、改善民生、逐步实现共同富裕具有积极的促进作用，为全面建成小康社会，打赢脱贫攻坚战奠定了扎实的基础。

参考文献

[1] 郝勖冕，刘春霖．区域医疗联合体：深化医改新趋势困局犹存待破解．中国民康医学，2013，25（9）：1-3.

[2] 张敬久，董润峰，张海燕，等．坚持多渠道、多层次办学方针，为社会主义建设和卫生事业发展服务．继续医学教育，1990（4）．

[3] 孙宝鑫．对医疗协作联合体之未来的构想．中国医院管理，1993（1）：20-21.

[4] 芦炜，梁鸿．如何构建医疗联合体：组织模式、利益机制和服务内容．中国卫生政策研究，2013，6（12）：6-11.

[5] 梁鸿，芦炜，姜宁，等．推进全科医师家庭责任制的医疗联合体协同服务机制案例分析．中国卫生政策研究，2013，6（2）：19-24.

[6] 史明丽．我国纵向型区域医疗联合体的进展与挑战．中国卫生政策研究，2013，6（7）：28-32.

[7] 葛敏，江萍，赵晓鸣，等．上海市长宁区构建区域医疗联合体的制度设计．中国卫生政策研究，2013，6（12）：12-18.

第三节　我国医疗联合体建设的主要模式

在我国的医疗改革进程中，医疗联合体建设发挥着优化医疗卫生资源配置和提高使用效率的作用，并为建立有序就医、开展分级诊疗制度提供了有力的保障，是缓解人民群众"看病难、看病贵"的有效途径之一。医疗保险支付制度、健康扶贫是其根本保障。目前，我国施行的医疗联合体是由不同规模、不同职能的社区医疗机构、二级医院、三级医院和康复医院有机整合而成，组织内各医疗机构职能明确，精分到岗，细致到人，社会效益和经济效益初显成效。但是，无序就医仍然存在，"看病难、看病贵"和"因病致贫、因病返贫"问题没有得到根治。为此，有必要对现行的医疗联合体模式进行分析，试图寻找最佳解决办法。

一、区域协同医疗模式

协同医疗是一种创新和变革，旨在实现不同医院间便捷协作和互惠互利，协同医疗对病历管理和患者信息保护的要求较高。长期以来，我国医疗资源配置失衡固化，双向转诊机制较弱，医疗机构间"信息孤岛"多见。为此，相关部门提出了区域协同医疗模式的医改方案，结合医疗保险支付制度、计算机互联网技术等，以患者为中心，在一定区域范围内，实现组织内医疗信息共享，将新时代的服务理念和互联网信息技术相结合，建立在广义的电子病历基础上的一种新型的医疗卫生服务模式，将跨医疗卫生行业相关部门（如公安、医保等）与三个等级的医疗机构、社区及其他卫生机构整合成一个有机整体，建立区域协同医疗公共服务集成平台和运行机制。旨在实现区域医疗中心之间双向转诊、检查检验结果互认、专家社区坐诊、远程会诊等，高效利用医疗卫生资源，连同基层社区卫生服务中心、二级医院、三级医院和康复中心协同发展。区域医疗信息化是实现区域协同医疗模式的基础，在特定的区域范围内，现代信息技术联合计算机网络技术，以大型市级医院为中心，县级医院和社区卫生服务中心为分支，联通乡镇医院和诊所医疗网络，通过网络协同服务平台实现组织内医疗数据共享。

典型案例：福建省居民健康档案信息系统

2004年，福建省福州市实现了健康档案信息电子化管理。2008年，福州市居民通过健康卡可在社区POS机自行查看个人健康记录，区卫生局能够共享社区卫生服务中心的健康档案信息。2010年，厦门达成了岛内外卫生、医疗机构各信息系统全面接入居民健康信息系统平台，实现了区域卫生信息共享。区域卫生信息化建设包括电子健康档案系统、门诊电子化系统、局域网络和外部网络的支持，并与市级平台联通，硬件设备包括计算机、打印机、交换机、服务器及内部局域网络等。医院的信息系统在居民健康信息系统中，主要承担居民在院内医疗过程的信息储存，并通过数据接口将信息推送至居民健康信息系统供其他机构共享，还具有健康信息查阅、双向转诊、医疗结算等功能。

二、横向整合模式

横向整合模式是将一定区域范围内或者跨区域同一级别医疗机构，以一家或几家综合医院为中心，或以某一专科协作为纽带，由地方卫生管理部门牵头，将该区域内的所有社区卫生中心整合成一家医疗集团。或者在特定区域范围内，以某行业领先的专科医院为核心，有机整合区域范围内或者跨区域的其他医疗机构的相同专科，形成区域内特色专科诊疗中心。横向整合模式旨在对相同资产权属、相同职能和层级的公立医院中的医疗资源进行统一管理，统筹安排，以提高医疗资源使用效率，挖掘规模效应，专科医院对特定疾病患者提供专业化诊疗，能更好地满足患者的特殊需求。横向整合包括信息、设备、人才、科研平台、检验检查的共享和学科及管理的有机整合。

典型案例：上海申康医院发展中心

上海申康医院发展中心以上海市级医院作为办医主体，是国内首家实现"管办分开、政事分开、政资分开"的国有非营利性事业法人，履行出资人管理职责，负责对下辖的28家市级公立医疗机构、6家在沪的国家卫生和计划生育委员会管理医院、3家第二军医大学附属医院和中福会国际和平妇幼保健院的投资共建和政府办医职责，其功能与市级医院组成的公立医疗集团的管理者相同。它根据集团内各医院的具体情况和患者的医疗需求统筹规划医疗资源，通过利益协调机制和支持性政策促进市级医院的资源整合，在全上海市的市级医院层面上确保医疗资源优化。这与上海市的市级公立医院信息化建设程度高密切相关，目前已经实现医疗集团内部信息互联、互通、共享，创建了跨医院、跨学科合作的医疗联合体建设模式。

三、纵向整合模式

纵向整合模式是在特定区域范围内，对不同层级医院有机整合，以一家三级医院牵头，整合区域内其他二级医院、社区卫生服务中心及康复医院和护理院，组织内各医院间分工协作、资源共享，通过派遣专家、专科共建、业务指导等手段引导优质医院资源下沉基层，从而提升基层医院专业能力和服务能力。有条件区域推行人、财、物统一管理，构建利益共同体。反之采取技术支持、对口扶持手段形成松散型医疗联合体建设模式。

典型案例：江苏康复医疗集团

江苏康复医疗集团是紧密型医联体的典型代表。2009年，镇江市政府委托卫生和计划生育委员会以第一人民医院为核心单位，联合第二人民医院、镇江新区医院、妇幼保健医院、精神卫生中心及5家二级医疗机构和10家社区卫生中心组建江苏康复医疗集团，以资产为纽带，集团内部影像诊断等医疗资源共享，依靠信息整合平台，基层卫生服务中心仅有技师即可，影像资料、片子查看和出具诊断报告均可通过信息平台共享和传输，百姓在基层便会享受到高端的医疗服务和完备的医疗资源。政府是集团的整体出资人，实行理事会领导下的院长负责制，并组建由理事会、监事会和经营管理层三方共存的法人治理结构，形成政事分开、管办分开、经营权与所有权分离的良好格局。政府和医疗集团投资社区建设，鼓励三级医院的医师到基层社区帮扶等，医疗集团内部一体化管理，组建检验、影像等6大中心，共享资源。数据统计结果显示，该集团的门诊费及住院费为当年江苏省最低。

四、医院托管模式

医院托管模式是将大医院的管理模式、医疗设备和技术及服务理念用于其托管的小医院，是一种战略布局。我国医疗联合体建设过程中，医院托管模式如下：民营托管各种医疗机构（包括租赁托管科室和托管企业医院等），不同所有制医院间的托管（大型公立三级医院托管小型医院、下级医院、民营医院）。这种医院托管模式可改善医疗机构运营性能和待遇，通过托管将优质医疗资源输送到基层医疗卫生机构，但是超负荷运转不会改变基层医院长期发展趋势。

典型案例：中国中医科学院附属广安门医院

接管中国中医科学院附属广安门医院南区（大兴中医院）后，后者的急诊量同比增长79%，业务收入增长72%，病床利用率大幅提升。

五、医疗集团模式

医疗集团模式是由省、自治区、直辖市、重点城市的三级医院牵头，地、市、县、区的二级医院进行跨地区的地区性医疗、预防、保健，负责向乡、镇、城市街道的多个社区卫生服务中心提供综合性医疗卫生服务，形成乡镇等附属医院的院长负责制模式。医疗集团内部实行分级领导，并建立了完备的人才培养、资源共享、技术支持和服务对接等制度。

典型案例：深圳罗湖医疗集团

深圳罗湖医疗集团成立于 2015 年 8 月，将区属 5 所专科医院和综合医院，以及 23 家健康中心有机整合，统筹到医院集团统一管理，有利于将优质医疗资源下沉，提升基层医疗机构的医疗服务水平。这 28 个医疗机构只有一个法定代表人、一个财务中心及一个人力资源部，实现了人、财、物的高度集中。深圳以罗湖区在全国率先进行基层医疗集团改革，旨在让居民少生病、少住院、少负担，已经成为全国医疗改革的标杆。医疗集团内部看病、转诊，医师在电脑前点击鼠标便可一键操作完成，集团内的专科医师自由流动，常用 3000 多种药品长周期配置统一调动，缓解了基层缺医少药的问题。由集团统一设立影像诊断中心、医学检验中心、物流配送中心等九大中心，集团内各医院的检验检查结果互认，公立医院不再设置药品采购和医疗器械采购岗位。罗湖还改革医保制度，通过顶层设计，开展医保基金管理方式改革，探索出总额管理、结余留用的医保签约打包收费新模式。同时社区健康中心的家庭医生覆盖率达到半数以上。罗湖区作为老城区，基础设施老旧，推进医疗改革可使老百姓享受更多改革发展红利，从而提升他们的归属感和认同感。

六、北京医疗协作模式

2013 年 11 月，北京市卫生局印发《北京市区域医疗联合体系建设试点指导意见》推进医联体建设，旨在医联体区域内基层医疗机构社区居民首诊率不断上升，核心医院或三级医院的社区居民首诊率逐年下降，逐步实现首诊在社区、康复在社区、预约在社区、慢病用药在社区的目标。北京医疗协作模式典型的成功案例为首都医科大学附属北京友谊医疗共同体和中日友好医院医联体。2013 年以首都医科大学附属北京友谊医院为牵头单位，以医疗、康复、社区卫生纵向合作，整合成分层医疗、资源共享、协作发展的医疗服务共同体。成员单位包括北京小汤山医院、北京市宣武中医院、北京市东城区第一人民医院、北京市丰台区南苑医院、北京市房山区第一医院、北京市房山区妇幼保健院及 7 所社区卫生服务中心。医疗联合体组织内各机构法人关系和资产权属不变，医疗业务和管理保持独立。中日友好医院医联体内成立医联体建设委员会，医联体办公室负责日常管理。由核心医院牵头，选择部分科室建立一对一帮扶关系，通过专家出诊、查房、病例讨论、带教、培训等方式对成员单位进行业务培训。建立双向转诊的绿色通道，搭建预约平台，将疑难、危重症转至核心医院，慢病和康复期转至二级医院和社区卫生中心，患者在医联体内合理流动。实现了与成员单位的远程会诊，如 X 线胸片、心电图等，使居民在社区卫生中心获得优质服务。建立网络信息共享机制促使预约挂号、转诊、会诊信息等共享。中日友好医院还派遣多名副高级职称以上的医师到社区坐诊，协助社区医疗工作。

七、上海医疗联合体模式

2011 年 1 月，上海交通大学医学院附属瑞金医院与两家二级医疗机构和四家社区中心整合，形成瑞金 - 卢湾医联体。卢湾区中心医院改名为瑞金医院卢湾分院，成立了理事会负责统筹规划、资源调配、保险额度分配等，集团内各医疗机构均为独立法人，执行总监负责制，政府补贴理事会。方案如下：①居民直接与医疗集团签约，上海交通大学医学院附属瑞金医院给社区签约居民保留部分专家门诊号，双向转诊时优先就诊、检查和治疗。②成立检验检查中心，内部各医疗机构对结果互认。③集团内各级医疗机构定期培训，安排中级及以上职称的医师去基层医院坐诊，社区医师需要在瑞金医院进行 2 年全脱产培训。上海家庭医生制已经比较成熟，签约居民达 80% 以上，执行"5+3+1"工程和"1560"就医承诺。

八、苏州联合兼并模式

2004 年，苏州市政府为优化市属医疗资源，实施了苏州卫生史上规模最大的调整，原苏州市第二人民医院、市第三人民医院、市第四人民医院，3 所有着五十多年历史的市级综合医院，于 2005 年 1 月 1 日合并建立苏州市立医院，建立医院管理中心，组建医院管理团队，精简行政部门，进行人事制度和分配制度改革，同时调整医疗资源布局，统一工资标准、资金支出管理、财务管理，实现信息、专科优势、设备、人才、资金共享。

九、乌镇互联网医院

在医疗联合体建设进程中，以互联网医疗平台微医为代表的互联网模式在医联体建设上进行了尝试，微医和桐乡市乌镇两级政府合作共建了乌镇互联网医院，微医集团提供在线医疗和远程会诊服务。这种采用线上线下结合模式的微医乌镇互联网医院得到了快速发展。乌镇互联网医院还和甘肃省第二人民医院共建了甘肃省互联网医院，将省、市、县、乡等不同层级的医疗机构和医师连接起来，实现医联体内部各层级医疗机构在电子病历、检查结果和远程诊疗等业务的共享与协同。

参考文献

[1] 王继伟，夏挺，应可满，等 . 军队区域医疗信息化的实践 . 中国医院管理，2009，29（11）：35-38.

[2] 孙中海，孙卫，王继伟 . 区域协同医疗服务新模式的探讨 . 中国卫生质量管理，2010，17（4）：15-18.

[3] 仝宇，佀剑非，郭启勇 . 构建区域协同医疗平台的探讨 . 中国医院管理，2009，29（6）：54-56.

[4] 黄庆辉，胡敏 . 医联体建设的模式分析和国际经验借鉴 . 中国医院，2015，19（10）：56-59.

[5] 陈运奇，赵军平，薛万国，等 . 厦门军民协同共建医疗服务示范工程的做法和经验 . 中国数字医学，2010，5（1）：33-35.

[6] 白威 . 福建省电子健康档案建设问题分析及对策探讨——基于信息共享 . 福建医科大学，2012：1-112.

[7] 赵蓉，杨佳鸿，杨丽，等 . 公立医院横向医疗资源整合的模式研究 . 中国卫生资源，2015，（2）：

117-120.

[8] 李洁. 基于"网络指导医院"实践构建区域儿科联盟可行性研究. 重庆医科大学，2015：1-82.

[9] 朱夫. 江苏康复医疗集团法人治理结构建设实践探索. 中国机构改革与管理，2013（z1）：63-64.

[10] 万祥波，朱夫，杨扬. 公立医院改革下的现代医院管理制度建设与创新——以江苏康复医疗集团为例. 中国卫生事业管理，2013，30（6）：421-423.

[11] 翟晓红. 城市公立医院管理模式改革研究. 中国社会科学院研究生院，2017.

[12] 李凤如，李茜，史培娜，等. 北京友谊医疗共同体建设的实践与思考. 中国医院管理，2014，34（10）：19-20.

[13] 曾耀莹. 托管出新. 中国医院院长，2013（16）：43-45.

[14] 钱邦磊. 纵向医联体运行现状、问题及其对策研究. 苏州大学，2017.

[15] 张群华. 让医患对接变快变准. 健康报，2017-07-24（006）.

[16] 洪华兴. 互联网医联体新模式成落地捷径. 健康报，2017-04-20（003）.

第四节　我国医疗联合体建设的发展现状

为全面实施健康中国战略，彻底落实党的十九大精神，深刻领会习近平总书记关于健康中国建设系列重要论述的思想精髓，解决人民群众日益增长的健康需求，就要持续深化医药卫生体制改革，从根本上解决我国的卫生资源配置问题，提高医疗资源的使用效率。医疗联合体是一种全新的医院组织形式和管理模式，可有机整合各区域、各层次、各型别医疗机构的卫生资源，是公立医院改革和卫生医疗体系建设重要内容之一。为此，我们对全国医疗联合体建设现状进行回顾，立足实际，探索适合我国国情的新时期医疗改革模式。

一、医疗联合体建设现状概述

1984 年，沈阳创建我国第一个医疗协作联合体，试行解决"看病难、住院难、手术难"问题，后续其他医疗机构主要以合并、兼并、托管和集团化等模式进行医疗资源整合。虽然破除了条块分割和封闭办院弊端，但是医疗机构间的联系松散，职责和分工不够明确。随着数字化市民健康管理体系"厦门模式"的成功，它与"罗湖模式""镇江模式"等一起实现了区域医疗资源共享，显著地提升了基层医疗机构的服务能力。2013年全国正式推行医疗联合体建设，2017年李克强总理在政府工作报告中强调开展医疗联合体建设是深化医改的重要步骤和制度创新。截至2017年6月底，全国已经有1764家三级医院开展了多种形式的医联体建设工作，占全国三级医院的80%，江苏、重庆、四川、陕西等8个省市超过90%的三级医院参与了医联体建设，全国县域内就诊率达82.5%，较2016年末增长2.1个百分点，下转患者239.6万例次，高于2016年全年水平，80%以上的居民15分钟内到达最近的医疗点。我国常见的医疗联合体建设模式有城市医疗集团、县域医共体、专科联盟、远程医疗协作网四种。例如：深圳市组建11家基层医疗集团，通过社区健康中心建设、家庭医生签约服务等促进医疗资源上下贯通；镇江市以业务、技术、管理、资产为纽带组建的康复医疗集团，设有九大医疗资源中心；山西省在18个县启动以县乡一体化为核心的县域医共体建设，实现医共体内行政、人员、资金、业务、绩效、药械"六统一"；天津市胸科医院与全市126家二级、三级医院和基层医疗卫生机构签订医联体合作协议，组建胸痛专科联盟，建成覆盖全市50%区域的心脏疾病救治网络；首都医科大学附属北京儿童医院、复旦大学附属儿科医院、上海交通大学医学院附属上海儿童医学中心牵头的儿科专科联盟已经覆盖了全国80%以上的儿科医疗资源，补齐了薄弱学科短板；浙江省舟山市整合市、县（区）、乡镇、社区（村）四级医疗资源，打造覆盖舟山群岛的远程医疗协作网，使居民就近享受大医院的优质医疗服务，促进了基层能力的提升；深圳的2651名家庭医生分布于588家社区卫生中心，为近300万社区居民提供服务，老百姓初步养成了"小病在社区首诊、大病进医院治疗、康复回社区解决"的新型就医习惯。总之，医疗联合体建设突破了城乡、区域限制，调整优化医疗资源布局，促进医疗卫生工作重心下移和医疗资源下沉及上下贯通，有利于提升医疗服务体系的整体效能，更好实施分级诊疗制度，逐步实现预约、首诊、慢病用药和康复均在社区的连续性医疗服务，推动"以医院为重点"向"以基层为重点"转变，从"以治病为中心"向"以健康为中心"转变。

二、北京市医疗联合体建设现状

北京市委市政府立足首都的实际情况，为提升基层医疗服务能力，促进公立医院优质资源下沉，以四类慢性病患者双向转诊为突破口，高度重视并扎实推进以医联体为载体的分级诊疗制度，实施大医院带社区服务模式，督促建立和完善医疗、康复、护理有序衔接的服务体系。北京市各区卫生计生行政部门统一管理和筹划跨行政隶属关系、跨资产所属关系、层级清晰、布局合理、各级各类医疗机构密切协作的医联体，其核心是建立分工协作机制、明确各自职能。目前北京已建成 58 个医联体，包括核心医院 55 家[包括委（部）属、委（部）管医院 9 家，市属医院 9 家，厂矿企业办医院 3 家，部队医院 1 家，社会办医院 2 家，区域医疗中心 16 家，其他区医院 15 家]，合作医疗机构 528 家，完全覆盖了北京市的 16 个区。在 528 家合作医疗机构中，有 45 家三级医院、66 家二级医院，415 家一级医院及社区卫生服务中心、2 家社区卫生服务站，基本形成了分级诊疗格局，通过病床、设备、人员统筹调整、优化配置资源等保障辖区居民健康权益。2017 年 1—12 月，医联体内双向转诊患者共计 16.9 万人次，比 2016 年同期增加 6.3%，其中医联体内上转患者 13.6 万人次，较 2016 年同期增加 2.6%，下转患者 3.3 万人次，较 2016 年同期增加 10.3%；下级医院医师到大医院进修约 3700 人，派出专家约 2.3 万人次，医疗联合体建设初见成效。实施 1 年余的医药分开综合改革平稳有序，反响良好，已完成门急诊量 2.1 亿人次，390 万出院患者治疗有序。改革以来，全市医药费用仅增长 5% 左右，为 2000 年以来费用增幅的最低年份，累计节省医药费用 60 多亿元。药品阳光采购金额累计 624 亿元，节省药品费用 55.1 亿元，全市二级、三级医院药占比由改革前的 43% 下降至 34%。

三、上海市医疗联合体建设现状

2011 年，上海在卢湾区签约启动首个"1+2+4"模式的区域医疗联合体，以上海交通大学医学院附属瑞金医院为核心，联合瑞金医院卢湾分院、卢湾区东南医院和 4 家街道社区卫生服务中心，组织内部形成理事会决策制度，各医疗机构分工和定位明确，并试点家庭医生制度。发展至今，已经出现医院托管模式、远程医疗模式、民营托管模式、医疗集团模式、医疗协作模式、直管社区模式等多种医疗联合体模式。2017年，上海市社区卫生服务中心门诊量占全市1/3，与市级医院、区级医院相当。截至2018年5月15日，上海市"1+1+1"医疗机构组合（居民可自愿选择一名社区卫生服务中心家庭医生、一家区级医院、一家市级医院签约）签约达到408万人，其中60岁及以上老年人285万，全市社区卫生服务中心已累计开具延伸处方139万张，上海市家庭医生制度建设取得显著成效。以上成绩与上海率先在全国试点开展全科医师规范化培养密切相关，目前上海全科医师超过8000人，超过了国家2020年的规划目标。全科医师全部"下沉"社区，并加强转岗培训，同时注重与国际化家庭医生制度对接，定期选派家庭医生骨干和团队到国外进修。医疗联合体内的二级、三级医院为社区卫生中心和家庭医生提供技术支撑和转诊的绿色通道，定期派遣专家到社区卫生服务中心坐诊、带教示范等，建立区域诊断、影像中心等，由二级、三级医疗机构对社区检验、影像检查统一出具报告，有力地保证了医疗服务的同质性。

2018年，"健康版"新华－崇明区域紧密型医疗联合体正式运行。崇明区卫生和计划生育委员会代表区所属公立医疗机构与上海交通大学医学院附属新华医院签订合作协议，建立"一核二翼三会一支撑"（"1231"模式）的组织架构："一核"是由上海交通大学医学院附属新华医院牵头，以上海交通大学医学院附属新华医院崇明分院（崇明区中医医院）为核心单位，联合崇明区域内二级医疗机构及18家社区卫生服务中心，以统一管理为纽带，以《章程》为规范的非独立法人组织，医联体所属医疗机构均为独立的事业单位法人，坚持"五个不变"，即：资产归属不变、独立法人不变、功能不变、财政投入不变、职工身份不变。"二翼"是指上海市第十人民医院崇明分院、崇明区第三人民医院分别在市第十人民医院、上海中医药大学附属岳阳中西医结合医院支持下，主要承担部分疑难疾病和常见病、多发病诊疗等。"三会"是指医联体理事会、医联体执行委员会和医联体指导委员会，分别承担重大事项协调与决策、医联体运行和政策指导、试点评估等职能；医联体执委会委托核心医院即上海交通大学医学院附属新华医院崇明分院，对医联体所属医疗机构享有管理权、经营权、考核权和分配权。"一支撑"是指市、区各相关委办局在医联体改革试点和发展过程中给予全方位的政策支持与指导，医联体内各单位"上下一条心、权责一家人、管理一张网、服务一体化"，努力实现"推进发展、提高效率、减轻负担、促进健康"。从为崇明"输血"，进而推动形成"自我造血"机制,优质医疗资源不断输送到崇明区老百姓家门口,通过检验、影像、心电3个诊断中心为社区提供诊断服务,让患者在家门口就能享受到三级医院的医技诊断服务的同时,缩短了就医时间,减轻了重复检查造成的就医负担。数据显示,2016年崇明区人均期望寿命82.33岁,其中男性79.77岁,女性84.92岁;孕产妇死亡率0;婴儿死亡率0.96‰;甲、乙类传染病发病率132.84/10万,各项指标均达到发达国家和地区水平。

四、广州市医疗联合体建设现状

2013年,广州市启动《广州市康复医疗服务双向转诊工作试点方案》,综合医院率先与康复专科医院及社区康复医疗科实施双向转诊,初步形成了分阶段、分层级的康复医疗服务体系网,成功构建了连续性治疗与双向转诊的上下行通路,根据患者的病情发展选择调配到适当医疗机构接受治疗和治疗后及时下行转诊,即保证了患者康复的最佳时机,又可以有效地控制医疗费用成本。2016年12月,广州市人民政府办公厅印发了《广州市加快推进分级诊疗制度建设实施方案》,明确各级医疗机构功能定位,进一步明确医疗资源布局规划,鼓励大型医院与区级医院、基层医疗卫生机构结成紧密型医联体,推进区域医疗卫生资源共享。截止到2017年4月底,广州市11个区共组建了47个医联体,其中松散型医联体33个(其中4个建立了远程医疗协作网),占70.2%;紧密型医联体9个,占19.2%;专科联盟5个,占10.6%。截至2018年4月底,广州市50家三级公立医院,共建立114个医联体,包括49家二级医院、296家一级及以下医疗机构,实现了全市11个区全覆盖。与2016年相比,2017年全市三级甲等医院诊疗量下降3.55%,基层医疗卫生机构诊疗量上升12.46%,尤其糖尿病患者和高血压患者到基层就诊比例明显提升。2015年,广州市三级医院医师下沉基层7738人次,二级医院医师到三级医院进修4526人次,医联体组织带动了二级医疗机构和社区卫生服务中心的管理水平逐步提升,基本上做到了同质化的医疗服务。截至2018年3月,"广州健康通"预约挂号支付平台共接入了包括广州市全部三级甲等医院在内的61家大型医院,实现了"在线预约、家中候诊、分时取号"的诊疗预约新模式。例如:南方医科大学南方医院与增城区政府合作在增城经济开发区按三级综合医院标准建设增城中心医院,托管增城区新塘医院，构建了以南方医院为龙头、增城中心医院为承接点、新塘医院和社区卫生服务中心为网底的紧密型医联体。另外，医疗联合体内的各医院利用微信、支付宝、手机客户端 APP 等第三方服务平台，有机地将患者、医院、医师联系起来，逐步实现了移动支付、检验检查结果查询、候诊提醒、医患互评、用药智能提醒、满意度调查等新技术下沉的新型医疗服务，节约了患者的就诊时间，受到各界一致好评。

五、吉林省医疗联合体建设现状

2016 年 8 月，由吉林省政府主导组建 5 大医联体，即吉林大学第一医院、吉林大学第二医院、吉林大学中日联谊医院、吉林省人民医院、延边大学附属医院，分别与该省 9 个市（州）、43 个县（市、区）医院建立医疗联合体，统筹建立省级远程医疗会诊平台，横向贯通省级五大医联体，纵向链接 43 家县级医院，同步延伸到国家级和省级贫困县、边境县、少数民族自治县的中心乡镇卫生院，形成面向基层、边远和欠发达地区的远程医疗协作网。2017 年，吉林省印发《吉林省推进多层次医疗联合体建设实施方案》，要求组建城市三级医院与区级医院、区级医院与社区卫生服务机构之间的医疗联合体；组建县级医院与乡镇卫生院、乡镇卫生院与村卫生室间的医疗共同体；组建口腔、肿瘤、结核、精神病等中、省直专科医院对各地专科医院和综合医院专科之间的专科医疗联合体。基本已经形成横到底、纵到边、广覆盖、无盲区的医疗联合体网络，为"基层首诊、双向转诊、急慢分治、上下联动"分级诊疗模式的建立奠定了坚实的基础。2018 年，吉林市二级及以上公立医疗机构全面推进电话、短信、网络、微信公众号、医联体基层转诊等多种形式的分时段预约挂号、预约检验检查等，采用"一站式"结算、手机移动支付等多种缴费方式，旨在缓解门诊看病"三长一短"（即候诊时间长、交费时间长、取药时间长，看病时间短）及"人满为患"现象，逐步引导"先预约后诊疗"的服务模式，指导门诊按疾病系统分区，增加门诊功能区常规医学检查、检验设备和人员配置，实现常见疾病"门诊看病不出区"。采取就诊提醒、检查检验结果移动终端推送和自助打印、药品配送等便民措施。长春市绿园区依托"互联网＋"添翼分级诊疗，推进家庭医生签约，免费为高血压、糖尿病患者配备智能化自测一体机 600 台，居民在家随时检测血压、血糖，进行心电自检初筛，及时反馈到社区信息平台，由医务人员跟踪监测、定期回访，初步实现了慢病便捷化、智能化健康管理。由绿园区医院牵头区级远程会诊中心，与 6 家社区卫生服务中心、3 家乡镇卫生院及 17 个村卫生室对接，为远郊乡镇居民、出行不便的高龄村民提供看病诊疗便利。吉林省还实现电子健康档案和电子病历的连续记录和信息共享、医联体内诊疗信息互联互通。

六、广西、贵州、新疆地区医疗联合体建设现状

2016 年，广西医科大学第一附属医院率先在区内组建跨市、县、区级医疗联合体。2017 年 4 月，由肿瘤内科牵头、区内 70 家医疗机构共同加盟的广西医科大学第一附属医院肿瘤内科专科联盟成立，目前拥有 2 个合作型医联体，包含 4 个对口支援医院（县医院）、73 家技术协作医院为参与单位，66 个社区卫生服务机构（双向转诊）。建立了广西首家全流程"掌上医院平台"，开展门诊一站式预约、挂号、缴费、查询报告等，率先实现药品使用查询服务，并开通微信、支付宝手机客户端预约挂号、远程预约、挂号等，实现医疗资源共享。2018 年广西卫生计生会议要求全面推进健康广西建设，落实"三个一批"，做实健康扶贫工作，普及健康素养，提升重大疾病防控能力和人口素质，做好计划生育服务和妇幼健康工作，服务国家"一带一路"建设，深入实施健康扶贫再提升工程，大力推进大病专项救治、慢病管理持续、惠民措施深化、健康服务优化、扶贫能力提升、扶贫基础巩固六大行动。

2017 年，克拉玛依市成立新疆维吾尔自治区首个康复医院，并与新疆医科大学第二附属医院和高新区（白碱滩区）社区卫生服务中心签订了医疗联合体协议。克拉玛依市中心医院与新疆医科大学第一附属医院，以远程共建科室模式进行医院集团管理的合作，建立起"以非产权隶属关系的资源共享的密集型"医院集团，搭建了及时、有效的24 小时全方位医疗救治响应机制等。乌鲁木齐儿童医院牵头成立了新疆第一个儿科专科医疗联合体，覆盖南、北疆 33 个县市，提升了基层医疗水平，降低了治疗费用，缓解了基层患儿"看病难"问题，实现了医疗资源共享、双向转诊转治、远程医疗等，在学科建设、科研管理、领先技术等方面建立协作关系，为"一带一路"和克拉玛依市及其周边地区的健康事业提供了有力的保障。

2018 年，贵州省卫健委会议强调，坚决打好健康扶贫硬仗，落实农村贫困人口参

加新农合个人缴费县级财政补贴政策，确保全部参加，年内各市州至少建成 1 个紧密型医联体和 2 个以县乡一体化为核心的医共体，推进医保支付方式改革，各市州实行按病种付费的病种不少于 100 个，深入开展援黔医疗卫生对口帮扶，年内建成 12 个国家级妇幼健康优质示范县和 40 个省级示范县，全面推进乡镇卫生院和村卫生室规范化建设，建成乡镇卫生院特色专科 200 个。例如：2015 年成立的贵州省妇幼保健院医疗联合体，从最初的 7 家成员单位逐步向全省辐射，目前已有 22 家基层妇幼保健院加入，覆盖了全省所有州（市），旨在"降低'两率'，解决妇女儿童'看病难、看病贵'问题"。另外，省妇幼保健院是北京儿童医院集团的成员单位，贵州省妇幼保健院医联体成立后，22 家基层成员单位中的 15 家也成为北京儿童医院集团技术指导医院，实现了这些基层妇幼保健院区域内的孕产妇和儿童，不用到省城和北京，也能享受到省内乃至国内顶级妇产科、儿科等专家的诊疗服务。贵州省人民医院充分发挥省级龙头医院的带动引领作用，按照"以创新实现自身发展，用发展反哺基层"的模式，15 年倾情帮扶 2 家医联体成员单位，带动基层医院共同发展。

综上所述，我国的医疗联合体建设已经全面推开，因为经济、文化、地理环境等因素的影响而存在地域性差异，尤其是西南边陲偏远地区与东南沿海城市形成了鲜明对比。医疗联合体组织内，各成员医院组基本上实现了信息共享。医疗资源整合优化是改革亮点，分为紧密型和松散型。松散型医疗联合体是指各医疗机构基于协议组成合作网，进行技术合作、信息共享、人员物资定向帮扶等。紧密型医疗联合体以实现利益责任共同体为目标，统一管理、统一调配医疗资源，分工明确，由三级医疗机构纵向组建，实现分级诊疗。远程医疗服务平台已经逐渐成为政府、医院管理者、各级医疗卫生服务人员、属地患者及家属普遍接受的新型医疗服务模式，通过远程会诊、教育培训、疑难危重病例讨论、手术示教、专业文本共享等突破了传统医疗服务的地域限制，有效缓解了医疗资源失衡问题，但是运行过程中也发现存在机制不完善、各方利益难以协调等问题。

参考文献

[1] 蔡云志. 吉林成立五大医联体. 健康报，2016-08-18（001）.

[2] 吴少杰.吉林多层次医联体覆盖 90% 公立医疗机构.中国人口报，2017-11-08（001）.

[3] 牛煜辉.深化医改，全面提升服务水平.中国人口报，2018-03-21（001）.

[4] 林万枝.贵州妇幼保健院医联体助推医疗资源"下沉".中国人口报，2017-02-15（001）.

[5] 邱焰，徐元芳，岳端.提高服务效能 带动基层发展——贵州省人民医院医联体建设助力健康贵州.当代贵州，2017（10）：54-55.

[6] 蒙华，李立峰，李浪，等.基于"互联网＋"智慧医院的医联体建设.现代医院，2017（12）：1720-1724.

[7] 李亚楠，阿尔达克.49 家医院握成一个拳.人民日报，2017-12-06（009）.

[8] 李慧，张长亮，来勇臣，等.基于远程医学平台 打造专科医疗联合体.中国数字医学，2017（11）：5-7.

[9] 张冰.我市建成全疆首个康复医院.克拉玛依日报，2017-09-20（A02）.

第五节　我国医疗联合体建设中存在的问题及对策

自 2017 年 4 月起，医疗联合体服务模式正式在我国的医疗改革进程中落地生根，这种全新的医疗机构组织模式和管理方法虽然极大地改善了患者的就医环境，让患者在家门口就能享受与三级医院优质医疗卫生资源同质化的卫生服务，但是在医疗联合体建设的进程中，也出现了一些新问题，亟待解决。现笔者结合实践经验，从医疗联合体建设对区域医疗资源整合、提升基层医疗机构的医疗服务能力、分级诊疗制度构建等方面综合分析，探讨解决医疗联合体建设中存在问题的可能策略，期望能为其他地区的医疗联合体建设提供参考依据。

一、医疗卫生资源整合过程中存在的问题

医疗资源整合要综合考虑政治、经济、文化背景及卫生管理和社会保障体制各方面，主要是为了发挥政府与市场的双重作用，各成员单位必须分工明确，执行严格的双向转诊制度。我国的医疗卫生资源整合，尤其是纵向整合模式，必须依靠医疗信息大数据的技术支撑，对医疗联合体组织内部各医疗机构间的资源统一调配和统筹规划。例如：构建区域化远程会诊、进行疑难危重病例讨论、手术实况转播和远程医学专业继续

教育等信息技术服务平台，有力推动了医疗卫生资源共享，实现了三个不同级别医疗机构间分工协作、互惠互利，提高了医疗卫生资源使用效率。但是我国地域辽阔，经济发展极度不平衡，各地在开展医疗联合体建设的过程中也暴露出了部分问题，简要分析如下。

（一）部分基层医疗卫生机构的硬件缺失或陈旧

这和我国长期坚持的市场经济主导下的医疗卫生制度相关，其拉大了各级医疗机构间的贫富差距，大型医院人满为患，尖端人才聚集，基层医疗卫生机构门可罗雀，人才流失严重。基层医疗卫生机构的工作量长期不饱和，医护人员经济收入低下，责任感、荣誉感、归属感不强，仅依靠自负盈亏来加强医院自身的建设。长此以往，形成了留不住人才，新技术、新设备无力引进的恶性循环，反映在患者层面上的就是看到破败的就医环境、陈旧的医疗仪器等，对基层医师失去了信心。虽然近些年来中国共产党和各级政府部门对此不良因素相当重视，加大了对基层医疗卫生机构硬件的建设，但是医疗技术水平在短期内难以跟上，存在医疗卫生资源浪费的可能性。

（二）部分基层医疗卫生机构技术人才失衡

截至 2016 年年底，我国培训合格的全科医师只有 20.9 万人，每万人口拥有全科医师 1.5 人，远低于政府部门提出的到 2020 年的每万名居民配备 2 ～ 3 名全科医师的目标。此外，培养一名合格的全科医师需花费 6 年时间，这种短缺现象需要长期循序渐进的培训才可以逐步缓解。社区医师文化程度偏低，少量高级别职称医师技术水平也难以和大医院相同级别医师相比。尤其是我国的偏远贫困地区医疗卫生人才建设长期滞后，甚至停滞，村卫生室里的乡村医师多是中专文化程度或为"赤脚医师"，乡镇卫生院以专科文化程度居多，甚至没有合格的全科医师配置，最重要的是人才年龄普遍偏大，知识陈旧，服务意识不强。

（三）多数基层医疗卫生机构技术人才流失严重

基层医疗卫生机构技术人才收入来源单一，普遍存在收入水平较低的情况，与发达国家基层医师和我国大医院医师的收入形成鲜明的反差。基层医疗卫生机构长期因为经济困难等问题，导致硬件不到位，新技术、新疗法等无法开展，医务人员的积极性、主动性、创新性难以调动，外出到高级别医院进修的主动性不足，科学的绩效管理体系和医疗质量评价体系无法完全介入，甚至基层医院的发展处于停滞状态。基层医疗卫生机构人才流失严重，又难以招聘到优秀医学技术人才，故人才匮乏成为制约基层医疗卫生机构改善服务能力和提高医疗水平的"瓶颈"。历史原因所致的基层医疗机构编制少、人员老化严重、薪酬低、上升渠道窄是人才流失的重要因素，再者，基层医疗机构医学人才成长周期较长，成长难，知识结构单一，与缺少专题讲座、培训机会等有关，再加上日常接触的病源少，知识储备有限也导致了医务人员服务能力低的缺陷。

（四）医疗资源跨区域共享障碍

目前，医疗联合体内的各基层医疗卫生机构间联系少，普遍存在服务能力不足、技术薄弱、专科设置不合理、人员缺编、部分诊疗项目缺失等现象。他们对新型医疗器械操作不熟练，上传患者资料信息存在技术障碍，或执行上级单位诊疗指导意见时，因为理解能力有限，故落实情况较差。加上对医疗联合体建设理解深度有限，难以避免地存在信息孤岛现象，甚至部分基层单位对三甲医院的信息化系统"建而不用"，延误了患者的治疗时机，增加了医疗费用支出成本。

（五）基层医学人才培养的政策支持有待加强

医疗人才是决定医疗卫生服务水平的重要因素。城乡薪酬和生活环境差距显著，基层医疗卫生机构的经济水平远滞后于城市，甚至部分偏远地区生存环境极度恶劣，学习和培训机会非常奢侈，知识水平更新和提高途径严重欠缺，加上基层医疗卫生机构办公环境设施简陋，患者对就医安全性存疑，疾病单一，经济效益和社会效益不能充分发挥出来。基层医疗人才职称职务晋升难。长此以往，很难吸引高文化程度的医师和全科医师入职，在职人员也存在集体归属感、荣誉感等低下的尴尬局面。

二、提升基层医疗机构的医疗服务能力中存在的问题

在新时期的医疗联合体建设进程中，政府部门高度重视对医疗联合体组织内部各基层医疗机构的服务能力和水平的提升和持续培养。例如：医疗联合体内各高级别大医院

的管理部门定期组织院内高级职称的医师到下一级医疗机构指导开展工作，甚至将这作为晋升高级别职称医师资格的硬性标准，鼓励他们到基层医疗卫生机构去工作，协助基层医疗机构开展基本的医疗卫生服务工作，包括组织出门诊、查房、病例讨论、疑难危重病例会诊和指导诊疗方案等。他们不仅沟通交流诊疗的技术，还对基层医疗机构工作人员的临床诊疗能力着重培养。另外，基层医疗卫生机构的工作人员，必须到上级医疗单位接受一定时间的继续培养和深造学习，只有通过严格而规范的考核后，方能回到原工作岗位继续行医。但是各医疗机构在日常开展技术交流的过程中也发现了一些制约医疗联合体组织发展的严重问题，亟待解决。具体举例如下：

（一）基层医疗机构过度依赖信息共享平台

在医疗联合体组织内，各基层医疗卫生机构过度依赖共享信息平台有着深刻的历史原因。计算机技术和大数据技术的飞速发展，依靠强大的网络信息技术，医疗联合体建设的模式也在探索和推进中，对区域医疗资源共享、降低医疗费用具有积极作用。这些新技术、新方法对医疗人员知识的全面性和高度上提出了新的要求，基层医疗人员因为经费、薪酬等问题长期得不到解决，继续学习深造动能不足，机会也非常罕见，不能及时而准确地掌握最新的医学知识和诊疗方法。因为对自身技术信心不足，故对于组织内高级医院的指导和帮助盲目崇拜，无条件信任，长此以往，形成了过度依赖和全部依赖信息共享平台的不良行为习惯。提高各基层医疗卫生机构医疗服务能力的过程会缓慢而长期，需要上级医疗单位循序渐进地加强指导和引导他们学习新知识、新技术、新方法等。

（二）属地患者对社区卫生中心的认可度不高

多数患者到社区卫生中心或其他基层医疗机构首次就诊时，对基层医疗机构的硬件设施客观上不认可，不能正确面对大医院和基层医院就医环境、诊疗仪器等存在差异的可能性，进而推测基层医疗机构的诊疗水平与大医院也存在差距，再者盲目崇拜大医院，政府引导和媒体宣传不到位，最终会影响自身疾病的诊疗，既增加了时间成本，也增加了经济负担，造成医疗卫生资源浪费。新时期的医疗联合体建设强调引导医疗资源下沉，让社区居民在家门口就能享受到高等级医院相同的医疗服务，提示需要引导和培养社区居民逐步形成有序就医的观念和坚定理念。

（三）政府主导和政策导引有待进一步强化

许多省市的三级医院门诊、住院被常见病、普通疾病患者占据，基层医疗卫生机构工作量长期不饱和，甚至有数据显示，自从开展分级诊疗后，基层医疗机构门诊量还比前期减少，大医院的"三长一短"现象未见好转，医师配置失衡问题越来越严重，强基层的政策没有看到有正向引导作用；另外，患者跟着医师走，报销政策引导患者就医的导向作用有限；三级医院医师工作负荷比一级医院的增加明显，进一步刺激三级医院扩大医师规模。这显示医疗体系陷入了与形成分级诊疗状态完全相反的恶性循环。

（四）医疗联合体内部人员双向流通的意愿不明显

人才是单位的发展之本。医疗联合体建设虽然促进医疗人才的双向流动，但是三级医院下派人员增多，增加了科室医务人员工作负担，再者政府和成员单位对下派医务人员的激励政策有限，且下派地区多数远而偏僻，基层医院的常见病居多，被下派人员的积极性也不高，难免会有完成任务和应付差事的想法，浪费了宝贵的医疗资源。下级医疗单位医务人员的进修培训也存在同样的问题。政策、利益、管理三大要素如何协调发力，如何充分调动各利益相关者的积极性需要进一步研究论证。

（五）上级医疗单位义务帮扶基层医疗卫生机构的机制值得商榷

政府主导的医疗联合体建设，难免有摊派任务、赶鸭子上架的嫌疑。医疗联合体组织既要实现政府愿景，又要考虑自身市场发展的需求，公立大型医院在初期可能会为完成任务对下级医疗卫生机构进行多种形式的帮扶，但是奖励激励机制如果不能配套建立，长此以往，医疗联合体建设就可能有流于形式的危机，对分流普通疾病患者到基层的影响也就会比较局限，大医院人满为患的现象有可能会加剧。另外，组织内各级医院自身具有不同的功能和医疗专长，让三级医院支援二级医院，三级医院的优秀医师资源去二级医院坐诊，不符合资源利用规律，有增加患者医疗费用的可能，还可能倒逼利益重组，各级政府及职能部门、医疗机构和医联体委员会之间潜在冲突难以避免。还有少数医院以"我们不占领就被别人占领"的考虑加入，这种"医疗集团"如果主宰整个区域医疗市场，难免会有垄断性的顾虑。

三、构建分级诊疗制度建设中存在的问题

在国家医疗改革政策的指引下，各省市在政府主导、医疗保险制度导引、医疗机构自我完善等形式的配合下已经全面展开新时期的医疗联合体建设，对分级诊疗制度着陆和展开起到了积极作用。但是，我国的医疗联合体和分级诊疗制度建设尚处于起步阶段，临床实践时间短，落实情况略有欠缺，再者，患者属地就诊意识非常淡薄，医患双方对此认知及重视程度不够，"转上容易转下难"的情况普遍存在，故各地对分级诊疗格局形成和推进的效果还不是很明显。较多研究显示，双向转诊制度与医疗联合体建设的进度和成败紧密相关，推动分级诊疗制度是提高基层社区卫生中心首诊率的关键，但是基层社区卫生中心的软件和硬件建设又决定分级诊疗推进情况，提示制定和规范严格的双向转诊制度迫在眉睫。

（一）医患双方的双向转诊意识薄弱

医师的双向转诊意识薄弱，患者下转到基层的鼓励惩罚措施还没有跟上，患者就诊数量与医院利润增长是否相关，少数医院考虑自身利益也不支持向下转诊。多数患者认可医联体成立后基层医疗机构的医师技术水平的提升和医院医疗条件的改善，但对基层医疗机构认可度依旧偏低，普遍认为三甲医院还是比基层医院医师医技过硬。高级别医院医师多点执业虽然能促进优质医疗资源下沉，但是目前开展的情况不容乐观。多数患者选择二级医院和基层医疗机构首诊是价格低廉和就近的原因，认为可以回家康复，对转诊流程和标准及渠道不了解，各成员单位间缺少有效沟通。医患双方对双向转诊的认识都有待强化，配套政策也要加强引导和约束。

（二）患者属地就医意识缺失

医疗联合体组织内患者就诊秩序混乱，随意性较大，"基层首诊，双向转诊，急慢分治，上下联动"的分级诊疗模式难以执行。医保杠杆作用不明显，与双向转诊过程中重复缴纳起付费，各级医疗机构诊疗的自付费用差距不明显，转诊的"绿色通道"没有建设到位有关。政府部门在分级诊疗制度宣传方面的力度不够，各级成员单位医师的宣传教育和制度约束机制还有待建立和改进，尤其是社区医疗卫生中心，要在社区的显著

位置宣传引导，加强服务意识，提高服务质量，逐步树立自身的良好形象，以取得社区居民的认可。医疗知识未普及也可导致患者就医行为无明显改变。

（三）医疗保险支付制度的改革进程略显缓慢

医疗联合体组织内，各级医疗机构间的患者报销比例梯度不一，多数患者每转诊一次就要交一次医保起付费，这不利于患者下转的积极性，严重地制约着双向转诊制度的推行落实工作。而且三级医疗机构的支付比例差距不大，没有起到医保杠杆作用。

（四）管理部门职责的清晰性尚有改进空间

新时期的医疗联合体建设还处于探索和实践阶段，仅靠印发文件和开会布置任务是无法完成的。组织内各成员单位的职责、功能、角色等与原单位完全不同，需要政府部门不间断地发挥沟通协调作用，达到责任和权利明确到岗，精细到人，从而对各要素进行高效整合。但是较多研究发现：组织内各成员的沟通机制不完善，联系不紧密，无序就医没有改善，分级诊疗制度的建立还任重而道远。

（五）行政监管和资金拨付力度不足

医疗联合体建设进程中，政府始终居于主导地位，要在政策上适当引导，并结合建设的实际情况利用市场机制进行调节。例如：政府的拨付资金有限，监管措施、督促落实制度还在建设完善中，防止拨付资金的滥用、乱用，督促各成员单位将有限的资金用于急需的建设项目上显得尤为重要。另外，目前执行的三级医院对基层医疗卫生机构的帮扶基本上为免费性质的义务帮忙，其持久性、深入性等值得商榷。如果将医疗联合体建设的责任下放至牵头医院，对牵头医院的奖励措施没有跟上，涉及的医保政策、药物管理制度和区域信息化建设也不可能依靠牵头单位独立解决，民营医院在这个过程中如何发展，信息化管理平台的构建与患者的健康管理信息共享、远程医疗、视频教育、健全转诊体系息息相关，政府的统筹协调、监督管理、资金支持事关医疗联合体建设工作的成败，但目前力度不够。

四、我国医疗联合体建设的对策与建议

（一）狠抓制度内容的落实

2013 年，医疗联合体就成了"医改热词"。2015 年，国务院办公厅发文强调未来公立医院将建立完整的分工协作机制，分级诊疗是医改的重要内容。2016 年 8 月 20 日，国家主席习近平在全国卫生与健康大会上强调，着力推进基本医疗卫生制度建设，强调重点抓医联体建设和家庭医生签约服务。2017 年 3 月 5 日，国务院总理李克强做政府工作报告时指出，全面启动多种形式的医疗联合体建设试点，三级公立医院要全部参与并发挥引领作用，这就从政策上将分级诊疗制度予以确定，旨在构建"基层首诊、双向转诊、急慢分治、上下联动"的分级诊疗模式的目标。同年 4 月，在国务院常务会议上又部署破除行政区划、财政投入、医保支付、人事管理等壁垒，因地制宜探索医联体建设。同年 5 月，国务院印发《关于推进医疗联合体建设和发展的指导意见》。同年 7 月，全国各地印发了与医疗联合体建设相配套的文件，彰显了医疗联合体建设是我国医疗改革的大趋势，各级医疗卫生机构必须全力支持医疗联合体建设事业，坚定为社会发展出力、为人民服务的理念。具体到基层医疗机构，医疗联合体组织中的主导部门，也就是政府部门，首先要抓基层首诊的落实情况，努力提高基层社区卫生中心的门诊量，督促社区卫生中心扎扎实实为属地居民提供最基本的医疗服务和转诊服务，并推进全科医师签约服务。

（二）全面推进分级诊疗制度的建设工作

为有效缓解大型医院目前普遍存在的"三长一短"（"三长"是指预约挂号时间长、候诊等待时间长、付费排队时间长，"一短"是指咨询就诊时间短）问题，在医疗联合体组织内，有制度约定公立大医院对基层医疗卫生机构和全科医师预留一定数量的预约挂号和转诊服务的号源，上级医院对经基层医疗卫生机构或全科医师预约或转诊的患者提供绿色通道，做到优先接诊、检查检验和住院诊疗等。同时，上级医院的预约转诊数量在公立医院门诊数量的占比要逐步提高，三级医院普通门诊人次要逐步降低。严格执行基层医疗卫生机构主要承担常见病、多发病诊疗和慢性病管理、康复治疗及一级手术

等工作；二级医院主要负责一般疑难杂症、常见多发病和专科疾病及二级、三级手术的诊疗；三级医院主要负责部分危重病的诊疗、疑难杂症、亚专科疾病及三级、四级手术的诊疗。不同层级医疗机构分工明确，紧密协作，对引导"健康进家庭、小病在基层、大病到医院、康复回基层"的新格局有决定性作用。基层医疗卫生单位、政府和新闻媒体单位要逐步宣传和引导患者到基层医疗机构首诊，由首诊医师判定是否转诊，并开具逐级转诊单，上级医疗机构则根据患者治疗情况做好向下转诊。落实医疗联合体内各级成员单位间信息共享和有效沟通，简化转诊手续，制定与分级诊疗体系建设相适应的基本药物政策，分层次、分人群、分病种的管理机制有助于转诊格局形成。

（三）重点关注医疗保险支付制度改革重要举措的执行情况

医疗保险支付制度改革，以支持各级医疗机构分工协作内容为出发点，制定与各级别医院职能和分工相匹配的医疗保险报销制度，提高基层医疗卫生机构报销比例，加大不同级别医院支付差距，将分散支付改革为整体预算支付，理事会统一掌握保险资金，政府部门监督，可按病种付费、总额预付及病例组合方式支付，加快实施跨区域异地及时结算。德国的经验也值得借鉴，例如：门诊费用超过年度预算的不予报销；住院药品费用超过年度预算的，由接诊医师承担15%；如有结余，部分可用于奖励就诊的医院；双向转诊情况与医师的信用评分挂钩等。在我国，患者对就医单位的选择，通常会首先考虑医师分布情况，医疗保险居次要位置，这与居民对基层医疗卫生机构技术水平不信任有关。也可以这样讲，如果基层医疗机构有高级别医师来出诊，医疗保险制度加以紧密配合，患者就会追随医师到这里来就诊。提示解决了基层医疗人才缺乏的问题，制约分级诊疗制度发展的瓶颈就会自然而然被破解。目前，我国基层医疗机构医师数量和服务能力都不能满足社区居民医疗卫生服务需求。已经广泛开展的医疗联合体建设，最重要的内容之一就是组织内部各级医疗机构间实现资源共享，能很好地解决人才匮乏的问题，有利于引导患者执行分级诊疗制度。政府加大财政支持，医院完全公益，同时医保、价格管制等均可合理控制医疗费用，引导患者形成分级诊疗意识。对于全部人群，尤其是高端人群，商业健康险可以作为补充，以满足他们更高层次的医疗保障需求。

（四）广泛开展医师多点执业政策

首先，国家制订相关人事制度的配套政策，统一行业薪酬体系。其次，增加地方政府财政投入，鼓励多种模式的医疗联合体组织建设，组织内各成员单位开展多层面、多渠道、多形式的人才合作培养模式，上下贯通，包括信息共享、人才支持和进修等，从而提高基层医疗卫生机构的整体竞争力。分级诊疗制度和医师多点执业制度是为了改善我国医疗卫生资源分布失衡，医师们选择多点执业时，多关注自身能力能否施展、硬件设备和人才团队等。基层医疗机构医疗资源匮乏，患者不信任，加剧了基层困境，落实医师多点执业，可推动医疗人才下沉。

（五）建立健全全科医师培养制度和机制

目前，我国的全科医师培养模式尚处于探索、创新阶段，各级医疗卫生机构普遍存在全科医师短缺、学科建设人才匮乏、全科医师缺口巨大、教学理论与实际联系不紧密、学科建设滞缓、社区全科医师培养途径五花八门、诊疗水平不一等问题。我们要以全部医学高等院校为主体，少量中职学校通过严格的教学评估后开办临床专业教育作为补充，共同开展全科医学的学历教育。针对基层需求制定教学专业和内容，解决课程教学内容与临床实践脱节、缺少针对基层课程的问题，或与医学院校合作，开展定向培养。全科医师教学要以教材为主，加强实践学习，推进早期接触临床工作、增加临床实践时间、反复临床实践的培养模式。对现有基层医务人员，鼓励医疗联合体内成员单位开展对口帮扶工作，进行技术和业务培训。三级以上医疗机构利用自身优势，建立全科医师培训基地，尤其是技能培训中心，加大对在职人员继续教育培训力度，通过政府政策倾斜和社会共同参与，形成新的基层医疗人才培养规划，从而推动分级诊疗服务体系落到实处。

（六）制定和完善慢性病管理机制和制度

在我国，目前仅制定了高血压、糖尿病、脑卒中等常见慢性病的转诊标准，还有较多疾病尚需制定和完善转诊标准和规范。现实工作中，向上转诊易被接受和执行，向下转诊几乎等于名存实亡状态。患者对基层医疗卫生机构不信任，上级医院对下级医院不信任，医师的转诊制度意识不强，没有约束机制，双向转诊通道不通畅，地方财政补贴、基本药物种类限制等对实现社区卫生中心的首诊功能影响深远。政府部门宜尽快制定和完善各病种的转诊标准和程序，鼓励构建紧密型医联体模式，通过政府主导，组织内各成员单位的转诊制度落实情况与其利益挂钩，避免无序竞争。且需大力推进区域医疗信息共享平台建设，充分发挥智慧医疗、移动医疗、物联网、云计算等的便利、低成本优势，吸引患者自觉到基层首诊和诊疗。

（七）加强基层医疗卫生机构软件和硬件建设

各地政府部门财政拨款保障基层医疗卫生机构的基本建设、设备、技术等专项支出，财政资金拨付与基层医疗卫生机构服务效果评定挂钩。在保证拨款到账的前提下，定期对医师和基层医疗卫生机构严格考核，约束其主动把有限的经费用于人才培养，尽快完善基层医疗卫生机构人才梯队建设。再者，薪酬制度向基层倾斜，保障基层优秀骨干人才福利待遇，设立激励政策，完善绩效考核制度，充分调动人员积极性和主动性。长期在基层工作的大学生，需鼓励其进修，引进技术、进行业务指导等。还可通过聘请专家到院、视频教育等开展师资培训，提高整体的医疗技术水平。医疗联合体组织内，激励和引导基层医疗机构与高层次医疗机构间人才的双向流动，政策倾斜向驻点帮扶的医师，包括其收入、晋升、绩效等，促进专家资源积极下沉到基层，组织内各医院统一招聘、统一培养、统一安排，可促进人才资源共享。用制度激励毕业生到基层就业，或以农村社区基层为重点，与医学院校合作，进行定向医学生免费培养。

（八）建立城市医疗集团，加强政府的主导和监管作用

可借鉴新加坡模式，建立城市医疗集团，集团内部各成员单位的人、财、物实行统筹管理，形成利益共同体和责任共同体，医院自主经营，政府严格执行规划审批制度。这种管办分离的模式，集团内各成员单位共享医疗资源，执行分级诊疗制度有利于集团利益最大化，同时纳入民营医疗机构，各医疗机构间有序竞争，可从整体上提高基层医疗机构医疗服务能力，既保证了各类医疗机构自身利益，又能逐步改变患者的就医观念，最终使居民受益。

（九）加强区域医疗信息化平台建设，拓展多种诊疗模式

在医疗大数据、信息化建设高速发展的时代，传统诊疗方法受到了巨大的冲击。随着智慧医疗、互联网医院的出现，党和政府提出了"让资源与技术'多跑'，让患者'少跑'，引导有序医疗"的目标。医疗也由疾病治疗发展至居民健康管理领域。在信息化时代，各平台医师根据居民身份证或者社会保障卡就能查阅到个人健康及就医档案，使转诊双方能及时掌握患者的医疗信息。区域影像中心和病理诊断中心的建立，通过远程会诊就可以便利地实现医疗资源和信息共享，社区医师既可以跟踪自己社区居民的健康信息，又可以不断累积医学经验。专家除了定期到各成员单位出门诊外，还可以远程医疗、视频教育、指导诊疗等。

（十）建立完善重大疾病医联体医院关系和医患关系组织模型

基层医疗卫生机构积极进行自身的建设会增强患者对其自身及整个医联体组织的信任，有利于患者遵从基层首诊的安排。但是医联体内，各家医院之间的联系越紧密，核心医院的收益越大，利润分配机制的公平性、公正性会制约各成员单位参与建设的积极性，三级医院不能只考虑自身利益，造成"虹吸"现象，绝对不能损害下级医院利润，要积极与下级医院合作，灵活地制定利润分配制度，充分调动各成员单位的积极性，促进组织良性发展。只有建立在完全信息共享的情况下，才能够实现医疗信息化平台的上下联动，实现患者受益与支付的正相关，避免逆向选择的发生。各成员单位加强医院管理，为患者提供优质的服务，加强员工自身素质教育，减少医患冲突。实施患者教育，使患者对疾病有正确的认知，对医疗技术有合理的期待，营造医患之间相互理解、相互信任的良好关系，鼓励社区居民签约家庭医生服务，对重大疾病（如心脑血管疾病、器官移植手术、严重精神疾病等）患者，社区医师要全程跟踪和随访指导，最重要的是，从健全医疗相关法律体系建设着手，依法处理医患矛盾。

第六节　我国医疗联合体建设的发展趋势

在我国施行的医疗卫生体系中，政府一直处于主导地位，政府对医疗卫生机构负有全面管理、统筹规划的职能。长期以来，相关卫生管理部门不间断地深入实地进行调研、访谈等，针对不同时期的社会特点，分别制定了与当时社会、经济、政治、文化发展相适配的卫生政策和制度，极大地满足了人民群众日益增长的健康需求，对我国卫生事业的发展发挥着积极的、重要的作用。目前，国内外环境复杂，变化迅速，医疗联合体建设与现阶段我国的基本国情相符合，并被列入政府工作计划，在全国广泛推开。习近平总书记、李克强总理等国家领导人，在较多重要会议或实地调研期间，分别多次强调要在全国范围内推开医疗联合体建设和健康扶贫工作，并做出重要批示，提出到2020年全面建成小康社会、坚定不移地打赢脱贫攻坚战等战略目标，号召全社会团结一致为实现健康中国目标而努力奋斗。为进一步优化我国的医疗资源配置，完善和推进我国的医药卫生体系建设，建立全面覆盖的优质、公平、高效、可及的基本医疗卫生制度，我们必须了解医疗卫生产业概况，熟悉我国现行的医疗卫生体系特点，结合我国医疗体系改革历程，深入分析新时期医疗联合体建设现状和发展趋势，深刻理解相关政策文件和医疗联合体建设重大事件，才能更好地引导我国医疗改革的前进方向。

一、健康扶贫协同医疗联合体促进卫生工作稳步前进

现阶段，我国的医疗卫生服务体系已经基本遍及全国城乡，负责医疗、预防、保健、监督等职能，可满足城乡居民的基本健康需求，城镇职工医疗保险制度和新型农村合作医疗制度有效地保证了人民群众的就医权利。但是，我国的医疗资源分布失衡，部分农村和城市社区依然缺医少药，下岗、失业、低保人员缺少医疗保障，医疗卫生服务体系、基本医疗保障体系、药品和医用器材供应体系等仅靠一个部门管理，难以协调，管理效能降低。为缓解我国"倒金字塔"型医疗资源配置的负面效应，在医疗联合体建设进程中，提出医疗信息高效共享、上下贯通、施行分级诊疗制度等改进措施，有计划地引导高新技术、优秀卫生人才下沉基层等。为保障农村贫困人口享有基本医疗卫生服

务，推进健康中国建设，防止"因病致贫、因病返贫"，实现到 2020 年让农村贫困人口摆脱贫困目标，国务院扶贫办公室等 15 部委联合下发《关于实施健康扶贫工程的指导意见》，要求在创新、协调、绿色、开放、共享的发展理念指导下，切实减轻农村贫困人口医疗费用负担，对患大病和慢性病的农村贫困人口分类救治，加强慢性病、传染病、地方病防控力度，县域内农村贫困人口住院施行先诊疗后付费，按照"填平补齐"原则，贫困地区县级医院、乡镇卫生院、村卫生室达到"三个一"目标，全国三级医院与连片特困地区县和国家扶贫开发工作重点县的县级医院一对一帮扶，深化贫困地区医疗服务价格调整、医保支付方式改革、医疗机构控费、公立医院补偿机制改革，加强医院成本管理和贫困地区妇幼健康工作，推进贫困地区农村人居环境改善扶贫行动，提升区域人居环境质量。

综上所述，健康扶贫和医疗联合体建设互为补充，协同为我国的卫生工作服务，切实、真实地为满足人民群众日益增长的健康需求服务，有效地改善了人民群众的就医环境和提高了患者的就医满意度，还推进了医疗服务的公平性和可及性等，对我国的卫生事业稳步前进做出了重要贡献。

二、各级政府高度重视，推动优质医疗资源下沉基层

长久以来，新增卫生资源多数向医院集中，而社区卫生中心医疗资源增长缓慢，药品和医用器材流通秩序缺少监督，甚至价格虚高，大医院"虹吸效应"显现，导致"看病难、看病贵"问题不能有效缓解。2017 年 3 月，李克强总理提出全面推开公立医院综合改革，全部取消药品加成，协调推进医疗价格、人事薪酬、药品流通、医保支付方式等改革。2017 年 4 月，基于强基层是长期任务、优质医疗资源失衡等制约医改进程的考虑，国务院印发《推进医疗联合体建设和发展的指导意见》，明确提出开展医疗联合体建设，要求 2017 年基本搭建医疗联合体制度框架，2018 年全面启动多种模式的建设试点工作，引导初步形成科学的分工协作机制和顺畅的转诊机制，为 2020 年全面推进医疗联合体建设构建政策体系等。为此，自 2017 年 6 月至今，全国各地广泛地展开了医疗联合体建设，并因地制宜出台了相关政策和指导性文件，收效非常显著，基本上实现了卫生服务保障体系的全覆盖，实现了人民群众在家门口就能享受到与高等级医院

同质化的医疗服务，既节省了医疗成本，又部分缓解了看病难问题，医联体组织内部的优质资源到基层社区出门诊、指导诊疗、远程诊疗、进行培训等成为常态和工作任务，有效地实现了医疗卫生服务的持续性、公平性、可及性。

三、顶层政策设计逐步强化，分级诊疗制度逐步完善

习近平总书记关于健康中国建设系列重要论述的思想精髓需要融会贯通和长期坚持，基于正确认识"稳"和"进"的辩证关系之上，持续深化医药卫生体制改革，推动分级诊疗，巩固破除"以药补医"的改革成果，建立健全综合监管制度；强调更多人才技术、财力物力、优惠政策向基层倾斜，推进家庭医生签约服务；扎实做好重大传染病和慢性病防治工作；严格落实医疗质量安全核心制度；协同健康扶贫工程，坚决打赢深度贫困地区脱贫攻坚战；大力发展健康产业等。2015年印发的《国务院办公厅关于推进分级诊疗制度建设的指导意见》提出：到2020年，分级诊疗服务能力全面提升，保障机制逐步健全，医疗资源布局合理、职责明晰、功能完善，"基层首诊、双向转诊、急慢分治、上下联动"的分级诊疗模式逐步形成，基本建立符合国情的分级诊疗制度。为此，党和政府的高度重视，时间紧，任务重，分级诊疗推行必然加快。2018年是全面贯彻落实党的十九大精神开局之年，我们要以习近平新时代中国特色社会主义思想为指导，在党的领导下，坚持稳中求进，全面实施健康中国战略，继续完善国民健康政策，要抓重点、补短板、强弱项，从而切实提升医疗卫生服务质量，充分调动医务人员积极性和创造性，增强人民群众获得感，促进经济社会健康发展和民生改善。例如，北京市分级诊疗制度特点：①医药分开综合改革重点对分级诊疗政策进行设计，推出了60岁以上慢病患者2个月长处方、先诊疗后结算等服务举措。②医疗联合体组织内各医疗机构功能明确，鼓励民营资本参与。③构建了疑难复杂专科疾病的诊治渠道。④加强信息化建设构建电子化诊疗平台，包括市级临床会诊中心和市级医技会诊中心（影像、血液检测、病理诊断、心电监测）建立工作，启动了标准化服务建设，实现与全市医疗卫生机构有效对接等。

四、医疗联合体建设模式多样化

各地政府和医院根据本地区分级诊疗制度建设实际情况，因地制宜，探索分区域、分层次组建了多种形式的医联体，有力地推动了优质医疗资源向基层和边远贫困地区流动。在城市组建的医疗集团主要有镇江模式、罗湖模式，实现了资源共享、分工协作的管理模式。跨区域组建的专科联盟有北京儿童医院集团、上海妇产科联盟，构建了补位发展模式，提升重大疾病救治能力。县域组建的医疗共同体有天长模式、衡水模式，实现了县－乡一体化管理，与乡村一体化管理有效衔接，构建三级联动的县域医疗服务体系。向边远贫困地区发展的有中日友好医院远程医疗协作网、首都医科大学北京宣武医院脑卒中远程医疗协作网等，鼓励公立医院通过远程医疗协作网向基层医疗卫生机构提供远程医疗、远程教学、远程培训等服务，促进资源纵向流动，从而提高优质医疗资源可及性和医疗服务整体效率。

五、北京启动优质医疗资源向周边疏解的步伐

北京市优质医疗资源已呈现由中心城区向周边疏解的趋势，首都功能核心区的医疗机构从2004年的1818家下降到2014年的1196家，下降了34.21%。城市功能拓展区（朝阳区、海淀区、丰台区、石景山区）医疗机构数量稍有增加，从2004年的2596家增加到2014年的3136家，增加了20.8%。增幅最大的是生态涵养发展区，从2004年的512家增加到2014年的2036家，增加了2.98倍；其次是城市发展新区，8年增长了2.72倍。无论是从卫生技术人员数量变化还是医疗机构床位数量变化的变化来看，北京市的卫生技术人员和医疗机构床位虽然还是主要集中在首都功能核心区和城市功能拓展区，但总体已呈现出向外疏解的趋势，生态涵养发展区增加的医疗机构从业人员少，缺少大医院落地。北京的首都属性引起的资源"虹吸"效应，可利用京津冀协同发展的国家战略有效缓解和重新布局。

六、核心医院助力基层医院发展

2016 年，国务院医改办等七部门印发《关于推进家庭医生签约服务的指导意见》，要求家庭医生签约优先覆盖老年人、孕产妇、儿童、残疾人等，以及高血压、糖尿病、结核病等慢性疾病和严重精神障碍患者等，逐步提高服务能力和内涵。分级诊疗制度使基层诊疗更加安全、便利，信息共享、服务一体化、多学科联合的基层医疗新格局，推动医疗服务高质量发展，人民群众就医获得感和满意度得到提升。2017 年印发《关于开展公立医院薪酬制度改革试点工作的指导意见》，提倡以知识价值为导向的分配方案，缩小各级医院医务人员收入差距，职称制度改革把品德放在专业技术人才评价的首位，立足于干什么、评什么，以工作绩效、创新成果为标准，注重专业技术人才的专业性、技术性、实践性、创造性，还把支援基层医疗工作列入绩效、职称考评的制度规范。在政府主导，统筹规划的管理体制下，切实维护和保障基本医疗卫生事业的公益性，逐步破除行政区划、财政投入、医保支付、人事管理等方面的壁垒和障碍，优化资源结构布局，逐步建立完善医疗机构间分工协作机制，三级公立医院发挥自身优质资源集中的优势，对基层医院技术帮扶、人才培养等进行技术辐射和带动，推进核心医院优质医疗资源长期持续下沉基层，达到便民惠民、群众受益的建设目标。

七、"互联网＋"医院落地

健康医疗大数据是国家重要的基础性战略资源，可激发深化医疗改革的动力和活力，提升健康医疗服务效率和质量，扩大医疗资源供给，不断满足人民群众多层次、多样化的健康需求，顺应新兴信息技术的发展趋势。为实现健康医疗大数据融合共享开放应用的目标，国务院于 2016 年印发的《关于促进和规范健康医疗大数据应用发展的指导意见》，提出如下任务：①加快建设互联互通的人口健康信息平台。②推动健康医疗大数据资源共享开放。③全面深化健康医疗行业治理大数据、临床和科研大数据、公共卫生大数据的应用，推广数字化健康医疗智能设备。④发展诸如健康中国云服务计划，规范远程会诊、远程影像、远程病理、远程心电诊断服务，健全检查检验结果互认共享机制。⑤推进网络医学教育资源开放共享和在线互动、远程培训、远程手术示教、学习成效评估等工作。⑥加强健康医疗大数据保障体系建设，例如法规、标准体系、电子签名应用、安全审查规则、人才队伍建设等。

综上所述，"互联网＋"建设步伐加快，"互联网医院"正式得到官方认可，已经建立的有乌镇互联网医院、京东互联网医院、智慧互联网医院等，均做到了视频问诊，线上处方药店自取药，而且网络医院进一步推动了分级诊疗的实施，促进优质资源下沉。周其如认为，任何一家大型公立医院都很难实现独立开办网络医院，互联网医院需要大平台作支撑，多个系统成分的接口和后续的研发，进社区进家庭的服务手段，也需要大量的运营推广，这需要大量的人员参与，未来互联网的走势应该还是医院＋平台＋运营＋管理，走大健康之路，走合作发展道路。

八、医院建设呈现"一院多区"趋势

多院区医院是指以资本或长期的经营管理权等为纽带联系起来的两个或两个以上院区的医院。只有一个核心院区，由核心院区向其他院区输出人力、技术、管理等资源，发起和开展医疗服务，这些院区法定代表人相同，施行统一财务管理。我国许多医院呈现出一院多区发展态势，依靠三级医院资源优势，发挥调整卫生资源布局，满足人民群众卫生服务需求的重要作用，可有效解决我国城乡一体化进程中新城区居民的就医矛盾，为卫生资源薄弱的新城区快速注入优质医疗力量，从而迅速提升其卫生服务可及性，但是一院多区医疗服务同质化问题需要重视。

九、鼓励更多的民营资本和外资进入医疗市场

我国禁止政府办公立医疗卫生机构与社会资本合作举办营利性医疗机构。邀请民营医院加入，使医疗服务市场形成良性竞争；鼓励社会资金进入医疗、医养结合等领域，可有效弥补医疗资源短缺的不良局面。但是，社会资金进入医疗卫生领域存在困难，相应的法律、法规、政策等尚需完善，多渠道办医院的格局还处于探索之中。为彻底解决医疗资源布局失衡的困局，相关政府部门长期深入实地调研，并参考国内外医疗改革的典型成功案例，因地制宜地提出了我国的医疗联合体建设模式，并根据发展现状，进行

不间断的完善和调整，为保障人民群众的就医权利，维护社会和谐稳定，促进卫生事业的发展，调动社会各方力量参与作出了巨大贡献。目前，推进医院法治建设、宣传引导和国际合作等也提到了卫生工作的日程之中。

参考文献

[1] 甄诚.北京市区域医疗联合体管理模式及其分级诊疗的效果分析.首都医科大学，2017.

[2] 吴丹丹.非首都功能疏解背景下北京市优质医疗资源空间优化研究.首都经济贸易大学，2016.

[3] 贾同英，袁蕙芸.多院区医院管理难点与对策探析.中国医院，2014（8）：28-30.

[4] 李鸿浩，郑尚维，彭文涛，等.我国医院分院建设现状调查.实用医院临床杂志，2014（3）：224-228.

[5] 贾同英，袁蕙芸.上海市三级医院一院多区现状分析.中国医院，2015，19（7）：22-24.

第三章

国外"医疗联合体"建设的实践和探索

2017年，国务院办公厅发布《关于推进医疗联合体建设和发展的指导意见》，要求在当年全面启动多种形式的医联体建设试点，二级公立医院全部参与并发挥引领作用；到2020年，所有二级公立医院和政府办基层医疗卫生机构全部参与医联体。开展医联体建设，已成为我国当前医改的重要举措之一。推进医联体建设，除了要总结各地试点的经验教训之外，同样值得研究的是国际经验。发达国家有没有中国意义上的"医联体"？如果有类似的组织，其运作机制是怎样的？与我国的医联体有何异同？对当前的医联体建设有何启示？

从我国关于医联体（医共体）的政策文件和实际建设情况看，医联体可视为医疗卫生服务提供体系的整合，既包括纵向整合（如三级医院与社区之间），也包括横向整合（如医院与医院之间）。按这个思路，则国外不仅存在类似"医联体"的整合型医疗卫生服务提供体系，而且发展更成熟、形态更复杂。

本章检索学术期刊和智库报告等类型的外文文献，系统梳理了医疗制度具有典型代表性的四个发达国家（美国、英国、德国、加拿大）的医疗服务提供体系整合情况，得到下列主要结论：①自20世纪末尤其是2000年以来，主要发达国家先后出现了医疗服务提供体系整合的趋势，整合形式多样，既包括医师、医院、护理机构、社区服务、医疗保险之间的纵向整合，也包括医师与医师之间，医院与医院之间的横向整合；既有基于产权一体化的紧密联合，也有运营战略上的松散联合。②需求侧和供给侧一些共同因素导致了上述国家整合趋势的出现，包括人口老龄化、慢性病管理需求的增加，治疗技术、信息技术的进步，以及2008年后的全球经济衰退等。③需求侧因素引起供方体系整合的重要渠道是医疗保险机构（付费方）控费压力的增加和付费方式创新，不同国家医疗服务供方整合程度、整合方式受到医疗保障制度的显著影响。

下面重点介绍 3 个方面的内容：①概述发达国家的医疗制度，总结其差异、共性及分散执业模式面临的新挑战，进而明晰医疗服务提供体系整合为什么成为趋势。②根据主要发达国家医疗保障制度的类型，选取美国、英国、德国、加拿大为代表，分别介绍四国自 20 世纪末以来医疗服务提供体系整合的情况，重点是最近十年的整合进展。③比较了发达国家整合型医疗服务体系与我国的医联体模式，并在此基础上预测了我国医联体建设的可能趋势。

第一节　发达国家医疗制度及供方整合趋势出现的背景

我们首先简述发达国家的医疗制度差异和共性，以助于了解其医疗服务提供体系整合的背景。美国、英国、德国、法国、加拿大等发达国家的医疗制度各不相同，但是仔细梳理可以发现，其差异主要在医疗保障制度层面，即如何为医疗服务筹资，而在医疗服务提供体系上差异并不大。

Gordon（1988）曾提出一种卫生保健系统分类方法，将卫生保健系统分为四类。

1. 传统的疾病保险

本质上是一种具有政府补贴的私人保险市场系统。例如，德国法定医疗保险基金的管理者是数百个分散的非营利的准公共组织——疾病基金（sickness funds）。奥地利、比利时、法国、卢森堡和荷兰等国家也有类似的保险系统。

2. 国民健康保险

例如，加拿大，政府建立单一的公立保险系统为居民提供全面的医疗保障，不过医疗服务仍由私人部门提供。其他具有这种系统的国家包括芬兰、挪威、西班牙和瑞典。

3. 国家卫生服务

例如，英国的国家卫生服务体系（National Health Services，NHS）建立于 1948 年，对所有居民提供卫生服务。NHS 主要通过税收筹资，政府建立公立医院直接为居民提供医疗服务。其他具有类似体系的国家还包括新西兰、意大利、丹麦、希腊、葡萄牙、土耳其等。

4. 混合型系统

既有传统的患病保险成分，又有国民健康保险的成分。例如，美国传统上是商业医疗保险主导，但政府也建立了老年医疗保险（Medicare）和穷人医疗救助（Medicaid）系统。其他具有类似混合系统的国家包括澳大利亚、冰岛、爱尔兰、日本、瑞士等。

舍曼·富兰德（Sherman Folland）等的卫生经济学教科书（Folland et al，2001）也采纳了上述分类方法。仔细看这个分类，不同类别国家之间的差异主要在筹资面，即医疗保障制度是通过单一国民保险还是传统患病保险来组织，或混合两者。当然，实施国家卫生服务的国家在供给侧也有一定的独特性。

总体上看，发达国家医疗服务市场供方大都呈现出高度竞争性结构，其共同点包括：①承担门诊服务的医师诊所都是私立、营利性的，且大多为单个医师独立开业；门诊和住院服务分开，医院一般不提供门诊服务。这里特别指出的是，不仅美国、德国、加拿大医师以独立开业为主，实行国家卫生服务体系的英国，其全科医师诊所也是私立的（Folland et al，2001）。②医药分业，独立的社区药房负责门诊药品供应。美、德、加、英等国的"医药分业"主要体现在独立开业医师一般不售药，门诊处方流向药品零售商，包括社区药房、邮购服务药店、食品店和大型卖场等。仅在少数情况下，医师才会同时售药，如针对生活在偏远农村地区的患者或患者去社区药房取药存在困难时。医院药房主要面向住院患者。当然，不同国家也略有区别，如美国医院一般不设门诊药房，而英国医院药房为本院门诊患者服务，但不对外。从总体上看，医疗机构之外售药金额占全部药品销售金额的比重在70%以上（杜创等，2015）。③大部分发达国家（英国除外）医院市场都形成了多种所有制并存的竞争性结构，民营非营利医院是主体。按床位数统计，美国医院六成是民营非营利性医院，营利性医院占一成，剩余二成是联邦和地方政府举办的医院（Folland et al，2001，ch.18）。德国住院服务提供者包括公立、私立非营利及私立营利性医院。而且，根据德国《医院筹资法》（KHG）第1条第2款的规定，医院规划必须确保形成不同所有制医院并存的结构，即不仅是公立医院，私立和非营利医院也必须予以考虑（Schulten，2006）。加拿大医院也是私有的，每年通过与省级卫生当局谈判协商总额预算（global budgets）获得费用补偿（Folland et al，2001）。例外情况是英国，英国是公立医院主导。不过，1991年以来，NHS通过内部市场化等一系列改革，公立医院逐渐获得独立法人地位；④发达国家执业医师一般都是医学博士，各医疗机构医师技术水平差异并不大。例如，在德国要成为医师（Arzt），需在医科大学读完8年，其中要有近1年时间在医院实习，直接接触和参加处理多种患者，还有4个月在大中医院做医师助理工作，再加上急救训练、护理实践（多为2个月），才能参加就业前考试，然后在私人诊所当医师18个月以上，各项合格者，发给医师凭证，准许开业，具有处方权。加拿大医师注册由各省的医师协会（the College of Physicians and Surgeons）负责。医师协会是非政府的自治组织。各省在注册成为医师的条件上大同小异，例如，在安大略省（Ontario）注册成为医师的基本要求是从被认可的医学院获得医学博士或等效学位。

门诊和住院服务分开、医药分业，以及医疗服务与社区关怀分开，这样一种分散的执业模式自然引起医疗服务提供中如何整合的问题。从医疗服务的纯技术层面看，"预防－就诊－住院－康复"是一个连续的服务提供过程，整合服务提供体系有很多好处，如减少重复检查或不必要的治疗，更加关注社区人群的健康等。但是，服务整合也有弊端，一是可能增加供方的垄断力量，减少患者选择空间；二是增加了诱导医疗的可能性。这些弊端可能反而推高医疗费用。利弊权衡之下，西方主要发达国家过去一直采取了分散的执业模式。但是，最近30~40年来，发达国家卫生系统面临一些共同的新挑战，使得天平向整合方向倾斜，因而在医疗卫生服务提供体系上出现了整合趋势。

新挑战大致可归纳为3个方面（NHS，2017）。①需求侧：患者健康需求和个人偏好的变化。随着主要发达国家的人口老龄化和疾病谱转型，慢性病占据了医疗费用的主要部分，而且并发症增多，这些都不是一次就医、一次性治疗可以轻易解决的，同一个患者往往要接触多种类型的医疗机构，建立患者与医疗机构之间的长期关系成为现实需要。慢性病管理也促进了健康知识的普及，更多人希望了解并参与自己的医疗保健，并通过支持自我护理和加强预防提供更好的健康机会。②供给侧：治疗技术和信息技术等方面的变化。技术正在改变预测、诊断和治疗疾病的能力与方式。例如，医疗技术进步导致了更多手术在门诊层次开展，日间手术次数随之增加；信息技术尤其是互联网的发展，为不同医疗机构之间共享信息提供了方便；等等。③政府卫生服务补贴的预算压力持续增大：鉴于2008年后全球经济衰退，大多数西方国家持续经历预算压力，更加关注如何通过供给整合在不影响质量的前提下降低医疗费用。

市场是供需双方相互作用的结果，需求侧因素引起供方体系整合的重要渠道是医疗保险机构（付费方）控费压力的增加和付费方式创新，不同国家医疗服务供方整合程度、整合方式受到医疗保障制度的显著影响。前文曾提到将医疗保障制度分为 4 个类型的方法，下面分国别阐述医疗服务提供体系整合情况时也按这个分类，并选取美国、英国、加拿大、德国为代表。

第二节 不同国家医疗服务提供体系的整合

一、美国

美国医疗保障制度传统上是商业医疗保险主导的，并无强制医保。20 世纪 60 年代联邦政府建立老年医疗保险，为 65 岁以上老年人提供医疗保障，由税收融资；各州也建立了穷人医疗救助计划。奥巴马医改之后，参加医疗保险始成为法定义务，政府并为低收入者参加医疗保险提供财政补贴。

20 世纪 80 年代以来美国医疗服务提供体系的整合，先后有三股浪潮值得注意：第一股浪潮是 20 世纪 80 年代管理式医疗（managed care）兴起，由商业医疗保险公司主导；第二股浪潮是 20 世纪 90 年代供方主导的整合递送网络（integrated delivery network，IDN）；第三股浪潮是 2010 年以来责任医疗组织（ACO）的试验，由政府主办的老年医疗保险主导。下面分别介绍这三股整合浪潮。

1. 管理式医疗

管理式医疗是一个综合性的医疗卫生递送结构，包括保险公司、支付机制和大量的提供者——医师和医院。

主要的管理式医疗类型有两种。一种是健康维护组织（Health Maintenance Organization，HMO）。HMO 为被保险人构建了完整的医疗服务提供网络，包括家庭医生、专科医师、医院等，并为每个被保险人委任一位主要的保健医师（下文简称为"主保健医"），这个保健医师就承担了守门人的角色。因此，被保险人就医的典型流程应该是：首先找自己的主保健医，如有需要，主保健医再转诊到网络内其他医疗机构。

否则，被保险人的医疗费用将无法获得保险补偿。HMO 构建医疗服务网络的方式包括雇员模式和独立开业协会模式。在雇员模式下，HMO 直接在系统内雇佣医师；而在独立开业协会模式下，HMO 通过与一些独立的、独自开业或小团体开业的医师签订协议来建立网络。独立开业协会模式更为普遍。第二种是优惠服务提供者组织（Preferred Provider Organization，PPO）。PPO 也为被保险人构建了医疗服务提供网络，被保险人就医时如果使用该网络内的医疗机构，则报销比例很高。与 HMO 不同的是，PPO 网络内没有守门人；而且被保险人使用网络外的服务，也能得到一定比例的保险，当然报销比例比网络内低得多（Folland et al，2001）。

管理式医疗在价格机制上有重要的创新，尤其是健康维护组织采取了按人头向其网络内医师付费的方式，即按参保人头向主要的保健医师支付一个精算出的每人每月值，医师要自己负责治疗安排、实验室试验和医院服务的费用，由此将医疗费用转移到医师身上。

2. 整合递送网络

20 世纪 90 年代以来，美国医院市场出现了并购浪潮。一些跟踪调查显示，20 世纪 90 年代中期到 21 世纪 10 年代中期，诊所出现了从独立开业转向中等规模医师集团的趋势，更多的医师变成诊所或医院的雇员（40%）；此外，初级卫生保健医师在减少（占 30% ~ 40%），专科医师比例在增加，后者收入水平高很多（Summer，2011）。医师与医院之间的纵向一体化主要发生在 20 世纪 90 年代，1996 年达到顶峰，当年有 40% 的医院与医师之间达成了程度不同的纵向整合；但此后，许多一体化组织又破裂了（Ciliberto，2006）。

美国这一轮供方主导的医疗服务体系整合在文献里一般被称为整合递送网络（IDN），具体包括纵向整合与横向整合。其中纵向整合有三种形式。①医师执业并购（physician practice acquisitions）。例如，医院通过购买资产的方式并购初级保健医师（primary care physicians）诊所，支付工资雇佣诊所医师。②医师-医院战略联盟（Physician-Hospital Strategic Alliances）。联盟有多种形式，包括医师-医院组织（Physician-Hospital Organizations，PHOs）、管理服务组织（Management Service Organizations，MSOs）、独立执业联盟（Independent Practice Associations，IPA）等。③医院赞助的健康维护组织（Hospital-Sponsored HMOs）。医院也会通过建立自己的健康维护组织的方式与健康保险市场实现纵向整合。横向整合也有三种形式。根据整合程度，依次为医院兼并（mergers）、多医院系统（multihospital systems）、医院网络和联盟（Hospital Networks and Alliances）。其中医院兼并是最高程度的整合，各医院有共同的所有权、治理和执行；多医院系统次之，有共同的所有权，但各医院董事会和执行层相对独立；医院网络和联盟则只是战略层面的，各医院所有权、董事会、执行层都是独立的（Burns and Pauly，2002）。

关于这一轮整合的原因，一种看法是增强市场力量，尤其是与保险机构谈判的力量（Summer，2011）。医疗服务供方纵向一体化是对管理式医疗的一种策略性反应（Wang，2001）。另一种是"理论猜想"：克服医疗服务提供中的碎片化，实现规模效应，降低医疗成本、提高服务质量（Summer，2011）。

整合的实际效果如何？美国宾夕法尼亚大学沃顿商学院的 Burns 等长期研究美国医疗服务整合递送网络的绩效。在 2002 年的一篇文献中，他们综述了大量关于各类型整合递送网络的实证文章，发现 20 世纪 90 年代美国医院的纵向和横向整合实际上都没有提高医院的经济绩效（Burns and Pauly，2002）。Burns 及其合作者最新一篇提交给美国国家社会保险研究院（National Academy of Social Insurance）的综述性文献检索了近期文献，再次发现很少有证据表明 IDN 取得了服务提供者所宣称的社会效益或经济效率（Goldsmith，Burns，Sen and Goldsmith，2015）。

医疗费用方面，实证研究发现，无论是在非营利医院还是营利性医院，横向一体化都导致了价格增加，尤其是当地理上邻近的医院发生并购之后；但是大地理跨度的医院系统也会影响价格，因其具有较强的市场力量（Summer，2011）。Cuellar 等（2005）发现医师－医院之间的纵向一体化抬高了医院价格，但 Ciliberto 等（2005）却没有发现此类证据。医疗服务质量和效率方面：①横向一体化。正反效应都有，但大多数证据不支持并购与医疗服务质量之间是正相关关系。更准确地说，并购对医疗服务的影响取决于并购方式——财务一体化对临床一体化。临床一体化由于服务量的大幅度增加，经验积累更快，质量会更高；财务一体化情况下，各医院在临床服务上仍独立运作，并购将不会影响质量。现有并购很少实现了临床一体化（Summer，2011）。②纵向一体化。Wang 等（2001）以 1994 年加州医院市场为样本的经验研究发现，医院与医师集团的一体化有助于提高财务绩效（资产回报率、净现金流等），但降低了生产率（床位利用率、每雇员住院人数）；医院与长期护理机构（护理院、家庭护理服务、康复机构等）的一体化有助于提高医院生产率，但是降低了财务绩效。Burns 和 Muller（2008）回顾了关于医院 - 医师关系的经验证据。他们几乎找不到整合对成本、质量、服务可及性或临床整合影响的证据。Madison（2004）使用 Medicare 心脏病患者的数据研究了医院 - 医师关系与患者治疗、支出和结果之间的关系，没有发现显著性。

3. 责任医疗组织

2010 年美国国会通过的"平价医疗法案（ACA）"建立了责任医疗组织（ACO）计划，授权 Medicare 项目可与责任医疗组织签约，为医疗保险受益人提供更好的协调，更高质量和更有效的医疗服务。根据老年医疗保险和穷人医疗救助体系下属的医疗保险和医疗补助服务中心（CMS）官方解释："ACO 是由医师、医院和其他医疗保健提供者按自愿原则组成的集团，为 Medicare 患者提供协调的高质量医疗保健。协调医疗保健的目标是确保患者在正确的时间得到正确的医疗服务，同时避免不必要的重复服务和防止医疗错误。当 ACO 成功地提供高质量的医疗保健和更明智地支出医疗保健费用时，ACO 将分享它为"Medicare 计划所实现的节省"。

责任医疗组织属于比较新的医疗服务整合模式，Medicare 对其尚处于试验阶段，具体由 CMS 负责通过几项 ACO 计划寻求合作伙伴关系，包括 ACO 先锋模型（pioneer ACO model）、Medicare 共享节省计划（MSSP）、综合 ESRD 护理（CEC）计划等。这里重点介绍其中一种试验性模式——ACO 先锋模型。

ACO 先锋模型由 CMS 下属的医疗保险和医疗补助创新中心（CMMI）赞助，于 2012 年 1 月 1 日启动，初始绩效期为 3 年；然后再提供为期 2 年的可选计划。医疗服务提供者要参与先锋模型，需得正式申请并获得 CMS 的认可。从 2012 年 1 月 1 日开始，CMS 选择了 32 家 ACO 组织参与该模型。到 2016 年 12 月 31 日，共有 8 家先锋 ACO 参加了该模型的第五个也是最后一个绩效年度（L&M Policy Research，2016）。

ACO 先锋模型可视作 20 世纪 90 年代供方主导 IDN 模式的增强版，即医疗保险机构介入 IDN 并成为主导。根据 L&M 政策研究咨询公司为 CMS 准备的 ACO 先锋模型最终评估报告（L&M Policy Research，2016），ACO 有两个关键特征：①先锋模型的核心合约是 Medicare 对 ACO 的付费机制，带有预付费性质。具体来说，如果 ACO 达到 CMS 设定的质量分数并且支出低于（或高于）CMS 为特定年份的一致受益人群建立的基准金额，则可分享节省下来的金额（或共担损失）。由于存在财务风险，先锋 ACO 模型是为那些在协调患者医疗服务方面经验丰富的医疗保健组织和服务提供者设计的，并且至少有 15 000 名一致受益人（农村为 5000 人）。CMS 希望该模型允许这些提供商较快地从收益分享（成本分担）模式转移到基于人口的支付模型。先锋模型仍建立在按项目付费的基础上，覆盖 Medicare A 部分和 B 部分。因此，ACO 组织从 Medicare 得到的支付包括两部分：日常的按项目付费和年终财务安排。后一部分取决于是否达到基准金额而有净收入或净损失。②先锋 ACO 的供方组织网络实际上是 IDN。在第一批 32 家先锋 ACO 中，综合传递系统（IDS，同一控股母公司下的医疗服务组织网络）是最常见的，达到 15 家。这样的安排可以允许 ACO 对多种类型的提供者的医疗保健具有更多控制，并且使得在一个决策实休下协调医院和初级保健提供者的潜在对立。其他组织结构包括医院和医疗执业者之间的伙伴关系，个体医疗执业网络和 IPA。先锋 ACO 并不是固定的组织，在 3 年绩效期内，各个 ACO 内的服务提供者（主要是医师、助理医师、执业护士）及保险受益人都有变动。

2016 年 CMS 开始启动下一代 ACO 申请，启动期仍是 3 年，伴以 2 年可选期。下一代 ACO 模型使用精炼后的基准测试方法，奖励成本控制的实现和改进。该模型还提供一系列支付机制，以便从按服务付费（FFS）过渡到基于人群的支付。下一代 ACO 模型的核心是几个"利益增强"工具，以帮助 ACO 改善与受益人的互动，包括更多地获得家访、远程医疗服务和专业护理设施服务等。

Burns 等（2012）对 ACO 的效果持怀疑态度，认为 ACO 可能重蹈 20 世纪 90 年代 IDN 的覆辙。不管怎样，ACO 的内在机制仍在演变中，其是否及怎样对医疗服务质量及成本产生影响仍是个问号。

二、英国

二战后，英国建立了国家卫生服务体系（NHS）。该系统主要通过税收筹资，为所有英国居民提供卫生服务。全科医师是卫生服务的守门人，处理常见病并在需要时将患者转诊到专科医院。不过全科医师（general practitioner，GP）保持私人开业的形式，NHS 按全科医师覆盖的人口对其支付补偿。英国医疗制度的特色是政府不仅负责医疗服务的筹资，而且直接投资建立公立医院提供医疗服务，公立医院也直接雇佣医师并支付工资。

国家卫生服务体系在英国出现有其历史原因，但随着时间推移也产生了一系列问题，如低效率、缺乏激励、专科服务需要长时间排队等。1991年撒切尔为首相的保守党政府开始改革NHS，主要策略是建立内部市场，实现服务"提供者"与"购买者"分离以引入竞争。医疗服务的"购买者"主要是新成立的全科服务基金持有者（general practice fund-holder，GPFH）和地方卫生当局，GPFH由符合一定条件的全科医师转变而来。原来作为地方卫生当局下属部门的公立医院，则改革为具有一定独立性的法人实体——NHS信托医院（NHS Trust），作为医疗服务"提供者"。预算基金分配给医疗服务"购买者"，由其为辖区内民众购买服务；服务"提供者"即NHS信托医院需要为获得这些预算基金而展开竞争。1997年工党执政后，保留了提供者与购买者分离的模式，但是GPFH被取消，代之以基本医疗保健集团（Primary Care Groups，PCG），NHS中所有全科医师都参与了PCG。2002—2010年NHS一系列新改革包括：将信托医院改造成自主权更大的基金信托医院（Foundation Trusts，FT），赋予和扩大患者挑选医院的权利，建立医院强制性信息披露制度，以及建立按诊断分组付费制度（付明卫等，2016）。

尽管经历几轮改革，NHS官方仍认为初级医疗保健、社区服务和医院之间的传统分割自NHS诞生以来一直未有根本改变，这种分割正越来越成为患者所需的个性化医疗和协调性健康服务的障碍（NHS，2014）。应对长期症候（long-term conditions）目前是NHS的中心任务，为此需要与患者建立长期的伙伴关系，围绕患者的各类服务需要整合起来，而不仅仅是提供单一的、互不连接的诊疗"片段"（episodes）；院外诊疗（out-of-hospital care）需要成为NHS所承担工作的一个更大部分。

五年前瞻计划：2014年10月，NHS官方发布了五年前瞻计划（NHS，2014），为NHS未来五年的发展和变革设定了明确的方向。五年计划首先确立了几个重要原则：①更加强调预防和公共卫生的根本性升级。②患者可以更好地控制自己的医疗服务，包括选择结合健康和社会关怀的共享预算。③NHS将采取措施打破健康服务提供中的障碍，这些障碍存在于家庭医生与医院之间，生理与心理健康服务之间，健康服务与社会关怀之间。在这些原则指导下，NHS国家机构将选择少数几种新的医疗服务提供模式，注入资源支持地方实施这些新模式。

2015 下半年到 2016 年，英格兰有 50 个地区的试点项目正在重新设计医疗提供体系，覆盖率超过 500 万人口。这些新模式包括（NHS，2017）：

（1）多专科社区提供者：更好地整合不同渠道的社区服务，例如全科医师（GPs）、社区护理、精神健康和社会服务，将专科诊疗从医院搬进社区等。

（2）初级保健和医院医疗体系：整合全科医师、医院、社区和精神健康服务。

（3）医院医疗联盟：将区域性医院连接起来以提高其临床和财务可持续性，降低医疗和运营效率上的不确定性。

（4）医养结合：为老年人提供更好、更连贯的健康、医疗和康复服务。

2017 年 3 月，NHS 官方就五年前瞻计划出版了中期评估报告——《五年前瞻计划的下一步》（NHS，2017）。报告认为英格兰整合医疗新模式的试点地区与全国其他地区相比，紧急住院治疗增长缓慢，住院时间减少；对于 75 岁以上的人来说，这种差异特别明显，他们经常面临紧急入院、延迟出院和医院重新入院的旋转门。报告进一步提出未来几年 NHS 将在主要西方国家中迈出最大步伐以走向整合医疗，主要采取的形式是覆盖英格兰每一个区域的"可持续性和转型合作伙伴关系（Sustainability and Transformation Partnerships，STP）"，以及部分地理区域更高整合程度的责任医疗体系（Accountable Care Systems，ACS）。

STP 是整合区域内全科医师、医院、精神卫生服务和社区保健服务，以使患者获得更长久和更具整合性服务的方式。STP 不是法律实体，他们补充而不是替代单个医疗组织的责任。STP 运转的方式依赖于不同地区的需求，并非整齐划一，但是所有 STP 需要一个基本的治理和实施机制，包括形成一个 STP 董事会，成员来自从各组成机构，包括合适的非执行董事（全科执业伙伴，地方政府官员）；在 NHS 指导下，使用公平程序任命一位 STP 主席/领导人，NHS 将为 STP 领导人提供资金以覆盖其活动的成本（按每周 2 天的标准）。总之，NHS 并不倾向于严格描述、限定 STP 应该具有什么样的结构。

ACS 可视作 STP 的强化版，即区域性的整合医疗卫生系统。ACS 提供连接的、更好的协调服务，作为回报，他们对区域内医疗系统的运营有更多的自由度。具体来说，ACS 是 STP 的一种类型，或者是 STP 的一个子区域内医疗组织的集团，不过满足下列条件：①与 NHS 达成一项责任绩效合约，承诺在五年计划的 2017/2018 年度和

2018/2019 年度在关键可交付成果上做出更快的改进。②共同管理其定义人群的资金，更加主动减缓需求增长，共享劳动力和设施。③建立有效的集体决策和治理结构，使其各组成机构的法定责任持续保持一致。④展示其服务提供者组织如何在横向一体化的基础上运作，无论是通过战略合作还是实际合并，例如，通过网络临床服务交付以实现"在多个站点上建立一家医院"。⑤展示他们如何同时作为垂直整合的医疗系统运作，与当地的全科执业者合作，形成临床枢纽为 30 000～50 000 人口提供服务。在每种情况下，这也意味着与当地社区和精神卫生服务提供者及健康和心理健康提供者和社会服务机构建立新的关系。⑥部署（或与第三方专家合作访问）严格且经过验证的人口健康管理功能设施，可改善预防，增强患者活力并支持长期病情的自我管理，管理可避免的需求。⑦建立明确的机制，使 ACS 当地人口中的患者仍能够选择治疗地点。

NHS（2017）认为，随着时间的推移，一些 ACS 可能会走向责任医疗机构（ACO）。这个概念与美国的 ACO 概念略有区别，是 NHS 地区预算专员与单一组织签订的覆盖绝大多数保健和护理服务及该地区人口健康的合同。英格兰的一些地区（特别是一些 MCP 和 PACS 先锋实验区域）正在建立 ACO，但这需要几年时间。所需采购过程的复杂性及系统评估和管理风险的要求意味着它们不会成为未来几年大多数领域的活动重点。

三、德国

德国医疗保障体系的特征是以法定医疗保险（SHI）为主体、私人医疗保险为补充。法律规定收入低于一定水平的雇员（2009 年为月收入 4050 欧元）、学生、失业者、残疾人、退休人员必须加入法定医疗保险，自我雇佣者或高于前述收入水平的雇员则可自愿加入法定医疗保险或私人医疗保险。大约 85% 的人口加入了法定医疗保险体系，10% 加入了私人医疗保险，另有 2% 为特殊政府保障项目覆盖，0.2% 的人无任何医疗保险（PPRI，2008）。

法定医疗保险基金的管理者是数百个分散的非营利的准公共组织——疾病基金。从 1996 年开始，居民可以自由选择加入任何一家疾病基金，后者不得拒绝申请者。而且保费费率是全国统一的。2004 年和 2007 年，德国先后通过了《法定医疗保险现代化法案》

《法定医疗保险竞争强化法案》（SHI-CSA），通过给予患者更多选择权来促进医疗服务提供者之间及医疗保险机构之间的竞争（Lisac et al，2010）。

门诊服务方面，疾病基金（及其区域或联邦层次的联合会）仅与区域性的"医师公会"（RASHIP，全国共 17 个）集体谈判确定医疗费用补偿，"医师公会"承担了所在区域医疗服务充分供给的任务并负责新医师的准入。所有与 SHI 签约的医师、心理咨询师必须加入所在区域的"医师公会"。医师公会在各自区域内的门诊服务上具有垄断力量，联合起来与疾病基金进行集体谈判（每年 1 次）、签约，确定年度补偿总额；医师公会则保证本区域内医疗服务的充分供给及效率。疾病基金对门诊服务的补偿采取一种特殊的按人头付费与按服务项目付费相结合的方式：根据特定区域内被保险人数量按人头提前确定给该区域医师公会的总门诊基金，区域医师公会再将该基金在家庭医生与专科医师之间按一定比例切分，并进一步根据特定公式在成员之间分配（带有总额控制下按服务项目付费的性质）。

住院服务方面，德国在 2004 年全面实施 DRG（按疾病诊断相关分组收付费），疾病基金对所有医院住院服务的偿付都通过此种机制（仅精神类疾病除外）。药品只是一揽子服务中的一部分，由医院自身来负责包括药品在内的所有治疗项目的适宜性（此外，患者尚需支付一定的自费费用：10 欧元 / 住院日）。

传统上，德国的家庭医生并不承担"守门人"角色，患者选择专科医师或医院并不需要家庭医生的推荐。从 2004 年起，疾病基金开始提供"全科医师中心模式"，被保险人可自愿加入。该模式的目的是通过赋予全科医师更强的协调和指导角色以提高医疗服务质量和效率。此外，医疗改革中，疾病基金还推出了针对慢性病的疾病管理计划，鼓励设立跨专科合作的综合护理与医疗保健中心等。

1. 疾病管理计划（DMPs）

疾病管理计划于 2003 年首次推出，医师和患者可以报名参加。这些方案在自愿的基础上按集中定义的、循证医学的标准提供协调保健服务。疾病基金目前提供 6 种慢性病的 DMP：1 型糖尿病和 2 型糖尿病、冠状动脉疾病、乳腺癌、哮喘和慢性阻塞性肺疾病。到 2008 年 12 月，已有超过 500 万的个人参与了 DMPs；疾病基金的项目评估显示参与疾病管理计划的被保险人表现出更好的健康结果，例如，改善血糖水平和血压值（Van Lente and Willenborg，2006；Elkeles et al，2008；Graf et al，2008）。

2. 综合保健计划（ICPs）

综合保健计划作为 2000 年德国医疗改革法案的一个重要元素被引入。ICP 不包括前述中央管辖的疾病管理计划。ICP 的基本前提是来自不同部门的提供者形成综合保健网络（ICN）。例如，医院与门诊医师、心理学家、心理治疗师和社会工作者组成 ICN，提高精神分裂症患者的生活质量，防止出院后再度入院。然后，这些网络或个体服务提供者与付款人（即疾病基金）签订综合保健合同（ICC），并为患者提供相关服务。在 ICP 内，所有合同伙伴都享有高度自由。ICN 和付款人可以自由地协商付款方案、提供保健的类型和范围等。ICP 不是强制性的，服务提供者、付款人和患者可选择加入或不加入。由于自由度很大，ICP 在性质上非常多样化（Milstein and Blankart，2016）。

ICP 在 2000 年引入，但 2004 年《法定医疗保险现代化法案》提出三项重要改革之后才获得较快发展（Milstein and Blankart，2016）：①法案取消了 ICP 必须得到法定医疗保险医师公会（RASHIP）批准的要求，这被认为是疾病基金和独立提供者创建 ICP 的主要障碍。②政府引入启动资金，允许疾病基金提取 1% 的住院和门诊预算用于 ICP。③放弃了在住院和门诊服务之间调整预算的需要，这大大放松了对财务可行性的要求，减少了官僚主义。原本在区域医师工会职责范围的预算调整不仅涉及不同专科的医师，也涉及同一专科内部；如果根据参与 ICP 与否调整预算，会引起许多冲突和争议。此外，自 2000 年以来，合同伙伴的资格条件也得到了多项修订。最初只有住院医疗服务提供者、康复设施、医师公会和门诊服务提供者网络被组织成 ICN，但这种限制在逐步放松。2004 年，疾病基金与个体医师之间的合同被允许。门诊诊所已被列入合格合作伙伴名单。2007 年，养老院开始成为合同伙伴，并在 2011 年增加了制药公司和医疗器械制造商。

在这一系列改革措施下，综合保健合约数目从 2005 年底的 613 个增长到 2008 年 9 月的接近 6000 个，同期涉及金额从 2.37 亿欧元增长到 8.20 亿欧元，涉及被保险人从 207 万增长到 400 万 [Federal Office for Quality Assurance（BQS），2008]。但是，与政策设计初衷相反，大多数综合保健合约仍然覆盖了具体的疾病或适应证（如人造髋关节、膝关节假体），而不是提供人群导向的综合护理。从 2005 年到 2008 年 6 月底，综合护理与医疗保健中心的数量从 270 家增长到超过 1000 家。这些中心整合了不同领域的专家——医疗和非医疗领域。平均而言，每家中心有 4 个医师共同工作，且大多数由医师而非医院管理（Preusker，2007）。但是，2008年底停止启动资金以来，ICP的增长已经放缓。

2015年7月10日，德国议会通过了最新法案——《加强卫生保健法》，以加强在法定医疗保险系统内提供医疗服务。《加强卫生保健法》高度重视不同部门的卫生保健服务整合，并促进"以需求为基础，全国范围内可及的"高质量卫生保健服务。具体来说，新的《加强卫生保健法》引入了一些促进ICP实施的变革：①协调ICP的法律基础使其与其他形式的选择性合同的法律框架相一致，其他形式即所谓的"结构合同"和"特殊门诊医师合同"。这种对ICP理解的延伸减轻了跨部门合作的先决条件，因为这些合同通常只涵盖一个医疗保健部门的一个专业，例如门诊手术。②为创新的ICP提供了新的启动资金，每年总计约3亿欧元，其目标是促进跨部门合作，或促进创新计划，如远程医疗、在农村地区提供医疗服务等（Milstein and Blankart，2016）。

四、加拿大

根据《加拿大卫生法案（Canada Health Act）》，其医疗卫生体系的主要目标是排除财务或其他方面的障碍，以促进医疗卫生服务的合理可及性（reasonable access）。通俗地说，就是不能因为收入、财富不同而接受不同等的医疗卫生服务。其医疗保障体系的五大原则是：广覆盖（universality，指医保人群）、综合性（comprehensiveness，包括所有医学上必需的服务）、可及性（accessibility）、便利性（portability）、公共管理（public administration）。

根据上述目标和原则建立起来的加拿大医疗保障体系被教科书称为"国民健康保险"（Folland et al，2001），该体系通过政府税收的形式为医疗费用融资。但是与英国的国家卫生服务模式不同，不仅多数加拿大医师是私人开业的，大多数医院也是私立的，与政府形成合约关系。加拿大是联邦制国家，医疗服务筹资主要由10个省和3个北方地区负责，每个省（地区）都管理着一个健康保险系统。联邦政府负责省际转移支付，如北方地区可获得大量来自联邦政府的补贴；同时各系统必须达到联邦政府有关医疗保险的基本标准，如保险覆盖面必须是广泛的、全面的和全国性的，也就是说个人在国内移居时其保险不受影响。对卫生保健的可及性不存在经济方面的障碍，患者可以自由选择卫生保健提供者。在此范围内，各省在具体制度实施上存在较大差异。

加拿大国民健康保险体系内建立了逐级转诊的就医管理制度。尽管各省之间存在差异，但是一个典型的加拿大公民在患病之后，其诊疗过程必须遵循"全科医师 → 专科医师 → 医院"的步骤。访问专科医师须有全科医师的推荐（不过在全科医师推荐阶段，患者可以选择具体找哪一个专科医师），住院须专科医师批准（Marchildon，2013）。

加拿大医疗服务提供体系的协调与整合至少从 20 世纪 80 年代就开始了，当时医疗体系内兴起分权化浪潮，研究者称之为"区域化（regionalization）"。区域化将省级政府承担的部分卫生行政管理职能分权到新成立的省以下区域卫生机构（RHAs）。RHAs 遵循了以地域为基础的医疗服务整合与协调原则，通常一个省从地理上分为多个RHAs。RHAs 部分由选举的、部分由任命的公民组成，负责治理省内一个次级卫生区域，确认本区域内的卫生需求，制定计划处理这些需求，确保相应的医疗基金分配和服务供应（Maddelena，2006；Chessie，2009）。RHAs 并不筹集税收，也不具有制定法律法规的权力，因此并不被认为是一级政府机构，而是与政府关系密切的社会组织。它们从省级政府的卫生部门获得资金，并根据其服务地区人口的健康需求及其负责融资的医疗机构的需求分配资金。除了负责管理、融资、协调其他医疗组织的服务外，大多数 RHAs 也拥有部分医院所有权，直接提供医疗服务，从而同时兼有买者和卖者的角色（Marchildon，2013）。

但是没有证据表明，20 世纪 80、90 年代的区域化浪潮有效实现了医疗服务整合。2000 年时，加拿大多伦多大学的 Leatt 教授等甚至认为（Leatt et al，2000）：加拿大没有整合的医疗保健，只有一系列大杂烩拼凑起来的医疗保健行业，包括医院、医师独立诊所、集团诊所、社区机构、公共卫生部门等。

由于加拿大医疗保障系统是以省为单位建立的，各省有较大的自主权，具体发展路径和发展模式也有较大差异，下面以人口较多的两个省——魁北克省和安大略省为例，介绍 2000 年以来加拿大医疗卫生服务整合的最新进展。

从 20 世纪 70 年代开始，魁北克省就建立了本地社区中心（Local Community Centres，CLSCs），提供临床医疗服务和社会服务，鼓励家庭医生在社区中心执业。目前有 12% ~ 28% 的家庭医生在社区中心兼职或全职执业。魁北克省于 2005 年开始的新一轮改革旨在强化初级卫生保健，改进社会服务和医疗卫生服务的整合，以更有效地应对医疗需求。为促进医疗卫生服务整合，本地社区中心、普通医院和长期护理院被整合为 95 个卫生和社会服务中心（CSSS）。卫生和社会服务中心负责规划和协调各自网络内的所有卫生和社会服务，并与其卫生和社会网络合作伙伴（家庭医生、药理学家、康复中心和其他社区为基础的机构）合作。如果本地网络中没有某些服务（例如特殊护理），则必须与其他区域提供商签订协议以获取服务。此外，大型的大学附属医院被整合为以大学为基础的 4 个医疗卫生网络（RUIS）。每个 RUIS 中心都提供跨专业的医疗保健，协调培训和研究，并为该省 18 个地区卫生部门（RHAs）的部分提供保险覆盖。地区当局现在主要负责支持和协调本地网络的 CSSS，并监督其绩效。在这一轮改革中，为促进服务可及性与协调性，家庭医学集团和网络诊所也建立起来，覆盖了该省 20% 的人口。此外，针对特殊项目如精神健康、慢性病管理，还有一些特殊的整合计划。不过总体而言，改革进展比较缓慢，到 2011 年尚处于实施的初始阶段：结构整合已基本实现（组织合并），但临床整合才刚刚开始；医师整合很慢，因为大多数人仍单独执业。魁北克省近 25% 的人口没有家庭医生，许多计划或服务的获得和持续护理仍然是一个问题（Jiwani and Fleury，2011）。

从 2004 年开始，安大略省政府采取一系列改革措施促进医疗卫生服务的协调与整合。例如，2004 年开始建立的家庭健康团组（Family Health Teams，FHTs）是最有创新性的初级卫生模型之一。FHT 由多学科医疗执业者组成，包括社会工作者、精神卫生工作者、营养学家、药剂师等，治理机制灵活，采取混合的付费方式。FHT 与安大略省卫生部签署协议，为居民提供一揽子服务，包括精神卫生、慢性病管理和预防等（Ontario Ministry of Health and Long-term Care，2005）。不过，安大略省的区域化进程比较滞后，到 2006 年才建立起 14 个地方卫生一体化网络（Local Health Integration Network，LHIN），即安大略的 RHA，这是该省首次尝试实施全系统的卫生和社会服务协调整合。LHIN 拥有规划、筹资、强化社区参与和促进区域内整合的权力。除了通过社区护理服务中心进行家庭护理外，他们不直接提供服务。LHIN 网络内的服务提供者（例如，医院、社区护理服务中心、社区健康中心和精神卫生机构）保持其原有的个体开业或机构身份。LHIN 网络尚未纳入医师、药品、门诊护理和公共卫生，但有责任协调相关方，以促进医疗保健的连续性。Jiwani 等（2011）认为：与魁北克省不同，安大略省的整合更多是通过协议而非机构整合。

第三节　与中国医联体的比较及启示

综上所述，自 20 世纪末尤其是 2000 年以来，主要发达国家先后出现了医疗服务提供体系整合的趋势。本章以美国、英国、德国、加拿大为例，详细阐述了该趋势的主要表现、背景及医疗保险体系在其中的作用。发达国家医疗服务提供体系整合针对的制度现状与中国医联体建设有差异。发达国家针对的是门诊服务中独立执业的医师与主要提供住院服务的医院之间分散化的体系，是如何更好整合两种功能的问题，医师诊所与医院之间并不存在显著的技术能力差异。相比之下，当前中国医联体建设更多具有发展中国家的特色，即不同层级医疗机构技术能力差异大，通过医联体实现大医院和基层医院技术交流以达到强基层的目标是政策着力点之一。

尽管有这些差异，回顾发达国家医疗服务提供体系整合历程，或可得到关于我国医疗联合体未来走势的一些启示，且试论一二。当然，这里主要是谈客观趋势，不涉及主观性的优劣判断或政策建议。

（1）发达国家医疗服务提供体系出现整合趋势的主要背景是人口老龄化、慢病管理需求的增加。在此背景下，医疗服务提供的连续性显得比以往更为重要。中国正逐步进入老龄化社会，也在经历疾病谱转型，慢性、非传染性疾病逐渐占主导，对医疗卫生服务提供有类似需求。预计未来一段时间，医疗服务提供体系的整合将是趋势。

（2）发达国家医疗服务提供体系整合过程中，医疗保险体系发挥了重要作用，尤其是医疗保险机构通过付费机制设计（按人头付费等预付费方式）与整合的医疗服务提供体系签约，是比较常见的模式。目前中国医联体建设主要是供方主导的，医疗保险机构介入不多。预计未来医疗保险机构将会更深层次介入整合，引导资源配置可能会成为趋势。

参考文献

[1]Burns LR，Pauly MV.Integrated delivery networks：a detour on the road to integrated health care?Health Aff（Millwood），2002，21（4）：128-143.

[2]Burns LR，Pauly MV.Accountable care organizations may have difficulty avoiding the failures of

integrated delivery networks of the 1990s.Health Aff (Millwood), 2012, 31 (11): 2407- 2416.

[3]Burns LR, Muller RW.Hospital-physician collaboration: landscape of economic integration and impact on clinical integration.Milbank Q, 2008, 86 (3): 375-434.

[4]Chessie K.Health system regionalization in Canada's provincial and territorial health systems: do citizen governance boards represent, engage, and empower?Int J Health Serv, 2009, 39 (4): 705-724.

[5]Ciliberto F.DOES ORGANIZATIONAL FORM AFFECT INVESTMENT DECISIONS?.Journal of Industrial Economics, 2006, 54 (1): 63-93.

[6]Ciliberto F, Dranove D.The effect of physician-hospital affiliations on hospital prices in California. J Health Econ, 2006, 25 (1): 29-38.

[7]Cuellar AE, Gertler PJ.Strategic integration of hospitals and physicians.J Health Econ,2006,25(1): 1-28.

[8]Elkeles T, Kirschner W, Graf C, et al.Versorgungsunterschiede zwischen DMP und Nicht-DMP aus Sicht der Versicherten.Zeitschrift Für Das Gesamte Gesundheitswesen, 2008, 62 (1): 10-18.

[9]Federal Office for Quality Assurance (BQS) .Gemeldete, zum Stichtag geltende Vertrage zur integrierten Versorgung nach Versorgungsregion, Düsseldorf: Gemeinsame Registrierungsstelle zur Unterstu tzung der Umsetzung des y 140 d SGB V.http: //www.bqs-register140d.de/dokumente/ 20080930. pdf[2008-10-24].

[10]Folland S, Goodman A C, Stano M. Economics of Health and Health Care, The, 6/E. BMJ, 1997, 306 (6889): 1358-1359.

[11]Gordon MS. Social Security Policies in Industrial Countries. Cambridge: Cambridge University Press, 1988.

[12]Graf C, Ullrich W, Marschall U. Nutzenbewertung der DMP Diabetes mellitus 2 Neue Erkenntnisse aus dem Vergleich von DMP-Teilnehmern und Nichtteilnehmern anhand von GKV-Routinedaten und einer Patientenbefragung. Gesundheits- und Sozialpolitik, 2008, 82 (1): 19–30.

[13]Jiwani I, Fleury MJ.Divergent modes of integration: the Canadian way.Int J Integr Care, 2011, 11 (Spec 10th Anniversary Ed): e018.

[14]Leatt P, Pink GH, Guerriere M.Towards a Canadian model of integrated healthcare.Healthc Pap, 2000, 1 (2): 13-35.

[15]Lisac M, Reimers L, Henke KD, et al.Access and choice——competition under the roof of solidarity in German health care: an analysis of health policy reforms since 2004.Health Econ Policy Law, 2010, 5 (Pt 1): 31-52.

[16]Maddalena V.Governance, public participation and accountability: to whom are regional health authorities accountable?Healthc Manage Forum, 2006, 19 (3): 32-37.

[17]Madison K.Hospital-physician affiliations and patient treatments, expenditures, and outcomes. Health Serv Res, 2004, 39 (2): 257-278.

[18]Marchildon G.Canada: Health system review.Health Syst Transit, 2013, 15 (1): 1-179.

[19]Milstein R，Blankart CR.The Health Care Strengthening Act：The next level of integrated care in Germany.Health Policy，2016，120（5）：445-451.

[20]Van Lente EV，Willenborg P. Volkskrankheiten fest im Griff. Gesundheit und Gesellschaft Spezial，2006，10：4–6.

[21]Wang BB，Wan TT，Clement J，et al.Managed care，vertical integration strategies and hospital performance.Health Care Manag Sci，2001，4（3）：181-191.

[22]杜创，朱恒鹏，方燕.制度互补性与药品流通体制的中外差异.财贸经济，2015，36（4）：109-120.

[23]付明卫，朱恒鹏，夏雨青.英国国家卫生保健体系改革及其对中国的启示.国际经济评论，2016（1）：70-89.

第三篇

中国医疗联合体建设模式及案例

第一章

医疗联合体建设模式

第一节 城市医联体："罗湖模式"

一、建设背景

广东省深圳市罗湖区是一个医疗资源相对丰富的区域，2015年每千常住人口床位数5.8张，每千人口医生数5.29名（罗湖辖区千人口床位数6.2张，每千人口医生数4.7名；区属千人口床位数1.2张，每千人口医生数1.9名），均高于城市平均水平，已接近和超过小康社会标准（国家标准：到2020年每千常住人口床位数6张、医生2.5名）。即便如此，与国内大多数城市地区一样，罗湖地区在医疗领域也存在以下问题：①"看病难"。社区医疗资源相对稀缺，整体医疗服务能力低下，群众不信任问题尤为突出，导致大医院人满为患。②"看病贵"。原有制度使医院财务过分依赖医疗收入，医患之间的利益关系难以完全切断，居民的医疗负担仍然很高。③医疗资源配置不佳，区域医疗协调与资源整合程度不深，整体经营成本较高。④老年人在日常养老中缺乏定期的医疗指导，一旦住院后又缺乏常规养老照顾。与"少病，少住院"的目标仍然有一定差距。

2014年，深圳市罗湖区共有6家区属医院，分别为罗湖区人民医院、区中医院、区妇幼保健院、区医养融合老年病医院、区康复医院和区慢病院，共有病床仅1002张，卫生技术人员2391名，全年门诊（急）总量339.3万人次，收治住院患者31 891人。2015年，罗湖区总人口为97.65万人，拥有48个社区健康服务中心（简称"社康中心"，即"社区卫生服务中心"），368个医疗卫生机构，每千人口的床位数是5.8张（深圳2.92张），每千人口医生人数5.29名（深圳是2.19名）。

医疗卫生体制仍然存在以下问题：①区内社康中心医疗水平低，接诊量少，社康中心的诊疗量仅是全区医疗机构门诊量的16.3%。②区内各医院都是小而全，各个职能部门重复设立，资源重复投入。③区内各医院紧密性不强、医疗结果不互认等。这些问题的存在造成医疗资源浪费和运作效率低，倒逼着罗湖区进行医疗卫生体制改革。为有效破解上述问题，深圳市罗湖区提出了整合辖区区属医疗资源的发展思路。

2009年，深圳市启动新一轮医改；2010年，深圳市成为首批公立医院改革国家联系试点城市；2013年，深圳市公立医院管理中心挂牌成立。为了顺应全国医疗卫生体制改革的潮流，深圳市作为全国第一批公立医院改革试点城市；2015年5月，深圳市政府发布了《深圳市深化公立医院综合改革实施方案》。2015年6月，罗湖区印发了《深圳市罗湖区公立医院综合改革实施方案》。2015年8月20日，深圳市罗湖区率先整合区人民医院、区中医院、区妇幼保健院、区医养融合老年病医院、区康复医院和23家社康中心，成立罗湖医院集团，标志着罗湖医改步入一个崭新阶段。

二、运行机制

罗湖医院集团成立后首先梳理各医院的功能定位和学科布局，然后从集团层面统筹，重新规划、定位集团内部各医院的功能，整合各医院的重点学科、特色专科资源，集中人、财、物等资源优势推进学科建设，开展人才培养和医学研究，形成发展各有重点、服务各有特色的差异化发展新格局。

（一）总体发展思路

罗湖医院集团医联体着力"六个坚持"，加强医联体建设的顶层设计。

1. 坚持以人民健康为核心

罗湖区医疗卫生服务体系改革的目标是让居民少生病、少住院、少负担、看好病，改革的各项举措及罗湖医院集团的发展都围绕着这一目标。

2. 坚持规划先行

制定区域卫生规划、医疗机构设置规划，调整优化医疗资源结构布局，厘清医疗卫生机构的功能定位。在全市规划布局15家基层医疗集团和17家综合性区域医疗中心，构建"基层医疗集团＋区域医疗中心"城市医疗卫生服务体系。基层医疗集团主要由区属公立医院、社康中心进行集团化改革组建而成，承担区域内的基本公共卫生、基本医疗和家庭医生签约服务。区域医疗中心由市属综合医院和专科医院转型升级而成，主要承担疑难复杂病症的诊疗服务、医学人才培养、重点学科建设、重大医学科技攻坚等任务。

3. 坚持理念引领

把"强基层、促健康"作为推进基层医疗集团的出发点和落脚点，通过设立资源共享管理中心，促进集团内部资源横向整合、纵向流动，提高内部资源配置的利用效率。在财政投入、医保支付、人事管理、薪酬分配等方面综合施策，推动医疗集团主动将优质医疗资源下沉到社康中心。同时，整合预防保健、临床诊疗和康复护理服务链条，逐步将基层妇幼、慢性病、老年病等"预防、治疗、管理"相结合的医疗卫生机构纳入基层医疗集团，引导公共卫生机构主动融入基层医疗集团，实现"防治结合、医防融合"，提供系统连续的预防、治疗、康复、健康促进等医疗健康服务。

4. 坚持强基创优

把基层医疗集团建设和家庭医生签约服务作为解决居民看病就医问题的治本之策，作为分级诊疗制度建设的重要抓手；通过细化基层医疗集团各医疗卫生机构的功能定位，建立健全内部分工协作机制和激励约束机制，明确转诊路径和规则，加快形成"基层首诊、双向转诊、急慢分治、上下联动"的诊疗新格局。通过制定和明确服务标准、健全筹资机制、加强绩效考评，做实做优家庭医生签约服务，从重点人群逐步向参保人群、常住居民拓展，推动家庭医生服务扩面提质。

5. 坚持集团化策略

将基层医疗集团建设与推动区域医疗资源整合优化、区属公立医院综合改革、分级诊疗制度建设等紧密结合起来，以集团化改革为抓手，通过明确集团内各级各类医疗机构功能定位和转诊流程，落实分工协作和责任分担机制，创新医保支付、财政投入、人事薪酬制度，完善组织管理架构和内部管理制度，强化绩效考核，使基层医疗集团成为具有内在统一管理关系的紧密型医联体，形成服务共同体、责任共同体、利益共同体、管理共同体，解决医联体建设"联而不合、联动乏力"的问题。

6. 坚持信息化支撑

以信息化为手段，推动医疗集团上下互联互通、资源共享。

（二）具体行动

主要有以下 4 个方面措施。

1. 系统优化

集团成立后，为避免管理层级臃肿、手续繁杂、管理成本高、效率低下等问题，集团整合医院内原有的管理资源，成立人力资源、财务、质控、社康管理、科教管理和综合管理 6 个管理中心，统一负责集团各单位人、财、物等方面的管理工作，以提高工作效率。另一方面，中心人员构成主要由各单位原有人员组成，避免了管理成本增加。将罗湖区人民医院等 5 家区属医院和 23 家社康中心组建为统一法人的罗湖医院集团，按照"人员编制一体化、运行管理一体化、医疗服务一体化"的原则，成立医学检验等 6 个资源中心和人力资源等 6 个管理中心（图 3-1-1）。

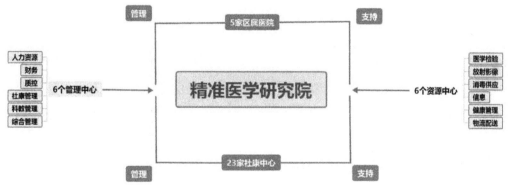

图 3-1-1 罗湖医院集团架构

2. 服务协同

将医联体建设与家庭医生签约服务有机融合，构建整合型医疗卫生服务体系，为居民提供包括院前预防、院中诊疗、院后康复在内的全程医疗健康服务。

3. 机制创新

以医院集团打包整体支付为纽带，建立"总额管理、结余留用、合理超支分担"的激励机制，推动集团主动控制医疗服务成本，提高医疗服务质量，降低医药费用。

4. 激励引导

将居民健康状况等内容作为主要量化指标进行考核，并将结果与财政补助、集团领导班子年薪挂钩；实施基层全科医生享受公立医院在编人员同等待遇措施，将基层工作经历作为集团医务人员职称、职务晋升的条件等，调动各方面积极性，激励优质医疗资源下沉，促进分级诊疗。

具体工作上，罗湖医联体多项举措并行，争取政府继续对现有医疗机构的投入，完善基础设施建设；加强与国内高等院校乃至科研机构的合作，进一步提高罗湖区医学科学的学术地位；制订新的人力资源策略，进一步完善激励机制，营造有利于人才引进和成长的环境，在实施现有人员再教育计划的同时，创造条件引进国内一流医学专家或国外医学专家落户罗湖，加强重点专科建设，实施"品牌"战略，完善发展超声中心、妇产中心、小儿神经康复中心等重点专科。走国际化、市场化、产业化发展的道路，打造罗湖品牌，从而实现"品牌"效应。

（三）文化建设

导入"以人为本"的服务理念，致力培养医护人员良好的医德医风，培育"以患者为中心"的医院文化。倡导以社区为本的主动服务模式，积极推广社区医疗护理服务计划，通过医院的延伸组织社区健康服务中心，为患者提供连贯的医疗卫生服务。同时以社会需求为导向，不断拓宽服务领域，增加服务项目，建立良好而健康的医患环境。

（四）寻求项目合作

寻求项目合作也是医联体加强与辖区医疗卫生单位合作的一种基本实现形式。早在2年前，医联体核心单位——区人民医院已进行了这方面的探索和尝试，向辖区开放消毒供应中心，并与平乐骨伤科医院、深圳鹏程医院、流花医院、深圳市慢性病防治中心、深圳爱尔眼科医院、深圳爱视眼科医院、深圳市职业病防治院、远大肛肠医院、康宁医院等单位建立"项目合作"关系，实现资源共享、互惠互利的目的。

（五）人力资源中心

医院集团人力资源管理实行直管型模式。①集团各单位人员由人力资源中心统一调配，努力实现人力资源效益最大化。中心制定了员工内部调岗管理办法，凡符合调岗条件的员工填写《罗湖医院集团内部员工调岗申请表》，提交人力资源中心审批通过后即可进行调岗，最大程度实现集团内人力资源的自由流动；调岗员工的工资仍由原所属单位发放，所有奖励性绩效工资、福利等由现所属单位发放，确保调岗员工工作的积极性。②集团各单位人员招聘由人力资源中心统一执行。集团各单位根据自身发展需求制订人员招聘和人才引进计划，提交人力资源中心审批后由中心统一执行；人力资源中心根据提交的需求完成招聘工作，交由使用单位考评、试用，确保人才引进的质量。

（六）社康管理中心

罗湖区坚持社康中心主体的多元化，既发展公立社康中心，也支持社会资本办社康中心。截至目前，罗湖区的社康中心举办主体有 3 类：医院集团举办 23 所、社会资本办 14 所、集团外公立医院办 13 所。集团成立后，为实现罗湖区社康中心一体化管理、整合资源，成立了社康管理中心（简称"社管中心"），旨在加强初级卫生保健建设，切实做到强基层。鉴于罗湖医改的重点工作是做实做强社康中心，社管中心在成立之初即被赋予较高的地位，在医院集团内与区属医院同等级别；社管中心的人员构成主要由社康中心工作人员兼职，避免行政管理人员臃肿。中心的主要工作职责：①经区委、区政府授权，对区属社康中心在人员、业务、财务及资产等方面进行管理。②参与制订社区健康服务的发展战略规划、政策措施，并组织实施。③负责区属社康中心业务用房修缮改造及购置工作。④负责完善社区健康服务体系建设，推动社康中心的标准化和规范化建设。⑤统筹全区社康中心技术培训、考核、指导工作。⑥负责全区社区健康服务工作信息统计工作等。经过近 2 年的运行，社康中心运营效能明显提升，员工工作主动性明显提高，双向转诊、分级诊疗等工作也有了深入推进。

（七）医卫融合，整合医疗与公共卫生资源

长期以来，虽然医疗与公共卫生服务同属医疗卫生系统的工作范畴，但两者一直存在"治"与"防"分家的现象，造成人、财、物等资源的浪费，居民的获得感不强，尤其是在基层医疗机构服务中公共卫生服务需求难以满足。罗湖区高度重视社康中心的公共卫生工作，由区卫生计生局协调医院集团与区疾控中心、区慢病防治院以居民健康为

核心进行公共卫生与医疗资源的融合，实现医卫融合、分工不分家。2016 年，区属公共卫生机构选派 29 名公共卫生专业人员驻点社康中心，主要负责规范社康中心的公共卫生服务工作流程，加强社康中心公共卫生医师的专业培训，现场指导并解决所在社区公共卫生疑难问题，参与传染病疫情处理和大型健康教育宣传活动，制定社康中心公共卫生服务考核标准，参与评估和经费核拨等工作。工作职责由原来的收集数据业务为主，变为直接为居民提供健康促进服务，成为家庭医生团队重要的成员之一。医卫融合工作模式转变了社康中心重视医疗、轻公共卫生的做法，形成公平可及、系统连续的预防、治疗、康复、健康促进等一体化的疾病综合防治服务体系，建立起"资源共用、责任共担、利益共享"的工作机制，真正实现了大健康的理念。

（八）医养融合，整合医疗与养老资源

随着我国人口老龄化的加剧，养老问题成为社会关注的热点。但是，传统养老机构多侧重于"养"，将日常的生活护理和患病时的医疗诊治、康复护理完全割裂开；医疗机构则侧重于"医"，对老人日常照料的需求难以兼顾。针对上述问题，罗湖区政府打破民政办养老、卫生管健康的行政分割格局，创新医养融合养老模式。养老和医疗服务由一班人马提供，建立以居家养老和家庭病床为基础、以日间照料中心社区养老为依托、以医养融合老年病医院和福利机构养老为补充的医养融合服务体系，深受老人及家属欢迎。

三、信息技术平台

罗湖区是深圳市人口最为密集的社区，共有 60 万社区家庭医生签约居民。目前，由于基层医生人力不足、服务跟不上，缺乏现代化的数据采集及信息化服务管理，居民对家庭医生服务的及时性、针对性和智能化体验存在不足。

罗湖医院集团是深圳市罗湖区多家公立医院组成的医院集团，集中了深圳市的优势医疗资源，集团现有 26 个社区健康服务中心，服务覆盖 130 万人口。作为深圳市医疗卫生体制改革的试点机构，集团承担着全面提升医疗卫生技术水平、积极推行分级医疗、推动医疗卫生资源下沉等职责，用社区首诊和医疗预防保健一体化管理模式，切实解决

居民看病难、看病贵问题，是罗湖医院集团致力于打造"中国医改样板"的重要手段。

罗湖区医改在建立罗湖医院集团的背景下，强化区属医院信息系统建设，建立区域健康信息平台与医院信息平台两级平台一体化模式，通过集团内健康信息共享，提升居民健康管理水平，促进分级诊疗。以信息化为手段，推动医疗集团上下互联互通、资源共享。建立分级诊疗信息系统，实现居民个人就医信息实时传输共享，推动医疗集团内各医院的专科号源优先配给社康中心，对社康中心上转的患者实行优先接诊、优先检查、优先住院。利用远程医疗系统，实行"社康检查、医院诊断"和网络集中审方，将医疗集团的资源和技术与基层共享。建立供应保障信息系统，实现医疗集团内医院和社康中心药品一体化配置。建设家庭医生APP，实现家庭医生服务团队和签约服务对象的实时交流、预约应诊、动态管理、量化考核，推动形成更加紧密、稳定、和谐的契约关系，让居民就医问诊第一时间找自己的家庭医生（图3-1-2）。

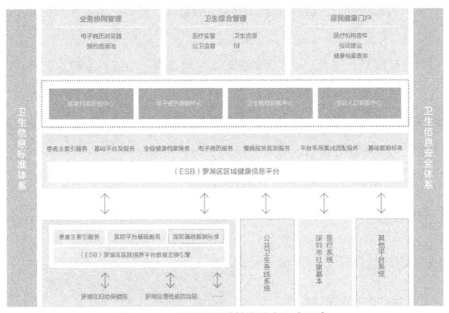

图3-1-2 罗湖区区域健康信息平台示意

罗湖区区域卫生信息化通过建设一个人口健康信息平台，三大业务应用系统（包括医院信息管理系统、公共卫生管理系统和卫生综合管理系统），建设居民电子健康档案、电子病历两个基础数据库，促进互联互通，实现资源共享，最终达到促进医疗质量持续改进，提升服务水平，实现科学化、专业化、精细化的现代医院运营管理的目的，以强化政府对医疗卫生机构的监管，对医院实现有效的绩效管理。

罗湖医院集团为了更好地服务于患者，打造了罗湖健康APP，即居民健康档案。它整合了罗湖区属4家医院所有患者的医嘱、病历、检查报告、公卫信息等。

罗湖健康APP不但是患者的健康管理系统，也是便携医疗设备的物联网云端。患者可以将医院的检查结果拍照输入电子病历，建立个人健康档案，也能够直观地自助检查心率、血糖、血压、体温、血氧等。为了方便患者与医生沟通，在打造APP的过程中，集团也设计了类似于微信聊天的沟通界面。

除"罗湖健康"外，2017年3月，罗湖医院集团推出了"罗湖云医疗"。其两大核心功能是"远程影像会诊"和"全景医疗"。

它不仅能实现远程会诊、教学研究、远程医疗和建立病例库，还融入了医学影像诊断、云取片、双向转诊等功能。这样，患者通过手机就能即时获取全部医学检查报告、影像资料等，无需花费一天甚至几天的时间去医院取。同时，患者在家也能随时向医生求诊。

与中兴通讯展开合作后，罗湖区的签约居民可以利用中兴自主研发的"IoMT+医疗"系统，自主检查健康数据和健康预警报告，还能及时得到家庭医生的干预和指导，这对于"健康罗湖"工程的实施、推进家庭医生基层签约率、推进分级诊疗、解决社会成本过高等方面，具有明显的帮助。

四、创新性

罗湖医院模式主要有以下五种"模式创新"。

（一）医保动力引导机制

以家庭医生签约服务为载体，建立与分级诊疗相衔接的医保基金总额管理制度，对签约参保人的医保统筹基金实行"总额管理、结余留用"。即将上一年度基本医保大病统筹基金和地方补充医疗保险基金支付总额，加上约定年度全市医保基金人均记账金额增长率计算的医保基金增长支出，形成"总额管理指标"，年度清算时，若签约参保人约定年度内实际发生的医保基金记账总额小于"总额管理指标"，差额部分从医保基金中支付给医疗机构。引导医疗机构主动做好分级诊疗，主动加强预防保健和健康管理，形成既让群众少生病、少住院、少负担，又有利于增加医生收入的导向机制，推动卫生与健康工作从"治疾病"向"促健康"转变。

（二）财政投入倾斜机制

对基层医疗集团提供的基本医疗服务补助实行分级分类管理，将社康中心的门诊补助最低标准提高到 40 元 / 人次，逐步降低或取消三级医院门诊补助标准，引导医疗集团的公立医院主动向社康中心分流普通门诊。设立专项资金，对三级医院副高职称以上专家进驻社康中心坐诊给予财政补助。副高职称以上专家在社康中心开设工作室，诊查费收费标准按照其所在医院的标准收取。

（三）价格差异化杠杆机制

深圳市基本医疗保险一档参保人到社康中心首诊或持社康中心处方到医保定点协议药店购药，可享受优惠政策，个人账户支付 70%，另外 30% 由统筹基金支付。

（四）人事薪酬激励引导机制

2017 年 8 月 30 日，深圳市发布了《关于推广罗湖医改经验，推进基层医疗集团建设若干措施的通知》（简称《通知》），以政府规范性文件的形式发布了更为具体的基层医疗集团"路径图"，以"强社康"为核心，为社康中心及社区全科医生带来了多项新利好。比如，将社康中心的基本医疗服务补助最低标准提高至 40 元 / 人次；对社康中心新招聘的取得规培合格证的医学毕业生给予一次性生活补助：本科 25 万元、硕士 30 万元、博士 35 万元；鼓励取得国家认可的住院医师或全科医师规范化培训合格证的毕业生到社康中心工作；在条件成熟的社康中心推行社区医生年薪制，按不低于基层医疗集团公立医院同级专科医生的薪酬核定年薪，提高社康中心医务人员薪酬待遇；对基层医疗集团内取得副高以上职称且愿意长期扎根基层的全科医师，其岗位聘任可不受所在单位高级专业技术岗位数量的限制，拓宽社康中心全科医生的职业发展空间；完善内部分配制度，在绩效工资分配上，向家庭医生服务团队、全科医生和进驻社康中心专家等基层医务人员倾斜。

（五）家庭医生服务定向补助机制

设立财政补助机制，对家庭医生团队为本市社会医疗保险参保人提供的家庭医生服务，按每一签约参保人每年 120 元的标准给予补助，并建立服务项目量化标准和考核机制，提高社康中心家庭医生服务团队签约积极性。将社康中心开展的基本公共卫生服务补助标准提高到每常住人口每年 70 元。将家庭病床建床费提高到 100 元 / 床、家庭病床巡诊费提高到 80 元 / 次，纳入医保支付范围，鼓励基层医疗集团开展家庭病床服务。

五、建设效果评价

（一）整合专业医疗资源，提高医疗资源利用率

集团成立后，为充分发挥集团高度一体化和资源共享优势，合并集团内部运营支持体系的"同类项"，成立医学检验、放射影像、消毒供应、信息、健康管理和物流配送 6 个资源共享中心。中心服务于集团内所有单位，甚至辐射集团外医疗机构。集团内各单位不再重复设置上述科室，避免重复建设和资源浪费，提高医疗资源利用率。

集团成立后，整合集团内所有放射影像医疗资源（包括人员和医疗设备）成立了放射影像中心。中心的工作模式实行合署办公，所有放射医生集中到放射影像中心办公，影像资料和诊断报告通过远程网络实时传输，打破了区域内多所医院地理位置分散的限制。创新放射医生离开设备、医疗机构远程诊断体系。中心工作人员实行三班倒，确保 24 小时可以提供诊断服务，打破时空限制。集团各单位仅保留放射技师，由中心定期对其进行培训，提高操作的规范性和检测结果的准确性。放射影像中心成为独立的核算单元，中心员工统一由中心管理，不再由原属医院管理，其工资、绩效、进修、培训、岗位调整等均由中心决定，确保资源高效运转。

放射影像中心远程传输功能（医学影像专家通过网络可以直接为患者阅片、写诊断报告，并通过 HIS、EMR 将诊断结果和意见即时反馈）将服务范围拓展至罗湖区以外。目前，放射影像中心已为西藏自治区林芝市察隅县人民医院、英德九龙镇医院等 69 所集团外基层医疗机构及深圳远东妇儿医院等民营医院提供了服务，普遍提高了基层医疗

机构的放射诊断水平。改革后，放射影像中心工作总量和资源利用率得到提高。2017年上半年，中心工作总量 113 070 例，较 2016 年上半年同期增长 8.74%，人均工作量 992 例／月，同期增长 7.34%。

集团内各单位的检验科只保留门急诊的常规检查，剩余工作人员集中至集团医学检验中心。相较于各医院原有独立的检验科，中心规模更大、可检测的项目更多、可开展的高精尖项目更多、检测质量更具保障、可服务范围更大、可调控能力更强。除此之外，中心检验结果在集团内各单位互认，患者无须重复检查，节省了就医时间，降低了就医经济成本。2017 年上半年，医学检验中心工作量为 524.37 万项，较 2016 年上半年同期增长 23.69%，收入同期增长 15.51%。除此之外，医学检验中心率先探索医用试剂集团化采购改革，中心通过大批量样本处理建立的规模效应和大批量试剂采购带来的议价能力，形成单独医疗机构无法匹敌的成本优势，通过院内公开招标的形式，遴选检验试剂配送商，实现了检验试剂集中采购和统一配送，有效降低了采购成本。自 2016 年 10 月运行以来，每月检验试剂采购节约 30 万 ~ 40 万元，降低试剂成本约 30%。医学检验中心的发展定位是第三方独立医学实验室，未来，除集团内医疗机构外，还将面向社会承接第三方医学检验的工作。

（二）集团一体化管理方式使运营成本降低、职工薪酬增加

罗湖医院集团实施"人员编制、运行管理、医疗服务"一体化。通过这种一体化管理，主要取得了以下两大成效：①医院集团运营成本降低：集团行政管理人员减少 20%，检验试剂成本降低 30%，医疗设备成本减少约 1 亿元，中医院还为此节省了 10 000 平方米医疗业务用房。②职工薪酬增加：集团成立后，区人民医院、区中医院、区妇幼保健院在编职工收入增幅分别为 23.82%、21.43% 和 26.43%；非在编职工收入增幅分别为 23.98%、22.08% 和 20.71%；集团医院、社康中心医务人员平均收入分别增加 21.00% 和 30.00%。

（三）去编制化管理，改变财政补助方法和激励机制，群众满意度提高

此次罗湖医改中，罗湖医院集团全面实施非编制化管理，实行"全员聘用制"，医院各个部门也没有级别之分，医生技术职称根据实际情况由集团院长确定评聘，可以

"低职高聘"，也可以"高职低聘"。同时，财政拨款与编制脱钩，"以事定费、购买服务、专项补助"，建立财政补助与服务数量、质量、患者满意度相联系的激励机制，促使医护人员更加尽职尽责地为患者服务，患者满意度逐年提升。据深圳市卫生和计划生育委员会公布的历年满意度调查结果的数据显示：罗湖区社康中心社会满意度 2015 年排名全市第一；罗湖区卫生和计划生育局总体满意度 2015 年为 82.35 分，2016 年为 84.06 分；罗湖区人民医院 2015 年总体满意度为 82.24 分（同级综合医院排名第二），2016 年为 85.01 分；罗湖区中医院 2015 年总体满意度为 85.14 分，2016 年为 86.01 分（2015 年和 2016 年均在同级综合医院排名第一），2016 年满意度均比 2015 年有所提升。

（四）将优质医疗资源配置给基层，社康中心服务能力和接诊量大幅度上升

罗湖区医改特别重视将优质医疗资源下沉到基层，主要采取如下措施：

1. 加强人才引进力度

开出 30 万元年薪招聘全科医生，同时实施专科医生（专家）定期到社康中心坐诊制度，对到社康中心坐诊的专家补助标准为工作日 300 元 / 天，休息日 500 元 / 天。

要让社康"兜得住"，就要有一批优秀的全科医生。为引导全科医生到社区，《通知》明确提出，在社康中心工作的全科医生或者其他类别执业医师，年薪原则上按不低于基层医疗集团公立医院同级专科医生的薪酬核定，彻底改变全科医生薪酬低于专科医生的现状。同时，自 2017 年起，深圳市对通过公开招聘到社康中心工作、取得国家认可的住院医师或全科医师规范化培训合格证的毕业生，由社康中心同级财政给予一次性生活补助，具体办法将由深圳市卫生和计划生育委员会、财政委员会牵头制定。

为了让优秀的全科医生留在社区，深圳拓宽全科医生职业晋升通道。《通知》要求，各基层医疗集团应在岗位体系中增设全科医生岗位，对基层医疗集团内取得副高以上职称的全科医师，且承诺自聘任高级专业技术岗位后在社康中心工作 5 年以上的，其岗位聘任可不受所在单位高级专业技术岗位数量的限制。这也意味着，"高级"全科医生允许"超岗"聘用。

2. 从财政上对家庭医生服务给予补贴

自 2017 年起的 3 年内，深圳市财政部门对家庭医生团队为本市社会医疗保险参保人提供的家庭医生服务，按每一签约参保人每年 120 元的标准给予补助。这也意味着家

庭医生服务将不再是"免费午餐","有偿服务"无疑将调动家庭医生开展签约服务的积极性。

3. 激励机制

深圳市还通过在基层医疗集团推广"总额管理、结余留用"医保基金管理方式和打包收费模式等综合手段，激励和引导基层医疗集团主动下沉资源，做强社康中心，提高基层服务水平，开展家庭医生服务，做好预防保健和分级诊疗工作。

4. 加大医疗设备和药品配备

社康中心配备了 CT、眼底照相和胃镜等高端设备，同时不断扩充药品种类。目前社康中心的常用药品配置从原来的 530 种增加到 1380 种，与集团医院药品目录一致。

5. 调整基本医疗服务的补助标准

对社康中心的门诊服务补助提高到 40 元每人次，高于公立医院门诊补助标准，门诊补助向社康中心倾斜。

通过上述种种措施，主要取得了两大成效：①社康中心服务能力大幅度提升。截至 2017 年，全区社康中心共有 385 名全科医生，比改革前增加 254 名，每万人口全科医生 3.84 名。②居民对社康中心的认可度逐渐提高，社康中心门诊量大幅度上升。2017 年，罗湖辖区社康中心诊疗量达 403.59 万人次，同比增长 27.88%。其中，罗湖医院集团院办院管社康中心诊疗量达 240.58 万人次，同比增长 55.41%。

6. 实施家庭医生签约制度，居民享受个性化服务，签约率逐年上升

家庭医生签约服务是以全科医生为核心，以全科医生服务团队为依托，以家庭为单位，以健康管理为目标，通过契约形式为居民提供安全有效的医疗卫生和健康管理服务。深圳市自 2009 年开始实施家庭医生责任制，2016 年全面推进家庭医生服务工作。2017 年，政府对家庭医生签约团队签约补助 120 元 / 人，家庭医生服务范围除了居民健康档案、健康教育、预防接种、特殊人群（孕产妇、儿童、老年人、高血压、糖尿病、严重精神障碍者、肺结核）健康管理等 13 项基本公共卫生服务外，还包括 13 项个性化服务，共 26 项医疗保健服务。其中个性化服务有：免费体检（血、尿常规，肝功能 6 项，肾功能 4 项，血脂 3 项，大便隐血和心电图）；一站式医疗保健、协助预约和转诊服务；24 小时家庭医生健康服务热线指导；每年 6 次个性化健康教育服务；赠送《家庭急救手册》一册，赠送控油壶和限盐勺一套；慢性病患者在罗湖区享受 1 ~ 3 个月的

长处方服务和每年 4 次面访服务；家有老年人可免费安装扶手和防滑垫；给签约慢性病患者和老年人免费注射流感疫苗和肺炎疫苗；为辖区失独家庭和伤残家庭提供再生育指导等特色服务；优先安排医养融合服务；优先建立家庭病床服务；优先安排肿瘤筛查服务；户籍居民优先安排基因疾病筛查服务。

通过公共服务和个性化服务相结合的方式，罗湖区对签约居民实施了一系列的优惠措施。截至 2017 年，罗湖区共组建了 316 个家庭医生服务团队，居民签约人数达 60 万人，家庭医生签约率逐年上升。

创新"医养融合"养老模式，成功入选"老龄健康服务能力建设示范区"，"医养融合"是指将医疗和养老相融合的新型养老服务模式。

2014 年 8 月 8 日，罗湖区医养融合老年病专科医院正式挂牌。目前，罗湖区的"医养融合"模式主要采取如下 4 种具体模式：

（1）以居家养老为基础，为年迈失能、行动不便的老人将"病床"搬到家中，医护人员上门提供医疗护理等服务。2015 年，区卫生计生局出台了《罗湖区医养融合家庭病床工作方案》和《罗湖区医养融合家庭病床工作指南》，明确了对家庭病床建床的财政补助标准。

（2）社区养老机构与社康中心合作，由社康医护人员为社区养老机构的老人提供医疗服务。

（3）医院在现有医疗资源上开展养老服务，由全科医生、护理人员、康复师等组成服务团队，为居民提供医疗护理、康复训练等综合性养老服务。例如，2014 年 12 月成立的深圳市首家"公办公营"的翠宁老年人日间照料中心。

（4）由民间资本直接出资建设医养融合服务机构，如 2015 年黄贝岭村股份公司自筹资金，在村里建立的医养融合服务中心。

通过上述 4 种"医养融合"的具体模式，罗湖区医改打破了医疗和养老的界限，真正实现了"病有所医""老有所养"。2015 年 7 月，罗湖区成功入选"老龄健康服务能力建设示范区"创建试点地区，成为深圳市唯一、全国仅有的 20 个入选试点之一的行政区。

7. 医保经费总额包干，医疗服务成本和医疗费用降低

在罗湖区医改中，医保支付方式改革是最难的一个环节。为此，罗湖医院集团大胆创新，采用了"总额管理、结余奖励"的医保支付方式，其具体做法是：

深圳市社会保障局将医院集团下所有签约居民年医疗费用总额度统一打包给罗湖医院集团，年终结算时如有结余，将全部列入集团收入，可用于业务支出、人员培训及职工奖励性绩效工资发放等。其中，医疗费用总额额度＝签约参保人群上一年度住院基本医保大病统筹基金和地方补充医疗保险基金支付总额×（1＋本年度全市医保基金支出增长率）。与此同时，集团还允许签约居民自由选择就医地点，患者在医院集团外就医花费的医保费用也从集团的总额中支付。这种"总额包干"的支付方式，政府、医生和患者形成利益共同体，医生会积极为患者寻找低成本、高效果的治疗方法，政府和患者无需担心医生的诱导需要。实践证明，这项措施取得了一定的控费效果，使得医疗费用降低。以区人民医院为例，住院次均费用为 10 517 元，同比下降 422.02 元，较医保结算标准低 1404.43 元。

8. 加强居民健康管理，签约居民健康水平不断提高

传统意义上的医疗卫生服务系统重治疗轻预防，卫生预防与疾病治疗是分离的两个系统，医疗保险基金只支付疾病的治疗费用，像健康体检之类的费用不纳入医疗保险报销范围，从一定程度上来说并不科学，其直接后果就是医疗费用的不断上涨，如卫生总费用全球最高的美国（卫生总费用占 GDP 的 16% 以上），居民医疗费用负担特别重，这是一种畸形的医疗服务系统。在罗湖医改中，不管是对签约居民提供的个性化服务，还是医保支付方式的改革，其着力点都是居民的健康管理，上至政府的大力投入，如高薪引进全科医生、加强基层建设、对签约居民提供补贴，下至医院集团的医生为社区居民开展健康讲座、为独居老人安装防跌倒扶手和防滑垫等，都是以居民的健康为目标，实现了从"疾病治疗"到"健康管理"的职能转变。

据深圳市卫生和计划生育委员会官网数据显示，2016 年 1—11 月，48 家社康中心累计免费体检、天灸、康复治疗分别达到 14 013 人次、7826 人次、356 人次，免费安装防跌倒扶手 329 户。另有数据显示，2017 年上半年，实施癌症早期筛查项目，新发现恶性肿瘤患者 799 例；开展认知障碍筛查 2304 人，查出阳性 183 例；为 134 202 名老人接种流感疫苗，为 12 840 名老人接种肺炎疫苗。

六、优点和障碍

深圳市罗湖区医改实现了医疗资源的有效配置，为全国其他地区的医改提供了改革样本。但是很多人却忽视了，深圳市基层医疗卫生改革，尤其是为了吸引医生进基层所付出的精力、金钱及制定的各项利好政策，这是很多地方达不到的。

任何时候，医院的公益性都不能缺失，这是我国医疗体制与西方医疗的本质区别。医护人员的劳动价值体现在医院内部分配上，通过制度性奖励来体现能者多劳的社会分配原则。而靠"高薪养医"来体现价值，让患者结账，只能增加患者负担，造成医患关系紧张，有悖于医疗改革的初衷。

如果实行"高薪聘医"制度，那么这将是一个天文数字。这些钱如果由国家财政补贴并不现实；如果是通过医院自身的创收实现"高薪聘医"，那么势必给医院增加压力，倒逼医院千方百计搞"创收指标"增加收入，这样在无形中医院的创收资金都是"羊毛出在牛身上"——最终由患者结账，这样势必造成新的"看病难、看病贵"问题，导致医患关系紧张。

不论上述质疑是否正确，单就目前来看，我国医护人员收入水平总体偏低是不争的事实。医生待遇与其教育程度、工作强度、职业风险等因素不相匹配，致使当前存在过度医疗、从医人数减少等问题。医生需要提高待遇的呼声由来已久，我们很高兴有关改革能重视到这一点，只是"高薪养医"如何能做到可持续，还需要通过实践来检验。

七、评析

医疗卫生体制改革作为政府工程的重中之重，自2009年新医改以来，我国政府出台了众多有关医改的文件，各地的医改也一直处在不断的探索之中。目前，罗湖区的医改已摸索出一定的经验，我们总结了罗湖区医改的一系列具体措施，如成立罗湖医院集团、改变财政补助方法和激励机制、将优质医疗资源下沉、实施家庭医生签约制度、探索"医养融合"养老模式、创新"总额打包"付费制度、加强居民健康管理等，这些具体措施对全国特别是经济发达地区的医改具有非常重要的借鉴意义。在医疗改革中，政府的职能应定位于负责规划和监管，其他具体工作应充分发挥市场机制的调节作用。然而现实中,医改政策的实施却存在着"政府主导即政府包办、公立医疗机构主导、高度行政化、排斥市场机制"等误区。计划经济时期所形成的医疗市场政府垄断在当下依然存在,医疗资源的市场化程度依然不高。本应起突出作用的市场机制没有受到应有的重视,致使充分竞争的定价机制无法形成,医疗资源亦无法得到优化配置。此外,医疗机构的行政化问题也十分突出,具体体现为公立医院改革在去行政化和再行政化之间难以平衡,致使"管办分开"和"政事分开"无法实现。

罗湖区充分认识到创新医院管理模式的重要性,在积极落实政府主体责任的同时,也赋予医院运营更大的自主权,同时引入多方监督机制,构建政府、医院、社会、患者责权利清晰的医疗"责任共同体"。医联体的建立、基层医疗卫生建设、家庭医生签约制作为医改的重要举措,全国很多地区正在探索实践中,亟需先行城市的成功经验,罗湖区医改无疑是一个非常好的典范,但罗湖模式是否可以照搬照抄到另一个地区,恐怕还有赖于一定的基础条件,具体效果也有待时间的考证。各地可以结合自身的实际情况,参考罗湖地区的部分经验,争取让广大居民享受到医改的实惠。

利用现有试点经验,可在医疗资源结构较为合理的部分经济发达地区先行推行分级诊疗制度,并进一步总结经验。对医疗资源分布严重失衡、总量严重不足的地区,进行医疗资源配置合理化建设,首先构建适合建立分级诊疗制度的医疗资源结构体系,而后再实施分级诊疗制度。从长远看,按各地区实际情况分期实施这一制度,将有利于我国医疗卫生事业的健康发展。

参考文献

[1] 夏俊杰,卢祖洵,王家骥,等."医保经费总额包干,节余奖励"框架下的罗湖医改模式.中国全科医学,2017,20(19):2299-2302.

[2] 宫芳芳,孙喜琢,张天峰.创新罗湖医院集团运营管理模式.现代医院管理,2016,14(6):5-7.

[3] 刘也良,陈晨.罗湖:区内医疗资源全统一.中国卫生,2016(9):48-50.

[4] 刘海兰,何胜红,陈德生,等.深圳市罗湖区医改的经验及启示.医学与哲学,2018,39(5):74-77.

第二节　县域医共体：天长模式

一、建设背景

安徽省作为中国的农业大省，农村人口占总人口的88%。安徽省县域医疗资源相对短缺，其县域三级医疗卫生网络体系呈现"县级不强、乡级不活、村级不稳"的现状，各系统内部、系统之间缺乏有效沟通协调及合理分工协作机制，影响分级诊疗功能的实现。2009年，安徽省开始以实施基本药物制度为切入点，针对全省32个试点县尝试开展基层医药卫生体制改革，基层医改成为安徽省医改的起点。在巩固和完善基层医改的同时，县级公立医院从管理体制、补偿机制、人事分配、价格机制、医保支付制度、采购机制和监管机制等方面同步推进，不断进行综合改革。随着城市公立医院改革的持续开展，安徽依据前期改革实践经验及重点突破原则，合理规划县域医疗服务体系，着力推进分级诊疗制度背景下的县域医疗服务中心建设。2015年2月，安徽省医改办、安徽省卫生和计划生育委员会、安徽省财政厅、安徽省人力资源和社会保障厅、安徽省物价局等部门出台了《关于开展县域医共体试点的指导意见》，标志着县域医疗卫生服务共同体（简称医共体）的正式成立。

自2015年开始，安徽省首批遴选15个试点县，2015年底增加25个试点县，2017年共新增27个试点县市区，总计67个县市区，计占全省农业县市区90%，覆盖参合人口4914万人，占参合人口的96%。

天长市位于安徽省最东部，邻近江苏省，距扬州市46公里，距南京城区75公里，天长人习惯到扬州、南京两市大医院去看病。天长市全市面积1770平方公里，总人口63万人，辖15个镇（街道），2个省级经济开发区，全市共有2家县级公立医院（天长市人民医院、天长市中医院）、14个镇卫生院、2个社区卫生服务中心、163个村卫生室和6家民营医院。2012年10月，天长市启动了县级公立医院综合改革试点。2015年10月，天长市被列为安徽省县域医疗服务共同体试点县（市），2016年3月又被确定为全国县级公立医院综合改革示范县（市）。天长市砥砺前行，大胆实践，通过组建县域医疗服务共同体，初步构建了一个符合农村实际的分级诊疗模式，闯出一条医改新路。

二、运行机制

天长模式依托医共体模式，这也是农村开展医疗联系的主要模式。此模式力图通过整合天长市辖区内县、乡、村三级医疗卫生资源，建立以效益为纽带，医疗保险资金为杠杆，规范诊疗服务为支撑，医疗预防融合、协作、联动的综合医疗服务体系。

以天长市人民医院、中医院、天康医院（民营医院）3家县级医院为牵头单位，与全市基层医疗卫生机构结对，分别组建3个县域医共体（图3-1-3）。在牵头单位成立医共体办公室，制定章程，成立理事会，在各镇卫生院加挂牵头医院分院牌子。各县域医共体实行理事会领导下的分院院长负责制。医共体内大小医院联体成为一家人，由过去的竞争关系变成现在的合作关系。依托县域医共体这一载体，加强医疗机构、信息和服务资源整合，构建城乡一体的医疗服务体系，为群众提供连续、节约、高效的医疗服务，实行"四轮驱动"的运行机制。

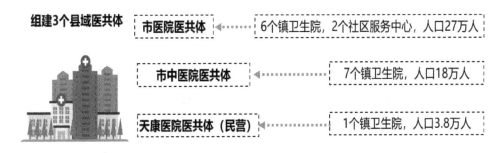

图3-1-3 天长模式医共体架构

（一）有收有放的决策机制

把政府办医决策权收上来，成立公立医院管理委员会，将财政、卫生、人社、物价、编办等部门办医权力收归医管会统一决策，负责公立医院重大项目实施、院长选聘、绩效考核等职责，改变多头办医、多头管医的弊端。把医院自主经营权放下去，充分落实县级公立医院独立法人地位，按照"能放就放"的原则，把用人招人、机构设置、收入分配等权力全部下放到医院，激活公立医院综合改革的内生动力，让"龙头"真正强起来。

（二）利益相容的激励机制

新农合医保基金对医共体实行按人头总额预付，交由牵头医院统筹管理，年底结算，超支由县级医院承担，结余由县级医院、镇卫生院、村卫生室按 6 : 3 : 1 比例进行分配。把原来医院想方设法多花的新农合基金从"医院收入"变成"医院成本"，倒逼医疗机构主动控费、节约医保资金，实现医疗与医保利益相容。同时，在支付机制驱动下，医共体结成"利益共同体"，各医疗机构密切合作，以便捷的流程、最好的质量和最低的费用服务患者，密切医患关系。

（三）同向发展的协作机制

实行分级诊疗模式，形成有效"责任共同体"。明确医共体成员单位功能定位和服务范围，确定县级公立医院 122 种、镇卫生院 50 种收治病种目录；明确县级医院 41 个下转病种和 15 个康复期下转病种清单；村级主要负责门诊、签约服务和健康管理工作，引导居民养成"有序就医、逐级转诊"的习惯。健全医共体内部治理体系，打造管理共同体。下发《关于进一步完善医共体管理的意见》，完善医共体制度设计，从单纯管医院到管体系。制定牵头医院权责清单，切实下放管理权力，赋予牵头医院对基层医疗机构医保基金、人事、资产、业务、财务、药品耗材、信息化以及绩效考核等方面的管理权限与具体责任，帮扶基层逐步提升医疗服务能力，完善医共体考核机制。市医管会负责对医共体进行考核，重点考核县域内就诊率、医疗费用增长率、患者就医实际报销比和医保基金县域内支出率等重点指标，考核结果与医共体牵头医院财政拨款、院长年薪等挂钩。将卫生和计划生育委员会对镇（中心）卫生院、社区服务中心的绩效考核权力下放，由医共体牵头医院制定考核方案统一进行考核。

（四）内规外控的监管机制

强化医共体内部质控体系建设。

1. 实行按病种付费和临床路径管理两个同步

减少医疗浪费的同时，保证医疗服务质量"不缩水"。2017 年，实行按病种付费的病种：市人民医院 227 种，中医院 172 种；实行临床路径管理病种：市人民医院 271 种，中医院 172 种。

2. 坚持合理用药、合理使用耗材、合理检查

加强对医疗机构和医务人员医疗行为的监管，将"三费"（药品费、检查化验费、材料费）增长纳入到对医共体的绩效考核中。年终考核时，对增长部分的"三费"，相应扣减，返还新农合基金。

3. 加强重点药物使用监控

安装"药事通"软件，利用信息化手段，加强对价格高、用量大、非治疗辅助性的药品和费用增长速度过快的疾病诊疗行为进行重点监控。

此外，发挥政府监管职能，建立总会计师制度，实行院长任期目标责任制和绩效考核机制，建立满意度第三方评价制度等，加强对医疗服务机构运行的监管。

三、信息技术平台

（一）整合信息平台，实现"联通"

基于安徽省基层医院信息化水平相对较弱，为了打造县域医共体，天长市加大了基层信息化建设的投入。天长市筹集近4000万元的资金加快建设信息互通共享的城乡医疗信息化系统。该系统以电子病历为主，集成了HIS、PACS、LIS、区域心电和公共卫生系统。2017年底初步完成信息系统架构建设，全市34家卫生院和163家卫生室全部切换使用新系统。医共体牵头医院与中心卫生院实现信息互通。镇卫生院、村卫生室可通过远程系统，由医共体牵头医院专家提供医疗影像诊断、疑难病例讨论和会诊指导等服务。建立县域全民健康信息平台系统，实现与省健康信息平台间的数据对接。

（二）整合服务资源，实现"联网"

在医共体内开展医师多点执业，大型医疗设备统一管理、共同使用，到镇卫生院首诊的患者，如果需要大型医疗设备检查的，由镇卫生院开出检查单，通过绿色通道，到县级医院优先安排检查，检查结果通过信息平台很快传到镇卫生院，极大地方便了患者。同时，成立了医共体中心药房，与药品带量采购同步推进，实现了医共体内医疗卫生机构统一用药范围、统一网上采购、统一集中配送；注重发挥中医专科优势，对基层

医疗机构统一配送中药饮片，进一步完善了医共体药品供应保障体系，更好地满足了基层群众看病就医需求，确保人民群众用药安全、有效、经济、便捷，实现优质医疗服务资源和技术下沉，服务群众，使市、镇、村变成"一张网"。

四、创新性

通过建立县级医疗服务共同体，初步构建了符合我国农村实际情况的分级诊疗模式。

（一）构建"三位一体"的新模式

三位之一：是整合医疗机构实现县域医疗机构联体。以天长市人民医院、中医院、天康医院3家医院为县域龙头，全市总计14个卫生中心，2个社区卫生服务中心和82个村卫生所为合作成员，实现大小各级医院的机构联体。

三位之二：整合信息平台实现信息互通。加快信息化建设，实现城乡医疗信息系统共享。医共体牵头医院与体制内其他县域医院实现信息互通，乡镇卫生院和乡镇卫生所可以通过远程医疗机构领导的医院专家，实现医学影像诊断、疑难病例讨论和咨询指导。建立县级卫生信息平台系统，实现与省级卫生信息平台的数据对接。

三位之三：整合现有的服务资源，实现县域资源联网。医共体内部实行医生多点执业、统一管理和统一使用大型医疗设备，重视发挥中医药专业优势，对基层医疗机构统一配送中药饮片，为中医诊疗提供部分设备等。整合高质量的医疗服务资源、技术，形成服务于广大城镇和农村的网络。

一体：县域医共体构成一个载体。通过这一区域载体，通过各个成员单位之间的合作，加强各级医疗机构、信息和服务资源的整合，从而构建城乡一体化医疗服务体系。此载体的形成，可有效地为群众提供持续、经济、高效的医疗服务。

（二）实现"上联下带"的功能设计

1. 对上联三甲，努力将患者留在县内

医共体牵头医院与县内外周边14家三甲医院结对，建立长期的合作关系。疑难杂

症外请专家来天长进行指导，既把患者留在县内，减轻患者负担，又提高本地医院、医生的接诊能力，做到患者不动、医师移动，实现患者"少付费、少跑路"目标。

2. 对下联乡村，努力将小病转向基层

医共体内结成"1+1+1"（县级医院＋镇卫生院＋村卫生室）师徒关系396组，县级牵头医院派出医技科室的专家下驻镇卫生院，定期开展专家坐诊、查房带教和手术会诊等服务。2017年以来，市人民医院、中医院各拿出1000万元和800万元帮扶资金，建立了基层人员培训激励基金、基层医务人员绩效考核奖励基金、基层基础设施配套完善基金和中心卫生院院长年薪制（年薪15万～20万），带动和提升基层医疗服务能力。

3. 医共体之间实行"关联"转诊，努力实现合作共赢

3个县域医共体之间严禁恶性竞争，不得对其他医共体的患者进行小病大治。同时，严把市外转诊关，对于其他县级医院不能诊治的患者，但是市人民医院能够治疗的，及时转往市人民医院治疗，不得直接转往县外；其他县级医院有专科服务特色的，市人民医院也要将相关患者转给其他县级医院，不得直接转往县外，从而促进医共体之间良性竞争，合作共赢，提升县域整体服务能力。

（三）秉持"防治结合"的发展理念

用大健康的理念不断拓展改革的空间。从以"治病为中心"转变为"以人民健康为中心"，向着习近平总书记要求的"构建整合型医疗服务体系，为人民群众提供全生命周期健康服务"的方向迈进。

1. 加强健康网络建设

构建由县级公立医院、基层医疗卫生机构、专业公共卫生机构组成的健康管理网络。在县级公立医院设置健康管理中心，进行健康干预，并建立"双处方"制度，向就诊患者开具用药处方和个性化健康处方。目前，已覆盖276个病种。

2. 在乡村开展家庭医生签约服务

使居民无病早防，有病早发现、早治疗，提升群众就医满意度。2018年以来，将家庭医生签约服务工作作为市政府为民办十件实事来抓，建立全新的"三重签约、三级联动"的团体服务模式，农村实行"1+1+2"家庭医生签约服务团队模式，即1名医共体牵头医院卫生技术人员＋1名基层卫生院卫生技术人员＋2名村级卫生技术人员（1名村医＋1名保健员）；城市实行"1+6+3"社区一站式服务团队模式，即1名医共体牵头医院卫生技术人员+6名街道卫生服务中心卫生计生技术人员+3名社区保健员。通过对签约人群的定期随访、体检、健康指导等个性化履约服务，进一步推进大健康管理。目前，全市总签约人数20.3万人，签约率34.19%；重点人群签约9万人，签约率67.6%。

3. 加强慢性病健康管理工作

2016年以来，市财政每年投入400余万元，为高血压、2型糖尿病患者提供免费国家基本药物，受惠患者2.5万人。

4. 积极探索医养结合的模式

支持金太阳医院积极创建和申报省级医养结合示范项目和医养结合示范中心，以项目为支撑，推动医养结合工作。以沃公社区、净业社区为依托，建立居家养老服务中心，定期为老年人提供健康管理与医疗服务。

五、效果评价

随着天长市县域医共体试点工作的深入，综合改革各项工作形势向好，取得明显成效。2016年12月22日，全国县级公立医院综合改革示范工作现场会在天长市召开；2017年3月25—26日，国务院副总理刘延东专程来到天长市视察医改工作。2017年8月21—29日，全国县级公立医院综合改革示范工作现场会暨培训班（三期）在天长市举办。

（一）县域内就诊率稳步提高

医改前（2011年），天长市县域内就诊率为87.7%；成立医共体前（2015年），县域内就诊率为91.5%；2017年，县域内就诊率达到了92.34%。

（二）基层服务能力逐年提升

医改前（2011年），天长市乡镇卫生院住院7071人次；医共体前（2015年），乡镇卫生院住院7695人次；2017年，乡镇卫生院住院11 072人次。

医改前（2011年），天长市基层医疗卫生机构门急诊669 759人次；医共体前（2015

年），基层医疗卫生机构门急诊 835 306 人次；2017 年，基层医疗卫生机构门急诊 842 581 人次。

（三）新农合市外基金使用占比逐年下降

医改前（2011 年），天长市外院住院基金使用 2504.2 万元，占全市基金使用率 30%；医共体前（2015 年），天长市外院住院基金使用 4030.7 万元，占全市基金使用率 26.1%；2017 年，天长市外院住院基金使用 5069.88 万元，占全市基金使用率 21.29%。

（四）新农合县域内实际补偿比逐年提高，群众就医负担不断减轻

医改前（2011 年），天长市新农合县域内实际补偿比 56.93%；医共体前（2015 年），县域内新农合实际补偿比 59.3%；2017 年，县域内新农合实际补偿比达到 70.48%。

（五）公立医院医疗行为进一步规范

2017 年，天长市次均"三费"：市人民医院为 3289.87 元，较去年同期下降 6.34%；市中医院为 2496.24 元，较去年同期下降 5.93%。

2017 年，门诊次均费用：市人民医院 192.58 元，较去年同期下降 0.6%；中医院 147 元，较去年同期下降 2%。

2017 年，住院次均费用：市人民医院 5439 元，较去年同期下降 4.9%；中医院 4592 元，较去年同期下降 1%。

（六）公立医院内部运行机制不断优化

医改前（2012 年），天长市两家县级公立医院药占比：市人民医院 45.5%、市中医院 35.2%；医共体前（2015 年），市人民医院 35.5%、市中医院 28.8%；2017 年，市人民医院 26.1%、市中医院 23.5%。

医改前（2012 年），天长市两家县级公立医院耗材占比：市人民医院 7.2%、市中医院 4.5%；医共体前（2015 年），市人民医院 8.4%、市中医院 5.4%；2017 年，市人民医院 8.89%、市中医院 6.6%。

医改前（2012 年），天长市两家县级公立医院检查、化验收入占比：市人民医院 22.7%、市中医院 21.7%；医共体前（2015 年），市人民医院 24.2%、市中医院 25.6%；

2017 年，市人民医院 19.32%，市中医院 17%。

医改前（2012 年），天长市两家县级公立医院医务性收入占比：市人民医院 24.6%，市中医院 38.6%；医共体前（2015 年），市人民医院 31.9%，市中医院 40.2%；2017 年，市人民医院 40%，市中医院 42.1%。

（七）医务人员收入待遇明显提高

医改前（2012 年），天长市两家县级公立医院医务人员年平均工资：市人民医院 7.1 万元、市中医院 5.8 万元；医共体前（2015 年），市人民医院 11.5 万元、市中医院 10.5 万元；2017 年，市人民医院 13.6 万元、市中医院 11.6 万。

医改前（2012 年），大长市两家县级公立医院人员支出占业务支出比例 30.03%；医共体前（2015 年），全市两家县级公立医院人员支出占业务支出比例 33.8%；2017 年，全市两家县级公立医院人员支出占业务支出比例 37.6%。

（八）慢病管理成效初显

高血压规范管理率：医改前（2011 年）37.1%；医共体前（2015 年）69.4%；2017 年 72%。糖尿病规范管理率：医改前（2011 年）19.6%；医共体前（2015 年）64%；2017 年 66%。高血压控制率：医改前（2011 年）22.9%；医共体前（2015 年）47.8%；2017 年 60.4%。糖尿病控制率：医改前（2011 年）16.5%；医共体前（2015 年）33.7%；2017 年 50.3%。

六、健康扶贫

天长市在滁州市内不属于扶贫脱贫县（市、区），近年来健康扶贫工作重点主要包括：①低保贫困人员免费家庭医生签约服务。②贫困人口大病救治。③对口帮扶萧县村卫生室建设。④新农合贫困人口慢性病"190"工程及跨省结算系统开发项目、一站式扶贫系统开发。

七、存在的障碍

（一）医共体内部的补偿激励及考核机制

目前医共体内部多是约束性不强的契约关系，财政投入主要体现在财政预算拨款和医保经费两方面。公共卫生经费将逐步纳入，对于未实现资产重组的医疗集团化机构，需细化和明确各主体利益分配及绩效考核，寻求各级合作医院之间的共同利益和利益平衡。同时，县、乡两级组织属于一级公益性和二级公益性，由于我国不同层级财权与事权统一分级管理的体制原因和性质不同造成内部利益分配挑战较大。

（二）区域卫生信息网络化发展滞后

充分运用现代信息技术去整合与共享医共体内部资源。目前预约转诊平台及医疗信息共享平台尚未全面覆盖，以电子健康档案及电子病历为基础的区域卫生信息平台尚未实现互联互通，同时，内部精细化管理及成本核算体系依赖的信息化功能仍有待开发，需进一步推进信息化建设。

（三）行政区划分割造成环境区域限制

安徽省分为皖南、皖中和皖北地区，皖北地处平原地区，人员相对集中，城市规模较大；皖中经济发展较快，以省会合肥市为首，人员流动量大，常住居民较多；皖南地处山区，交通相对不便，人员居住较松散。医共体建设以区域划分，按照人头总额预付，皖北和皖中因为市场占有率较高、病源较为充足，资金实力一般较为雄厚，协同管理与资金统筹方面可操作性强。反之，皖南地区部分县级区域划分规模较小，医院建设较落后，因地理环境因素，服务网点松散分布，在总额预付管理下，预拨资金较少，协调统筹发展困难。

八、评析

目前天长县域医共体的发展面临多方面的问题及挑战。

（一）面对这些挑战，天长县域医共体应当在目前已经建立的松散型医共体模式基础上，积极努力地探索对医共体内部的一体化管理及管理结构的治理。同时，在统一医共体内部各方利益的大前提下，进一步快速加强混合型／紧密型的医共体模式，实现真正意义上的医疗资源大整合。

（二）天长县域医共体需要建立更加科学合理的利益分配及激励机制，并且加大力度探索多种付费及预算模式，从制度上最大限度地调动县域相关医疗机构的积极性及主动性。

（三）在配合完善利益分配以及激励机制的同时，需要快速完善各类配套设施，制定更加合理的双向转诊机制，重点实行特殊人群签约制度，完善防治一体化服务。

（四）天长县域医共体内部各个成员之间实行绩效考核以及监督评价制度，从制度上提高医疗机构的服务质量和水平，解决群众本质上的需求。

第三节　跨区域专科联盟：北京儿童医院集团模式

一、建设背景

（一）新生儿增多，儿科资源缺乏

近几年，我国新生儿人口数量逐年增加，每年新出生的婴儿数量为 1600 万～1800 万。2017 年新生儿数量有所回落，但是也达到了 1723 万。2016 年是中国实施"全面二孩"政策的元年，当年即给中国新生人口带来了立竿见影的效果：2016 年新生人口中一孩数量为 840 万人，二孩数量为 820 万人。相比较"全面二孩"政策放开前的 2015 年，一孩数量降低 26 万人，但是二孩数量增加 168 万人，政策红利得到了有效的释放。

近年来，随着我国经济的发展，医疗保障水平也有所提高，儿童的医疗服务需求增长迅速。据统计，儿科门急诊人次由 2007 年的 2.38 亿人次上升至近年的 4.71 亿人次，占全国门急诊总量的 9.84%；出院近 2162 万人次，占医疗机构总出院人次的 10.3%。根据《2017 中国卫生和计划生育统计年鉴》，至 2016 年底，全国共有 68 家公立儿童医院，49 家非公立儿童医院，共 117 家。儿童医疗服务体系发展已不能满足群众需求，成为我国医疗卫生事业发展的薄弱环节，党和国家高度重视儿童医疗服务体系建设和发展。

在医疗人才方面，我国的医生资源严重紧缺，儿科医生又是"重灾区"。儿科本科已经停招多年，儿科医生的供给也相应减少。2016 年，国家卫生和计划生育委员会、发展和改革委员会、教育部等部委联合印发《关于加强儿童医疗卫生服务改革与发展的意见》，其中明确提出到 2020 年每千名儿童儿科执业（助理）医师数达到 0.69 名等具体目标。根据《2017 年中国卫生统计年鉴》公布的数据显示，2016 年中国儿科医生总数为 127 400 名。按照 2015 年全国 1% 人口抽样调查结果，0 ～ 14 岁儿童总数为 2.28 亿。目前我国每 1000 名儿童，只配备 0.56 位儿科医生，这一数值远低于全国平均每 1000 人配备 2.32 名医师的水平。我国每千人口拥有儿科医师数只有美国的 1/3。如果要达到 2020 年每千人口拥有儿科医师数 0.69 名的目标，我国儿科医师缺口大约是 8.6 万人；而要实现国务院"健康中国 2030"规划纲要的目标，我国儿科医师缺口将达到 20 万人。

近年来，国家在逐渐加大儿科医疗方面的资源投入力度，儿童医院和床位数都有所增长。在医疗人才方面，也在重视儿科医师的培养，但与儿科医疗服务能力紧密关联的其他医疗服务上，如儿科放射、影像检查等，却依然存在人才不足的问题，制约了儿科服务能力的提升。我国儿科医疗资源分布存在不平衡的问题，儿童医院城乡分布比例为 3.75 ：1，优质儿科医疗资源在少数大城市集中。儿科医疗机构在基层稀缺，医生人才欠缺，医疗服务能力不足。

（二）成立儿科医联体的必要性

儿科的主要问题是看病难，专业病和复杂病特别突出，儿科医疗资源的分配不均，儿科医生培养的时间又长，现实之策就是建立儿科医疗联合体。首都医科大学附属北京儿童医院（以下简称"北京儿童医院"）2011 年的全年门诊量为 240 万人次，2013 年门诊量为 300 万人次。在这些数据中，全年门诊总数中有 60% 的儿童患者来自于北京以外的地区；住院的儿童患者中，也有 70% 户籍不属于北京。为了满足全国儿童患者的就医需求，无限地扩大门诊量是不现实的。

如何能够提高北京以外的儿科医疗机构和医生的医疗水平，获得当地儿童家长的信任？北京儿童医院院长倪鑫在上任之初就想到了这样的问题，并从 2012 年开始提出了

"中国儿科是一家"的理念。2012 年 3 月，北京儿童医院首先建设了北京市儿科综合服务平台；2013 年 5 月，北京儿童医院与郑州市儿童医院、河北省儿童医院、南京市儿童医院等共 9 家儿童医院共同组建了北京儿童医院集团，拉开了跨区域组建儿科医联体的序幕。经过 4 年多的发展，到 2018 年 3 月，北京儿童医院集团的成员已发展到 23 家儿童医院，1500 多家基层儿科单位。一张全国儿科医疗服务网络初见规模，医疗服务水平获得明显的改善。

目前，以北京儿童医院、复旦大学附属儿科医院、上海儿童医学中心为主的三大儿科医联体已经覆盖了全国 80% 的地区，儿科分级诊疗体系逐步形成。可以将儿科医疗资源下沉到社区医院或者二级综合医院的儿科，有效地解决了基层儿科医生培训的问题，同时建立了疑难重症疾病转诊的绿色通道。

北京儿童医院集团联合国内主要的省级儿童医院，通过集团成员之间"专家、临床、科研、教学"四个共享（后期发展为专家、临床、科研、管理、教学、预防六个共享），建设远程会诊中心，满足各地疑难病患者的诊治需求。实现"患者不动、医师移动"，通过组建专家库赴各地巡讲、门诊、手术示教及查房。成立远程会诊中心，开辟绿色转诊通道，开展科研合作、学术交流、质控管理、人员进修、基层医生培训等项目，带动儿科整体水平提升，进一步推动全国儿科分级诊疗体系建设。

二、运行机制

（一）北京儿童医院集团是医联体的主体

2012—2015 年，北京儿童医院实行三年"三步走"战略，先后成立北京市儿科综合服务平台、北京儿童医院集团，并实现非急诊挂号全面预约，逐渐走出一条可靠的儿科医联体模式。初步构建起"首诊在基层、复杂病例远程会诊、疑难急重患者转诊无障碍"的联动服务模式，为实现儿科领域的分级诊疗奠定了基础。

北京儿童医院专科联盟医联体模式是以北京儿童医院集团为主体，各成员单位均为独立法人，独立承担民事责任，经济上独立核算。以此为基础，在集团框架下，通过"专家、临床、科研、管理、教学、预防"六个共享，实现"患者不动、医师移动"的目标;同时要求参与联盟的 20 家省级成员发挥辐射带动作用,建立起本区域内的医联体,将医联体网络向基层医疗机构延伸,纵向整合医疗资源。

对于成员医院的加入也有严格的考核机制,成员医院必须在政府支持、区域辐射能力、资源带动能力等方面占据优势,后期还会有淘汰制。一家儿童医院要想加入北京儿童医院儿科医联体,首先要得到地方政府的支持,同时要得到扶持基层医疗机构儿科的建设,并且具有一定的影响力和患者分流能力。

(二)通过四级体系助推分级诊疗

北京儿童医院集团重视发展儿童分级医疗体系,鼓励各成员医院加强地方医疗协作,建立四级儿科医疗服务体系,助推分级诊疗建设。2015 年,"北京儿童医院集团 – 河北省儿童医院 – 县级儿科协作医院"三级儿科诊疗网得以铺设,使得在北京儿童医院带动省级儿童医院水平提升的基础上,通过省一级儿童医院进一步将辐射作用延伸至地县级。北京儿童医院在 2017 年升级为国家儿童医学中心之后,将原有的"北京 – 省级 – 县级"三级儿科诊疗网升级为"国家 – 北京 – 省级 – 县级"四级诊疗体系。

安徽省儿童医院是集团内较早向县市级基层医院发展四级诊疗体系的成员医院之一,重点打通预约挂号、分级诊疗与双向转诊、检验、大型设备检查与结果互认、重症患儿转运、远程会诊、信息共享 7 个绿色生命通道,为省内及周边地区儿童提供更加安全、快捷、高质量的医疗服务。在医联体新模式下,安徽省级儿童专科医院门诊量增长趋势有一定程度的下降,对实现全省及辐射周边地区形成儿科医疗资源共享、优势互补,快速提高省内儿科医师整体业务水平有着重要意义。

四级诊疗体系会逐步下沉到县级的基层医疗机构。2017 年 5 月,北京儿童医院顺义区妇幼保健院与北京顺义区仁和镇卫生院医联体建立。北京儿童医院顺义区妇幼保健院将把预防保健、0 ~ 6 岁儿童免费体检及牙防所迁至仁和院区,未来将根据居民的就医需求、临床业务发展、保健功能定位等因素,进一步达成整体融合合作发展的初衷,提升医院内涵质量建设,促进学科多元化发展,加快人才梯队培养,使两院区的服务能力、服务水平实现新的跨越,并形成长效机制,推动顺义区医联体建设的进一步发展。

医联体在促进区域医疗资源整合、理顺患者就医秩序等方面进行了有益的尝试和实践探索。但是,在医联体建设过程中的一些深层次问题,如患者对医联体中基层医疗机构医疗水平信任问题、依旧"扎堆"三甲医院问题、医疗风险分担等问题在实践中不断浮现出来。怎样在医联体构建过程中理清解决这些问题的思路，北京儿童医院为了避免整个系统发展出现偏差，进行了科学合理的制度设计。

（三）提出医疗质量同质化

北京儿童医院集团为解决医联体发展中存在的问题，带动各省各级的儿科医院发展，力求各地患儿均能享受全国优质医疗团队的服务，缓解患者家长对基层或者地方医疗机构医疗质量不信任的尴尬，解决患儿及其家庭"看病难、看病远、看病贵"的困难，提出了推行医疗质量同质化管理的理念，即以北京儿童医院为中心，致力于建立一套"横向优质资源统筹，纵向优质服务延伸"的四级医疗服务网络，为落实国家新医改方案"安全、有效、便捷、价廉"的精神，合理引导患儿就医，为我国儿科分级诊疗模式提供有益的参考模式。

"同质化"是指同一大类中不同品牌的商品在性能、外观甚至营销手段上相互模仿，以至逐渐趋同的现象。标准化是导致同质化形成的重要原因，如标准化的生产流程、强制的技术标准、全面质量管理都在不断缩小质量的差距。

产品质量标准等同于医疗质量，这是一个在经济学中经常提及的概念。医联体内的医疗质量同质化（uniform care）指的是医联体内任何一家医疗机构的医务人员所拥有的临床诊疗、护理技能基本一致，并不存在明显差异，具有同种医疗需求的患者在医联体内都能得到相同质量的医疗服务。

目前，北京儿童医院集团已有20多家儿童医疗机构加入，覆盖了全国十多个省及直辖市，其中包括贵州和青海省等欠发达地区。因此，医疗质量同质化管理的推行不仅是影响集团真正实现"强强联合"、充分发挥省一级儿童医院的医疗资源优势、提高卫生资源合理性和利用效率的重要因素，更是方便全国患者就医、造福我国儿童的重大举措。

（四）医疗质量同质化管理的体系保障

完善的管理体制和制度设计是一个组织实现协调和可持续发展的基础。北京儿童医院集团良好的运营机制和3个管理机构是实现医疗质量同质化管理的制度保障。集团目前管理机制由三部分组成，分别是理事会、秘书处、学术委员会。

1. 理事会

理事会设理事长、副理事长各 1 名，理事由各成员医院的法人代表担任。理事会是集团最高领导机构，决定集团的章程、宗旨等顶层制度设计及集团医疗、科研、教学、健康教育等事关集团发展的重大问题。

2. 秘书处

集团的具体运营和管理由秘书处负责，设秘书长 1 名，秘书若干名，负责具体执行理事会或理事长决定的事务，管理集团之间的会诊、科研、实验等具体医疗事务以及集团的日常运营工作。

3. 学术委员会

集团内部的学术活动由学术委员会负责，学术委员会由集团成员医院各自派出 1 名专家组成，每年召开学术委员会 2 次，主要是制定每年集团内的学术工作计划，并进行检查、考核。

（五）推进资源"共享"，带动成员医院医疗服务质量全面提升

北京儿童医院医联体早期提出了"四个共享"，是指集团成员医院之间实行专家共享、临床共享、科研共享和教学共享，是集团凝聚的精神内核和发展方向，也是医疗质量同质化管理的重要举措。后期，又加上了管理共享和预防共享的内容。

1. 专家共享

在所有医疗质量同质化的措施中，医生诊疗技术的同质化无疑是最重要的，因为它是整个医疗服务链中最核心的要素。要实现医生诊疗技术的同质化，专家和学科带头人的作用至关重要。学术委员会根据集团严格的专家推选标准，评选出了 30 个专业的 104 名集团专家。根据专业的不同，这些专家分为 9 个专家组，在集团统一安排下，在集团范围内开展丰富多彩的学术活动。活动主要包括：学术讲座、查房、疑难病例讨论、会诊及手术等系列医疗、学术交流活动。在医联体成立 1 年之时的 2014 年，就完成集团内巡讲 256 人次，召开各项专题会议共 64 次，各专业论坛、学术会议培训班 57 次。

这一举措使专家资源在集团内部流动起来，逐步实现各医学专家自身价值的叠加与倍增效应，在各成员医院间形成优势互补，全面推进培训交流，缩小差距，共同提高医

生诊疗技术水平。

2. 临床共享

医疗质量同质化的另外一个重要方面就是诊疗规范的统一。如果患儿在集团内各家医院就诊，对同一种疾病的诊疗方案是相同的，则患儿家长就会选择就近治疗，从而真正实现患儿的分级诊疗。这也是北京儿童医院集团临床共享的主要内容。集团在实际操作中，以协作组的形式来促进临床共享工作的开展。集团成员医院在自愿的基础上，组成某种病或者治疗方法的协作组。协作组的主要工作就是确定可以在集团内推广使用的诊疗规范，然后通过专家讲课、现场培训、病历抽查等形式，促使集团内各家医院的医生都能够按照同样的规范诊治患者。

2014 年，在集团内推广了诊疗规范 5 项：中国血友病治疗规范、听障儿童诊治标准化流程、儿童雾化吸入规范化诊疗、心肌损伤规范化诊疗、血浆置换规范化诊疗。后续每年还成立了 3～5 个协作组，逐步把儿童常见疾病的诊疗规范在集团范围内统一起来。

此外，集团内各医院之间还通过科室合作的方式，开展临床共享工作。比如，北京儿童医院与安徽省立儿童医院合作，成立了北京儿童医院血液肿瘤中心安徽省儿童医院分中心，北京儿童医院血液肿瘤中心除了为安徽省儿童医院培养血液肿瘤方面的专业人员外，还派出专家直接在安徽分中心工作，从而保证安徽省的白血病患儿在分中心完全可以享受到北京儿童医院医疗服务的水平。

3. 科研共享

为给临床医疗工作提供更多的科研支撑，全力保障科研成果分享，集团利用北京儿童医院科研优势，带动成员医院共同申请国家课题，筹资资助集团成员医院开展青年医师课题支撑计划，培养青年人才骨干，开展临床实验室、临床资料数据库和样本库等医疗数据的集团内部免费共享服务，大力推进成员单位科研能力共同进步。以河北省儿童医院为例，自集团成立后，协助河北省儿童医院建立了"北京儿童医院河北儿研所"，共同协作重大科研课题项，其中两项为"十二五"国家科技重大专项课题。此外，集团还成立了专门的科研平台，规范了科研项目流程与标准操作文件，整合课题研究专家资源与专业团队，为集团内成员医院服务。

在成立 1 年之内，集团成员医院合作完成了《儿童结核病易感性与宿主全基因组关联性研究》《儿童病毒性脑炎病原学研究》《儿童 1 型糖尿病酮症酸中毒初发及再次发作相关因素的分析》等 10 项科研课题；北京儿童医院与山东省聊城市儿童医院联合申请了一个省级重点实验室——山东省聊城市儿童医院中西医结合儿科实验室，被山东省卫生和计划生育委员会和中医药管理局认定为山东省首批中医药重点科研实验室；集团内多家成员医院联合申请了 2 个省部级课题：儿童败血症 24 种致病菌早期联合诊断体系建立与应用研究、儿童基本药物用法用量调查研究。各成员医院的科研潜力不断得到挖掘，科研水平也在不断地提高。

4. 教学共享

医学人才是集团成员医院最大的资源优势，实现医疗质量同质化最重要的支撑就是不断挖掘、培养医学人才。集团内各成员医院为公立医院，承担着培养医学生的工作，并且医院在这方面做出的努力也是可以观察和评估的。集团建立了相互进修的学习体系、实习基地；利用远程教育系统，在集团内开展各个层次的继续教育及各专业学组教学；在集团内通过同步转播临床大查房、死亡病例讨论、示教手术等方式教学；充分发挥《儿科学大查房》国际学术期刊杂志的优势，使成员医院第一时间掌握国际儿科医学新进展，并应用到临床医学实践中。集团成立 1 年就完成进修培养 194 人次，今后还将逐步在集团内开展专科医生及专科护士培训工作。此外，集团成员医院的医学专家团队又在三级医疗网络的基础上进行了纵向延伸和推进，建立了初步的儿科医学人才三级网络培养模式，培养了一批批儿科青年骨干医师，加强了儿科医师队伍的梯队建设，有利于从根本上均衡全国儿科医师的医疗服务水平。

（六）促进成员医院完善质量管理体系，全面开展质量同质化工作

医疗质量与安全控制是医院核心竞争力的重要组成部分，医院质量管理是医院的基础工作，反映着医院的技术实力和水平，关系着医院的声誉和影响，决定着医院的生存和发展，也是集团推行医疗质量同质化管理的重点工作。虽然目前集团成员医院均已开展了各自医院的质量管理工作，成立医院管理与质量控制委员会，构建三级质控体系，但是各医院之间的效果还有一定的差距。集团对 15 家成员医院质量管理工作现状通过现场或远程视频的形式进行了深入细致的调查后，采取了以下措施，以促进各医院质量管理体系的建设和完善。

1. 启动了大规模的质量管理培训活动。截至 2015 年 6 月，已经举办专题培训班 5

次，培训人员近 1000 人次。

2. 以质控活动开展较好的山西儿童医院为"质量型标杆"，推广标杆管理。

3. 尝试制定适合儿童医院的评价指标体系，建立统一的适用于儿童医院的医疗质量指标体系，科学、客观、准确地评价医疗质量。

4. 采取了"以赛促评，以评促建"的方法，组织并鼓励集团成员医院参加各省及全国组织的相关比赛，并根据取得的成绩给予一定的奖励。

三、信息技术平台

北京儿童医院集团建立了远程医疗会诊中心，拓宽了分级诊疗模式，为集团发展提供了便利。

现代科技的发展，尤其是信息技术的发展，为医疗服务质量同质化管理提供了前所未有的机会。就诊和病案管理可以在区域化的医疗信息系统完成，方便不同医院间患者信息的传递和共享。

北京儿童医院集团搭建了远程会诊中心，中心落户于北京儿童医院，借助远程技术使得全国患者在当地就能享受到集团内优质的医疗服务。

会诊平台软件方面，具有强大的数据上传及存储功能，设置了会诊资料上传区域、影像片上传区域等项目，可实现集团内多家医院同时在线阅读病历及阅片，并可实现在线标记及 DICOM 格式片的在线阅读，从而保证了患者所有影像资料可以不失真地呈现给会诊专家。

硬件方面，使用 1080P 高清分辨率摄像头，保证了最佳的视频清晰度。两块 55 英寸 LCD 高清晰电视背板，可随时调节清晰度，使远程会诊双方均能享受到优质、高清的画面质量。外接音源及麦克风，提升了会诊双方的视频和音频通话效果。

北京儿童医院信息中心在思科公司提供的硬件平台基础上，也参与了开发。通过调研，根据集团的实际使用需求进行了改进。改进后的平台操作更为简易，上传速度更快，进一步提升了会诊平台的工作效率。

集团远程医疗会诊中心于 2014 年 7 月正式启动，目前共有 22 个专业、100 名医师（主任医师 58 名，副主任医师 42 名），服务范围覆盖集团内外共 30 家医院。截至 2016

年 5 月底，共完成 456 例视频会诊，181 人次异地会诊，27 人次异地手术。提高了各医院诊断、解决疑难病例的效率，充分发挥了优质医疗资源的辐射作用。目前，正在逐步开展床旁会诊、病理会诊、影像会诊、远程教育、国际远程会诊等工作。

四、创新性

（一）托管服务全面提升下级专科医疗机构水平

北京儿童医院还在医联体内实施医院托管服务。2015 年 3 月，北京儿童医院签约顺义区妇幼保健院并提供托管服务。该服务按照统一管理、管办分开、资源共享、资产归属不变、财务独立运营的管理模式运行。两院将在专家出诊、人才培养等方面实行互通。通过托管服务实施全面管理和深度合作，提升医院管理水平和服务能力，为顺义区及周边居民提供优质的妇幼专科医疗保健服务；为医院搭建专业技术和管理人才培养平台，选派专家到医院承担日常管理、门诊出诊、病房教学查房、科研项目指导等工作任务，承担学科带头人和技术骨干的进修和培训任务，承担科研攻关和成果转化指导工作；推进医院重点学科建设，争取在"十四五"末，使医、教、研、防等综合能力达到三级甲等专科医院水平，帮助和扶持医院各项医疗业务的开展，快速提升医疗服务能力，切实提高顺义区妇女、儿童的健康保健服务水平。

自北京儿童医院实行托管服务 3 年以来，依托北京儿童医院科学化管理和强大的技术支撑，顺义区妇幼保健院在医疗服务和技术水平（收治病例的复杂程度与治疗技术难度）上双提升。在 2017 年"妇幼（妇儿）类专科医疗机构综合评价排名"考核指标中，以 DRGS 组数 254、CMI 0.63 高居榜首；以综合分值 0.98 的高分，位列妇幼类专科医疗机构综合评价全市第一名。在北京儿童医院倪鑫总院长的带领下，顺义妇儿医院坚持以患者需求为导向，加强医院内涵建设，提高医疗服务能力，改善医疗服务，医院门诊量、收治患者数、手术例数在 2015 年、2016 年和 2017 年分别提升了 3.87%、1.2% 和 14.92%。2018 年北京儿童医院顺义妇儿医院获得北京市妇幼（妇儿）类专科医疗机构综合评价第一名。

2015 年 5 月 15 日，北京儿童医院与保定市卫生和计划生育委员会签约，正式托管保定市儿童医院。保定市儿童医院加挂"北京儿童医院保定医院"标牌，这也是京津冀一体化背景下首家推行公立医疗机构跨省托管的医院。按照双方协议规定，实施托管后，北京儿童医院将派驻专家参加保定市儿童医院门急诊、查房、会诊、手术、学术讲座、临床带教，指导医疗业务和科研项目，帮助保定市儿童医院提高医疗质量和管理水平，服务当地与河北患儿，委托管理期为10年。跨省托管意味着今后外省的孩子看病不用专程跑到北京，托管期间，保定市儿童医院将有望达到三级甲等儿童医院技术水平。北京儿童医院接诊的患儿约60%来自外地，其中，河北患儿数量最多。托管后，将合理分流这一部分患儿。

2017年11月，北京儿童医院与郑州市政府正式共同托管河南省儿童医院，河南省儿童医院作为首批北京儿童医院集团成员单位，实施托管当大，河南省儿童医院正式增加"北京儿童医院郑州医院"名称，共同组建"北京儿童医院郑州医院管委会"。未来，双方将进一步加大技术、人才、科研、管理等全面深入合作，助推河南省儿童医院成为全国首个国家儿童区域医疗中心，为中原地区儿童就医提供切实便利。

通过专科医院的托管服务，首先，可以在基层儿科医疗机构开展多项原本无法开展的儿科专科服务。儿科业务的范围可以从传统的呼吸系统、消化系统等儿内科常见疾病，扩展到更多的疑难杂症。其次，已有科室业务，也可以提高业务水平，填补手术项目的空白。最后，儿童医院的专家可以到基层诊治，提高危重症抢救诊疗水平，提升医院综合诊疗能力，满足患者就医需求，增强群众就医的获得感。

（二）医联体模式培养专科人才

儿科医联体的另一项重要任务是培养儿科医生的人才，让儿科医生能够留得住、用得上。儿科医联体组织对北京儿童医院和其他医联体成员中的儿科医师进行培训，然后在各成员之间轮转，实现优质医疗资源下沉，重点帮扶贫困地区和不发达地区。提高不发达地区的儿科医生水平后，同时为其建立儿科实验室，提供发展空间，使其能够安心留下来进行儿科建设。

五、建设效果评价

北京儿童医院集团刚成立 1 年时，2014 年的数据统计显示，在医疗领域，已在集团内开展大规模义诊 3 次，服务患儿 800 余人；建立了远程会诊系统，为 50 余位患者开展了远程会诊；集团专家异地会诊 1000 多人，开展手术 50 余例。截至 2016 年 5 月底，共完成 456 例视频会诊，181 人次异地会诊，27 人次异地手术。2014 年，北京儿童医院的门诊量为 337 万，到 2015 年，门诊量下降约 20 万。

在科研和教育层面，成立集团专家委员会并组织专家在集团内开展巡讲活动 256 场，召开专题会议 5 次，召开大型学术会议 1 次，大会注册人员 3000 多人，建立专科协作组 4 个，在集团内推广诊疗规范 3 项，协助山东省聊城市儿童医院申办了一个省级重点实验室，并分别与河北省儿童医院和贵阳市儿童医院共同成立了"北京儿童医院河北儿研所"和"北京儿童医院贵州省儿研所"，在集团内开展多中心课题研究 10 项，向集团内各医院开放北京市儿科研究所实验室和北京儿童医院临床信息与样本资源库。北京儿童医院医联体从落实医疗资源下沉和基层科研水平提升两个方面，都起到了非常大的作用。

2016 年，北京儿童医院几位负责人在《中国医院管理》杂志发表了一篇名为《2011—2015 年北京儿童医院集团门诊量变化趋势分析》的文章，通过对最早加入北京儿童医院医联体中的 9 家儿童医院的就诊数据进行分析，对北京儿童医院医联体模式建立 5 年多来的建设效果进行评估。

研究数据来源于北京儿童医院集团成立初期的 9 家医院（北京儿童医院、安徽省儿童医院、河北省儿童医院、南京市儿童医院、青海省妇女儿童医院、聊城市儿童医院、武汉市妇女儿童医疗保健中心、西安市儿童医院和郑州市儿童医院），2011 年 1 月—2015 年 12 月共 60 个月的门诊量数据。

统计分析方法采用中断时间序列分析（interrupted time series，ITS），以北京儿童医院集团成立时间（2013 年 6 月）作为中断点，分析集团成立前后 9 家医院的门诊量变化趋势。中断时间序列主要是以时间序列数据为因变量，同时分析中断点、时间点及其交互作用的影响。

2011—2015 年，北京、安徽、河北、聊城、南京、青海、武汉、西安、郑州 9 家医院的月平均门诊量分别为 241 481 人次、58 862 人次、71 861 人次、36 655 人次、156 832 人次、26 925 人次、158 027 人次、130 124 人次、94 086 人次。月平均门诊量以北京最高，其次是南京、武汉、西安，而青海、聊城、安徽的门诊量相对较低。2011—2015 年的 60 个月间，9 家医院的门诊量变化趋势各不相同。南京、郑州、河北、西安等地的门诊量基本呈直线上升趋势；武汉、安徽、聊城、青海的门诊量变化较为平稳；北京在 2014 年之前呈上升趋势，之后则较为稳定。

通过统计方法分析可以发现，自 2013 年 6 月北京儿童医院集团成立后，9 家集团医院门诊人数均有不同程度的增加，但增长速度各有不同：聊城、南京、郑州儿童医院门诊量上升趋势加快；北京、安徽、河北、青海、武汉、西安 6 家儿童医院的门诊量上升趋势变缓，其中北京增长趋势的变缓最明显。从这一结果可见，经过北京儿童医院集团内各成员医院 2 年多来的联动协作，初步实现儿科优势资源下沉，使全国各地来就诊的患儿结构更趋合理，在一定程度上解决了儿童看病难的实际问题。

本研究结果提示，集团内部的资源得到了较好的共享和互补，这得益于儿童医院集团成立后的一系列活动。北京儿童医院集团集合 20 多家大型儿童专科医院，覆盖基层医联体医院 400 多家，已初步建成一个在医、教、研、防、信息、管理等多方面合作的医疗联合体。初步构建起"首诊在基层、复杂病例远程会诊、疑难急重患者转诊无障碍"的联动服务模式，为实现儿科分级诊疗体系奠定了基础；而且，儿童医院集团定期组织专家到各成员单位出门诊、会诊，逐步实现临床医技检查项目的互通互认，共同提升各成员单位的临床医疗水平，努力使全国各地患儿都能享受国内顶级专家专业的医疗服务。

六、优点和障碍

提高医疗服务水平，西部地区资源还没有充分利用。长期以来，由于经济发展的不均衡，我国存在着卫生资源配置的区域失衡的局面：众多优质卫生资源多集中在较发达的东部地区，而其他经济水平相对较低的中西部地区卫生资源相对不足。

北京儿童医院集团成立以来，重视内部优势资源的深度整合，资源优势互补，通过信息技术和数字医疗技术的整合，构建以北京儿童医院为核心、协作地区医院为辅助，组成集团远程医疗中心服务平台，辐射集团内所有医疗机构。集团以科室或专业为单位成立多个学科或专业分中心，开展各项临床、医技检验数据集团内部互认项目，同时建立集团内部疑难重症患儿双向转诊绿色通道。这些举措提高了集团的医疗服务水平和工作效率，初步建立北京儿童医院与其他协作医院间的远程医疗会诊、远程诊断、远程监护、远程手术指导、远程咨询、远程教育和远程信息共享等远程医学活动，实现了患者不动、医师移动，大大方便了患者就医及享受到资深儿科专家提供的诊疗服务。

通过门诊数据分析，地处我国西部的青海省妇女儿童医院和西安市儿童医院自集团成立后门诊量上升趋势变缓，从一定程度上反映出西部地区卫生资源可能并未得到最大限度的充分利用，部分当地患者仍选择前往卫生技术资源更优质的医院就诊。

北京儿童医院集团将进一步加强对西部地区成员单位的卫生技术人员培训，建立更加密切的合作，建立一套"横向优质资源统筹、纵向优质服务延伸"的三级医疗服务网络；破解单个单位发展的短板与瓶颈，创造集团内部更大的协同效应，使得儿童医疗资源能够在东西部地区之间合理分配，力求各地患者均能享受全国优质医疗团队的服务。

以北京儿童医院医联体模式为代表的"跨区域组建专科联盟"的医联体组织模式，被总结为"根据不同区域医疗机构优势专科资源，以若干所医疗机构特色专科技术力量为支撑，充分发挥国家医学中心、国家临床医学研究中心及其协同网络的作用，以专科协作为纽带，组建区域间若干特色专科联盟，形成补位发展模式，重点提升重大疾病救治能力"。最后，被纳入到《国务院办公厅关于推进医疗联合体建设和发展的指导意见》中。

第四节　远程医疗协作网：中日友好医院模式

一、建设背景

我国幅员辽阔，人口众多，经济和社会发展不均衡，医疗资源面临总量不足、碎片化、不均衡、非同质等问题，导致优质医疗资源负担过重，基层医疗资源相对闲置，急危重症转诊不畅，医患矛盾突出，推行分级诊疗制度已经成为改善医疗资源供给侧结构的重要战略。远程医疗协同网络正是实现分级诊疗制度的重要途径之一。

在 20 世纪 90 年代中期卫生部就认识到了远程医疗的战略意义，在全国设立了试点工程，中日友好医院作为第一批试点单位于 1998 年成立了远程医疗中心。近 20 年来，通过电话、卫星、光纤等通信方式研究探索远程医疗发展途径，致力于信息技术在远程医疗领域的转化应用，在全国发挥了示范引领作用。

2010 年，卫生部启动远程会诊系统建设项目，建立以 12 家国家级综合性医院和中西部省级医院为核心，连接基层医院的远程会诊系统，以提高中西部省（区、市）基层医院的医疗服务能力，缓解群众看病就医问题，中日友好医院是该项目的 12 家试点单位之一。同年，卫生部将中日友好医院远程医学中心作为远程医疗工作的示范单位。

2012 年 10 月 22 日，卫生部办公厅发布《关于在中日医院设立卫生部远程医疗管理培训中心的函》（卫办医管函〔2012〕57 号），批准在中日医院设立"卫生部远程医疗管理培训中心"，主要开展以下工作：收集分析国内外有关远程医疗的信息，研究并提出我国远程医疗体系建设发展的意见和建议；协助卫生部组建全国远程医疗质控网络，组织和指导开展质控工作；组织起草远程医疗管理相关规范标准，开展远程医疗相关专业人员的培训。

2014 年，在国家卫生和计划生育委员会、国家发展和改革委员会、财政部的共同指导下，设立了远程医疗政策试点省院合作项目，中日友好医院与云南省政府合作，开启了第三方服务运行机制、物价形成机制、医保报销机制等探索，成为全国远程医疗与互联网医学领域的领跑者。

党的十九大以来，为进一步贯彻落实关于互联网＋健康医疗的发展目标，推动医疗机制体制改革的深化发展，在国家卫生健康委员会的指导下，基于"国家卫生健康委员会远程医疗管理与培训中心"的工作基础上，成立"国家远程医疗与互联网医学中心（以下简称国家中心）"。国家中心的主旨是针对我国人民日益增长的美好生活需要和不平衡、不充分的发展之间的社会主要矛盾，整合优化医疗资源供应侧结构，建成我国一支远程医疗与互联网医学领域的国家队。国家中心的主要职责是整合优化全国委属委管医院和省部级医院等优质资源，建立远程医疗规范化运行示范模式，带动基层医院学科建设。利用互联网和信息技术，支持各类医联体的医疗协同，辐射贫困、边远地区，带动基层医疗卫生能力建设，推动落实分级诊疗制度。建立重大慢性病防控体系，面向边远贫困地区推进医疗卫生精准扶贫计划。提高重大疾病救治的协同效率，提升基层临床诊治能力，改善家庭医疗卫生保健的质量。建立看病就医和大病转诊的专业渠道，缓解群众寻医问药难题。领衔技术创新，推进成果转化，引领远程医疗和互联网＋医疗卫生实践向规范、有序、高效、安全的方向发展，促进医联体分级诊疗形成新业态。

二、运行机制

国家中心经历了前期的探索，逐步完善专家管理机制和各类业务标准规程，探索国际远程医疗合作机制和管理规范，在管理规范、技术标准、运行模式等方面夯实了基础，积累了丰富的经验。

国家中心积极探索多种运行机制，"远程医疗协作网络"实践体系日趋成熟：广泛与各省级远程医疗中心、协作医院及第三方运营公司进行合作运行，确保远程医疗长效、可持续发展。

目前国家中心有三种合作运行机制。

（一）与医疗机构直接建立远程医疗合作关系

国家中心与对口支援单位、专科医联体成员医院等建立了远程医疗协作关系。机构间的合作方式更为灵活，可以根据双方的不同情况，开展不同的远程医疗项目，建立学科间更加紧密的联系，如带教帮扶、学科共建、预约转诊等。

（二）与各省级远程医疗中心或区域远程医疗中心建立远程医疗合作

国家中心与山东省、贵州省、云南省、新疆维吾尔自治区克拉玛依市等多个省级或区域远程医疗中心开展远程医疗合作。已经建立了32个专科或省级协同中心、80余家市级协同中心，通过与省级、区域中心无缝对接，开展远程疑难病会诊、远程教学查房等业务，提高地方三甲医院急重症救治水平。

（三）与远程医疗服务运营第三方公司合作运行

第三方公司包括心医国际有限公司、北京蓝卫通、云南山灞、东软熙康公司、浙江好络维、国医精准、和观医疗等第三方运营机构均与国家中心开展了远程医疗业务。利用第三方公司的服务网络，将国家中心的优质医疗资源进一步下沉到更多县级及以下医院，带动基层医疗卫生能力建设，改善家庭医疗卫生保健的质量，提高签约家庭医生的履约能力。

三、信息技术平台

国家中心拥有专用远程会诊、远程培训室 30 余间，配置了多套不同层次、适应各种条件的远程医疗系统（包括高清视频远程医疗系统，2D、3D 远程手术示教系统，软件视频系统共计 20 余套）。在通信方式上，国家中心支持 SDH 以太网专线（10M 带宽）、国际 VPN 网络、Internet（2 ～ 20M 带宽）等多种通道。多套配置方案的采用能够满足各地不同远程医疗业务需求，可确保在最短时间内与基层医院实现远程系统互联。

国家中心集成创新技术，汇集了中国移动集团、中国电信集团、东软信息技术集团、浙江好络维医疗技术有限公司、心医国际数字医疗公司、和观医疗、国医精准及国内数十家远程医疗运行维护技术企业，集成创新远程医疗业务协同数据平台，把远程会诊和双向转诊系统、影像、病理及电生理等远程诊断系统、远程培训系统、基层医疗卫生和慢病管理系统、视频会议系统、大数据云平台及数据可视化呈现平台等整合到统一的业务平台（图 3-1-4）中，从顶层设计避免因为平台分期分工建设导致的信息孤岛和碎片化数据的风险。把医疗质量管理体系植入到软件系统中，保障业务运行和质量管理同步化。

四、创新性

（一）技术平台

1. 创新性

国家中心业务平台采用 B/S 架构，遵循 J2EE 技术规范，以医院业务信息管理和医院资源管理为基础，以业务过程控制管理为核心，支持 Web 服务和 XML，支持工作流

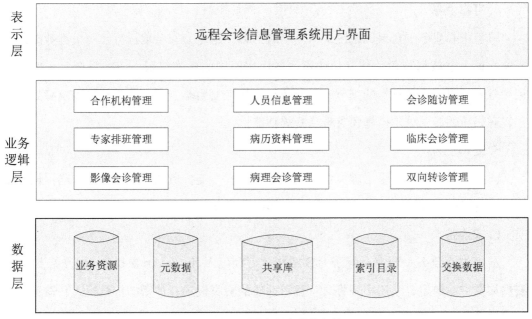

图 3-1-4　国家平台总体架构

注：系统自下而上，分为数据层、业务逻辑层、表示层三个层面。数据层主要包括了系统所涉及的几类资源，如医院远程会诊业务方面的业务资源、共享资源及交换数据等。业务逻辑层主要包含了合作机构管理、人员信息管理、专家排班管理、会诊随访管理、病历资料管理、临床会诊管理、影像会诊管理、病理会诊管理和双向转诊管理等医院远程会诊日常业务组件。表示层主要是数据层和业务逻辑层共同支撑下所展现的公开平台。

程管理和业务流程重组，支持主流数据库系统及跨操作系统应用。

2. 灵活性

国家中心业务平台提供较好的灵活性，满足不同用户的个性化需求。在对各业务系统进行数据采集时，提供灵活多样的界面组态。为适应不断更新的管理理念，系统随时可以添加、删除、修改现有的指标体系和定义代码内容。

3. 扩展性

国家中心业务平台体系架构和软件体系结构具有可扩展性，充分考虑医院未来远程会诊业务发展和管理变化。在系统体系结构和软硬件配置方面既考虑当前需要，又考虑到未来的扩展。

4.可靠性

国家中心业务平台保证系统 7×24 小时持续、稳定、安全地运行。对关键数据进行密文存储，并按用户角色建立功能不同、层次不同的操作权限。建立系统日志文件，记录每一个用户系统操作的细节。制定数据备份恢复策略、安全控制机制和故障处理方法，有相应的应急处理措施和灾难恢复等功能。

5.处理能力

国家中心业务平台采用虚拟化应用服务器模式，支持负载均衡和热备，能保证系统在某一台机器出现故障时具有容错性，不影响正常使用。

6.安全性

国家中心业务平台完全基于 B/S 结构，可利用 Web Server 及 Browser 支持 SSL 的资料加密传输协定，从而实现将具有机密性质的网页设定在加密的传输模式，避免信息在网络上传送时被其他人窃听。系统采用用户单点登录模式，提供用户密码修改功能，保证用户账户安全有效。另外，国家中心业务平台可通过集成其他安全认证系统，如动态口令系统、指纹识别、数字证书等方式来保证访问控制的安全性。

（二）商业模式

1.快速建立协作关系

国家中心与各合作医院均采取协议合作的模式，凡申请加入国家中心远程医疗协作网的单位在国家平台通过网络签约框架协议，建立协作联系，并根据双方实际情况制定落实框架协议细则，签署远程医疗合作协议。

2.创新项目定价

为调动各方积极性，促进远程医疗常态化运行，助推优质医疗资源持续下沉，国家中心专门根据具体业务模式对医院远程医疗价格形成进行探讨，按照远程医疗业务组成结构对项目进行定价。将远程医疗业务拆分成邀请方、受邀方、技术维护、商务运营 4 个部分，针对邀请方、受邀方采用当量法进行项目定价，对技术维护、商务运营采用竞争性谈判确定定价，组成最终项目定价。

3.建设经济运营管理体系

国家中心建立以成本分担为原则的经济运营管理体系，累计邀请方、受邀方和技术维护方各"服务单元"的运行成本建立了物价体系,并完成了物价备案;基于成本分担比例实行收益分配,保证各参与方的积极性和长效运行机制,也得到了患者的认可。合理的物价体系规避了免费和低价导致对患者资源的虹吸现象,也避免了利益输出等腐败现象。远程医疗中心分级分项实行远程诊断、远程会诊及培训收费体系,近3年业务收入每年递增20%～30%,用于分担运行中的人员和技术成本,减少了政府投入的负担。

(三)质量控制

国家中心建立了完整的质控体系,形成诊前、诊中、诊后闭环质控管理系统,同时加入专家团队的诊后随访机制,多方共同保障各项业务的有序开展。

1. 病历前质控

所有提交到国家中心业务平台的远程医疗病例,都将由具有临床背景的医护人员按照临床标准,对病例内容及所提交的检查和检验资料进行审核,审核通过的病例将按照患者病情及会诊目的分诊至适当的专家团队进行会诊。

2. 远程会诊诊中质控

在交互式远程会诊过程中,国家中心质控人员全程参与会诊,引导基层医院汇报病例、提出问题,掌控会诊进度,确保远程会诊流畅、高效地进行。

3. 报告后质控

由专人对每一例会诊的专家意见进行审核,核对无误后进行咨询意见单发布,同时对该专家的远程会诊进行多种维度评价,确定该专家该次会诊绩效金额。

4. 诊后随访

由专家团队对疑难病、慢性病等有随访需要的病例,进行诊后随访,评价远程会诊疗效,指导后续治疗。

(四)绩效考核

国家中心绩效考核分为两方面:一方面是对参加远程医疗业务的专家进行绩效考核;另一方面是对中心内部工作人员的绩效考核。恰当的绩效考核机制保障了国家中心远程医疗业务高质、高效地完成。

1. 专家绩效考核

根据远程医疗业务不同，按照医院规定比例，按月、按工作量为参加远程医疗活动的专家发放专家劳务费。同时，每月分学科按照专家评价对参加远程医疗的专家进行排位，优先邀请排位靠前的专家参与远程医疗。年底时，综合各月排位，对优秀专家进行奖励。

2. 工作人员绩效考核

国家中心在工作人员绩效考核方面做了有益尝试，绩效考核方式区别于医院平均奖和科室计件绩效方式，采用岗位绩效评价和计件绩效相综合的方式，按月发放人员绩效。

首先根据远程医疗业务特点，进行中心岗位分析，编制工作说明书，设置中心岗位。中心设置远程门诊、会诊管理员，远程影像会诊管理员，远程病理会诊管理员，远程查房、疑难病例讨论管理员，远程教育培训管理员，远程档案管理员，远程质控管理员，远程设备运维员，远程网络管理员，远程系统建设专员，远程业务拓展专员，远程技术发展总监和远程业务规划总监 13 个岗位。

在此基础上，实施工作评价，对所设置岗位进行加权评分，计算出每个岗位的绩效分值，然后针对操作性岗位，将工作按步骤分解，为每一步制定计件绩效。最终，上述两部分构成员工每月绩效。

近 3 年以来，实行合理收费和按照服务单元付费的分配机制后，远程医疗的疑难病占比和业务收入都在稳定上升，并没有因为价格高于专家门诊医事费而影响业务量，合理增长；远程医疗大幅度减低了患者外出就医的非医疗性家庭经济负担，避免了"黄牛党"的恶意垄断和炒作资源。合理物价和分配机制是激发远程医疗各参与方的积极性、促进分级诊疗的基本保障。

五、建设效果

（一）推行规范管理，深化远程医疗应用

利用互联网远程医疗协同网络，整合优化全国专科医联体优质资源，支援各地区的城市医联体，帮扶县域医共体，辐射基层医疗机构，指导全科医师开展家庭医生签约服

务。建立从慢性病管理、急症就诊、重症救治、基层康复的医疗协同和双向转诊机制，上下联动，急慢分治，减少误诊误治和延误救治，提高专科专病领域对重大慢病防控和急危重症救治的协同能力，形成分级诊疗新格局。

在便民惠民措施方面，中日友好医院注重发挥推进互联网信息技术与医疗业务的融合应用。通过对医院现有信息进行集成，多途径开发面向患者的信息通道，如APP、微信公众号等，实现网上预约挂号、缴费、候诊、结果查询等功能，让患者随时随地享受医院的前端服务，有效缩短了患者等待时间，改善了患者就医体验。互联网技术在全流程预约、满意度测评、院内急救体系建设、移动医护等方面也正在发挥着越来越大的作用。

中日友好医院接诊的患者来自于全国各地，门诊患者中，一半以上来自京外。远程和互联网医疗是解决患者及其家庭奔波到大医院就诊烦恼的最佳途径，患者通过远程医疗和专科医联体体系，就可以在当地得到国家级专家的诊疗指导。还有一部分外地患者在北京请专家看过以后回到当地，远程和互联网医疗可以让他们在家乡就能完成跟北京专家的随访或者复诊，减少了往返的各种开支，也能为缓解北京非首都职能贡献一部分力量。

目前国家中心远程医疗协同网络已覆盖全国31个省市自治区及澳门和台湾地区的5000余家医疗机构。在国家级远程医疗协同平台框架下，建立了26个省级协同中心、6个专科协同中心、78个市级协同中心及23个协作单位，覆盖60余个专业学科，参与专家6000余名。会诊预约周期从7天缩短到2天，急危重症会诊不超过4小时。应急救援可以在30分钟内建立全新的远程协同信息通道。接受国家卫生健康委员会及北京市科委等的委托课题4项，研究制定远程医疗项目管理规范和质控标准10项。制定了一整套物价体系和分配机制。

远程医疗中心的网络已经与贵州省、云南省、山东省、青海省、新疆维吾尔自治区、内蒙古自治区等省级远程医疗中心完成业务互联互通。

基于远程医疗协同网络的专科专病医联体，把优质专科资源整合起来，优化供应结构，强化医疗质量管理，帮扶基层医院，推进规范化诊疗和专科医师规范化培训，建立合理的经济运行机制，促进优质资源快捷有效地辐射基层。

组建了10个专科专病医联体：呼吸、疼痛、中西医结合肿瘤、精准医疗、康复医

学、肛肠疾病、护理、毛发病、颈椎病、国际医疗；呼吸专科医联体已经有来自全国
455家成员单位，在呼吸专科医联体中成立了5个专病协作组：肺癌、慢性阻塞性肺疾
病、肺血管病、肺栓塞、戒烟。其他专科医联体也分别有220～300家医院加入。联合
其他优势机构筹建更多专科医联体，包括：北京市妇幼急危重症远程协同、儿科、内分
泌疾病、遗传类疾病等。

专科医联体在贵州、甘肃、内蒙古、福建、河南、青海、西藏、新疆维吾尔自治
区、云南、河北、上海、吉林、哈尔滨、江西、陕西15个省市自治区建立了呼吸专科
医联体省级分中心，并逐步向其他省份扩展。与各地区城市医联体建立远程医疗帮扶关
系，已经在各地取得了显著成绩。远程医疗帮扶城市医联体的典型案例有：新疆维吾尔
自治区克拉玛依市中心医院、山东潍坊市第二人民医院、陕西安康中医院、江苏湖州市
人民医院、江西鹰潭市人民医院、内蒙古鄂尔多斯卫生学校附属医院、内蒙古赤峰宝山
区医院等。

2017年，远程医疗中心接受疑难病例远程会诊和远程诊断7371例次、远程培训
106期次、教学查房和病例讨论15场次/75家医院、手术示教10余次，接收转诊225
例，远程医疗将大部分会诊病例留在了基层医院接受诊治。开办专项诊疗技术培训班
50余场。对成员单位免费开放直播学术交流15场次。呼吸科院士大查房示范直播时有
近1.2万人次专科医师收看。对公众开放科普直播3场次，其中肺移植科普直播观看人
数达103万人次，慢性阻塞性肺疾病科普直播观看人数达88.7万人次。

（二）远程医疗支持临床研究

基于远程医疗网络建立专科医联体大数据中心，牵头研制规范化诊疗引导下的专科专
病名词标准化、专科电子病历结构化、医疗大数据采集标准等，为建立科学的医疗大数据
标准奠定基础。现已完成了呼吸专科中5个专病的名词标准化和专病结构化电子病历，让
专科医师遵循数据科学标准撰写结构化电子病历，为开发人工智能系统奠定数据基础。

联合协作单位开展多中心临床研究，承担科学技术部"十三五"重大专项临床研究
课题7项。与全国200余家医院开展了慢性呼吸疾病研究；在精准医疗领域已有1360
余家医疗机构参与开展精准医疗集成示范体系推广研究，已经发表《中国精准医疗质量
管理专家共识》《精准医学：药物治疗纲要》，在《Science》等杂志发表论文。

通过远程医疗改善专科领域医疗协同效率，整合碎片化的资源，形成科学的协同体系；推行互联网＋医疗卫生，改善地区间不均衡的局面；通过专科医联体开展"医、教、研、防"同质化学科建设，提升基层医疗卫生能力建设，落实分级诊疗制度，促进基本医疗技术在县域内普遍可及。

六、优点和障碍

国家中心牵头建设的国家级远程医疗协同平台，其运行机制突破了医院围墙的概念，整合各方优势资源。以专科医联体和专病协作组的形式组建专科、专病专家委员会，在国家远程医疗与互联网医学中心的平台上建立专家合作机制。国家中心建立合理的业务流程和管理规范。遵循远程医疗的管理办法和指导意见，形成线上线下相结合的协同机制，业务有：①医学咨询和就诊指导。②基层医院首诊指导。③远程会诊和双向转诊。④远程培训和规范进修。⑤远程随访或复诊。⑥基层慢病管理和基层康复。⑦专科医联体精准扶贫。

引进社会资源参与远程医疗体系建设。中国移动通信集团等大型国有企业联合共建技术平台和融合通信网络，开展集成创新和技术转化研究。业务协同平台软件为各地卫生健康委员会和成员单位医院开放共享，并与已有的远程医疗平台实现数据接口互通。创新医疗协同模式，基于私有云技术建立多中心医疗大数据资源共享与管理平台，病历数据以各医疗机构为存贮中心的形式管理，基于保护知识产权利益的原则建立病历数据管理规则和安全防护措施，支撑临床研究数据平台，促进医疗数据互联互通。

以经济规律引导第三方运行维护机制，基于成本分担原则建立利益分配机制。推进物价形成机制和医保支付体系，引导商业保险支持新技术应用。发挥优质医疗资源的作用带动周边产业链条，促进远程医疗体系与养老产业、家庭护理、药事指导等业务逐步融合，促进现有资源发挥更大效益，带动互联网＋创新产品、创新技术的研发和转化。建立规范有序的互联网＋健康医疗模式，带动大健康、大数据、人工智能领域产业链条整体发展。

目前业务开展的掣肘主要是国家医保体系还没有将远程医疗作为常规项目纳入医保，不论是社会基础医疗保险还是商业医疗保险，仅有个别地区或公司进行了试探性尝试。未来若将远程医疗纳入基本医疗保障体系，必将迎来新的发展机遇，造福更多百姓。

第五节　其他县域医共体：德清三医联动整合型模式

根据国家和省市深化医药卫生体制改革的有关要求，德清县坚持以人民健康为中心，扎实推进分级诊疗、现代医院管理、全民医疗保障、药品供应保障、综合监管五大基本医疗卫生制度；做实服务体系、管理体制、运行机制、制度供给和服务模式"五篇文章"；深入推进以县域医共体（医防融合）、医联体和三医联动为抓手的"三位一体"县域综合医改；努力构建整合型、一体化、连续性的医疗卫生服务新体系（图3-1-5）。

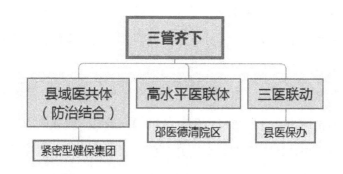

图3-1-5　德清三医联动整合型模式示意

一、建设背景

（一）德清医改基础扎实

德清是"望山见水"的宜居县，具有改革的生态基础。境内有中国四大避暑胜地之一的国家级风景名胜区——莫干山、"中国最美湿地"下渚湖和素有"千年古运河、百年小上海"之誉的新市古镇。近年来，得益于优良的生态环境，成功发展了以"洋家乐"为代表的国际化高端生态休闲度假新业态，入选"世界十大乡村度假胜地"，走出了一条"青山变金山""叶子变票子"的发展路子。莫干山被《纽约时报》评为全球最值得一去的 45 个地方之一，德清洋家乐获得国家生态原产地产品保护。美丽乡村建设 2.0 版从德清出发，在全国首次农村人居环境普查评价中位列第一。"美丽城镇先行区"的品牌不断打响，德清县成为全国小城镇环境综合整治现场会考察点，莫干山镇被评为第一批中国特色小镇。

德清是"极具潜力"的百强县，具有改革的经济基础。作为杭州都市区、长三角经济圈的重要组成部分，从县城武康乘坐高铁 13 分钟到达杭州市区，距离上海、南京、宁波等长三角核心城市均在 1.5 小时车程内。位居全国县域经济发展潜力百强县第 1 位，全国综合实力百强县第 37 位，全省工业强县 20 位。2017 年，全县实现地区生产总值 470.2 亿元，增长 8.5%，财政总收入 83.7 亿元，增长 15%，其中地方财政收入 48.7 亿元，增长 15.5%；城乡居民人均可支配收入 50 450 元和 29 842 元，分别增长 8.6% 和 10%。近年来，聚焦突破高端装备制造、生物医药、绿色家居三大主导产业，培育地理信息、通用航空和人工智能等战略性新兴产业，拥有上市公司 11 家，以地理信息为特色的莫干山国家级高新区跻身全国百强。

德清是"敢于尝试"的创新之地，具有改革的人文基础。从 30 年前产学研相结合的"德清模式"和莫干山会议，到改革创新"德清品牌"的全面打响，德清进入科技创新和体制、机制创新"双轮驱动"的快车道。湖州莫干山高新区成功晋升为全省首个落户在县域的国家高新技术产业开发区，成为全省首批国家科技成果转移转化示范县。户籍制度改革、城乡体制改革、多规合一、农村集体经营性建设用地入市、坡地村镇等 68 项国家和省重要改革试点落地生根，使德清在改革创新上赢得了先机、掌握了主动、释放了红利，为创业创新营造了良好的环境，为德清经济发展注入了新动力。

德清是"先行先试"的医改先锋，具有改革的卫生基础。早在 2009 年就探索开展乡镇卫生院改制改革，在全省率先启动"大学生村医"计划。德清先后成为县级公立医院综合改革国家试点县、浙江省综合医改先行先试县、浙江省首批县域医共体试点县、浙江省医养结合试点县。截至 2017 年，全县拥有医疗卫生计生机构 256 家，其中省级医疗机构 1 家，县级医疗卫生机构 6 家（其中二甲综合性医院 1 家、二甲中医医院 1 家、二乙综合性医院 1 家），镇卫生院（街道社区卫生服务中心）12 家，村卫生室（社区卫生服务站）141 家，民营医院（含民营门诊部）13 家，个体诊所 69 家，其他各类医疗机构 14 家。拥有医疗床位 1939 张，每千人口拥有床位数 4.42 张；卫生技术人员

3307 人，其中执业（助理）医师 1209 人、注册护士 1187 人，每千人口拥有医师数 2.75 人，每千人口拥有护士数 2.7 人。2017 年全县总诊疗 576.61 万人次，住院 6.35 万人次。2017 年人均期望寿命达到 81.51 岁。

（二）县域医改体制机制矛盾日益凸显

2009 年施行新医改以来，德清在推进基本药物制度、促进基本公共卫生服务均等化、深化公立医院综合改革等方面取得了积极成效，一定程度上缓解了群众"看病难、看病贵"问题，但同时医改也进入深水区和攻坚期，各种体制机制性矛盾日益凸显。当前医疗卫生仍以割裂化、碎片化、个体化的机构发展为主，基层和县域服务能力薄弱，医保缺乏对医疗的正向激励和内生动力，应对人口老龄化、慢性病高发、医保基金压力激增，无法有效推动以健康为中心的转变及管理效率和服务能力的进一步提升，重点表现在五个方面。

1. 就医理念"习惯化"，忽视预防保健

2003 年"非典"后，公共卫生服务体系建设和基本公共卫生服务得到有效重视，但是当前医疗服务体系仍以医院为中心，注重提供治疗服务，而不是从源头上加强健康管理，保障身心健康。特别是群众的健康意识、生活方式、就医习惯有待改善，"宁可花钱治病、不愿投资健康"；对基层医师不信任，小病到"大医院"、找"名医师"，舍近求远的就诊习惯仍未转变。2017 年，德清县高血压患者在成人中所占比例达 26.86%，糖尿病患者在成人中所占比例达 7.41%，脑卒中发病率 697.59/10 万，是省平均发病率（368.19/10 万）的近一倍。德清每 1000 户籍人口中有 4 人被新确诊为恶性肿瘤，每天有 4.86 人新确诊为癌症。慢性病导致的巨额医疗费用负担已较大程度影响居民健康生活，并影响到经济社会等领域。

2. 医疗服务"扁平化"，高低两头水平不齐

由于没有强大的基层医疗卫生服务体系和高水平的县域医疗中心，德清县基层医疗服务能力不强与县级医院专科专病诊疗能力不强并存，无法满足老百姓日益增长的多层次的医疗服务需求。卫生院过度偏重基本公共卫生服务，经历了卫生院改制，导致医疗力量薄弱，无力有效承担基层首诊任务，而县级医院大小通吃，门诊、急诊和住院爆满，出现县级医院门庭若市、一床难求，而乡镇卫生院门可罗雀、住院床位闲

置的现象。据统计，2015 年、2016 年、2017 年，德清县基层就诊比率仅为 47.80%、48.53%、51.58%。而县级医院由于工作量大、业务繁忙，同时为降低医疗风险，近年来开展新技术、新项目较少，将本该县级医院可以承担的部分危急重症患者转诊至杭州。由于没有高水平县域医疗中心，加之德清毗邻杭州，近年来医疗保障水平不断提高，取消转诊手续，很多群众患病后选择直接到杭州就诊，导致县域内就诊率（仅统计住院数据，不包含门诊特殊病种）偏低。据统计，2015 年、2016 年、2017 年仅分别为69.17%、66.51%、64.00%，呈逐年下降趋势。由于县域内就诊率偏低，导致医保基金外流，据统计，占医保总住院人数 1/3 的县外住院人数花去了一半以上的医保基金，基金池压力非常大，已出现赤字情况。

3. 资源布局"碎片化"，亟需优化整合

当前医疗卫生以割裂化和单体的机构发展为主，省级医院、县级医院、乡镇卫生院等各级医疗机构纵向互相割裂，缺乏深度合作，横向又互相同质化竞争。综合性医院和中医院并存对立，县人民医院主张全能型发展，导致少有高端龙头学科；县中医院仅保留一定的中医特色，技术支撑主要依赖于西医，双方同在县城，在学科建立、人才培养、设备购置上有重复浪费和无序竞争现象。医疗资源过度集中在县城，大部分民营医疗机构集中在县城和三大中心镇，普遍规模较小，专科特色不强。

4. 医药价格"虚高化"，医药购销领域廉政风险大

2012 年底，德清县实行县级公立医院综合改革，县级医院所有药品实行零差率销售，虽斩断了末端环节（医院）的药品利润来源，但尚未触及流通（药企）和使用（医师）环节的药品利润。由于药商、医药代表的层层加码，医务人员的利益驱动，药品虚高的现象依然严重。2017 年，县综合医改在推进药品耗材联合限价采购谈判过程中，部分药品降幅达到一半以上，如 0.5mg/ 片、7 片 / 盒的恩替卡韦分散片 2014 年价格为146.96 元，谈判后降为 62.05 元，但依然有较大的降幅空间。由于医药价格虚高不下，医务人员过度诊疗、收受回扣等医药购销领域商业贿赂和不正之风问题持续存在，短期内难以彻底根治。2016 年以来，县卫计系统因商业贿赂问题被法院判决 3 起，纪检查处 2 起，集中在放射科、骨科、内科等高廉政风险科室。因此，亟需加快压缩药品流通使用环节利润，加强医疗医保医药综合监管，逐步改变医务人员逐利行为，从而有效保护医务人员。

5. 医改职能"部门化"，缺乏统筹决策和协同推进

长期以来医改职能"部门化"，整体政策与具体政策、顶层设计与分层对接、长期规划与阶段性任务之间没有很好地统一起来，特别是医疗服务价格、医保支付方式、人事薪酬制度和综合监管等重点领域、关键环节的改革，需要加快整体推进的速度。以 2017 年上半年德清县医疗服务价格调整前为例，县级公立医院收支结构以药品收入（占 35.07%）和检查检验收入（占 25.48%）为主，而不是以体现医务人员劳务技术价值的医疗服务收入（占 27.52%）为主，药品耗材仍有较大挤压空间，"以药养医"现象依然存在；传统的医保按项目支付，虽解决了患者就医报销的问题，但由于这种后付制的医保支付方式，导致开药越多、检查越多则收入越高，驱使医院追求扩张和医师过度检查、过度用药，因而无法有效遏制医院过度诊疗行为，加重了群众的就医负担和医保基金支出。同时以个体医疗机构为单位的医保总额预算管理，使卫生院、县级医院无法做大做强，出现选择或推诿患者到上级医院就医的现象。基层医疗服务能力无法有效增强，加重群众看病难问题。而医保部门行政手段以控费和惩罚为主，没有形成医保与医疗同向的内生动力，无法制止医院的过度检查和治疗。

根据中共中央"机构改革"、国务院"放管服"改革、省委省政府"最多跑一次"改革的有关要求，以及国务院办公厅《关于推进医疗联合体建设和发展的指导意见》（国办发〔2017〕32 号）、《进一步深化基本医疗保险支付方式改革的指导意见》（国办发〔2017〕55 号）、《浙江省深化医药卫生体制改革 2017 年重点工作任务》（浙政办发〔2017〕54 号)、《浙江省人民政府办公厅关于推进高水平医疗联合体建设的实施意见》（浙政办发〔2017〕116 号）等文件精神，德清县针对当前县域医改工作存在的突出问题，基于扎实的医改基础，充分借鉴深圳市罗湖区"医共体＋医保总额支付"、福建省三明市"三医联动"、江苏省镇江市医疗集团、浙江省长兴县"医联体"等全国各地医改成功经验，结合自身实际，于 2017 年 10 月出台了《关于创新实施医药卫生体制综合改革的若干意见》（德政发〔2017〕52 号）和《德清县健康共同体建设实施方案》（德政办发〔2017〕188 号），在全省率先开展以医共体建设为主要抓手的县域综合医改工作，并为《浙江省医改办关于开展县域医疗服务共同体建设试点工作的指导意见》（浙医改办〔2017〕7 号）的出台提供了政策支撑。

二、运行机制

（一）组建健康保健集团

德清县整合全县 3 家县级医院和 12 家镇（街道）卫生院资源，组建武康健康保健集团和新市健康保健集团 2 个医共体。集团内人员集中办公，按 5S 标准统一成员单位管理制度、服务流程、标识、标牌、服装等，实现成员单位管理同质化。采取集团内医疗机构唯一法人代表的紧密型法人治理架构，实行理事会领导下的集团院长负责制。两个集团间充分合作、有序竞争。集团统筹规划成员单位的功能定位，县级医院发展重点专科，基层医疗机构发展全科医学和特色专科，差异错位发展，避免医院间学科、人才、设备的重复竞争。鼓励和支持社会资本办医，支持混合所有制医院——德清医院作为新市健保集团牵头医院，推动德清东部地区的县域医共体建设工作（图 3-1-6）。

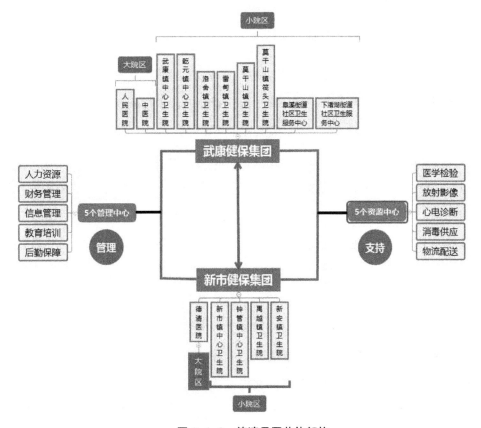

图 3-1-6　德清县医共体架构

（二）开展城市医联体合作

通过县级医院与浙江大学医学院附属邵逸夫医院（下文简称"邵逸夫医院"）、上海市第一人民医院等沪杭大医院联姻，建立邵逸夫医院德清院区、上海市第一人民医院德清分院，构建省、县医疗机构紧密合作的医疗服务联合体。县政府每年落实合作管理经费1000万元。合作设立专家诊疗区、胸痛中心、脑卒中中心和日间手术中心，统筹协调医院内部各中心相关专业，为急性冠脉综合征、脑卒中、严重创伤等患者提供医疗救治绿色通道及一体化综合救治服务。成立专家工作室和名医馆，配置数字减影血管造影技术（DSA）、64排CT、1.5T磁共振等必需的大型医疗仪器设备。邵逸夫医院选派管理人员担任县人民医院常务副院长，日均派驻高级职称专家17人，共建心内科、骨科、神经外科等20个重点学科，提升县域专科、大病和急诊救治水平。实施潜力医师培养计划，邵逸夫医院36名导师结对指导县人民医院48名青年骨干，加快推进县级医院人才由"输血"模式向"造血"模式转变。

（三）建立人员统筹使用机制

出台《德清县健康保健集团"县管院聘"管理实施意见》，全面实施集团"县管院聘"管理机制，落实集团内人员岗编分离、岗位管理、自主招聘、统一培训、双向流动等制度。核定集团编制总量2558名、用工总量2925名（德清医院除外），按县级医院和基层医疗机构两种编制分类核定，由集团统一管理、统筹使用。编外用人需求由集团决定，报卫计局和编办备案。按照"按需设岗、按岗聘用、人岗相适、以岗定薪、岗变薪变"的原则，根据集团3～5年发展规划，合理设置岗位3310个，并明确岗位职责和任职条件。根据岗位设置合理配置人员，不同岗位的人员数量和能力素质应当满足工作需要，人员的经验能力、技术水平、学历、专业技术职称应当与岗位的任职条件相匹配。在上级核准的年度编制使用计划数额内，根据健保集团成员单位地域分布、服务需求和业务发展等情况，由集团统一制订招聘方案，统筹制定县乡两个层次的招聘计划。2018年集团已自主择优签约60名卫技人员，自主公开招聘84名卫生专业技术人员，自主聘用编外用工6名。根据健保集团的人力资源状况、各成员单位的培训需求计划和全年工作安排，统一制订健保集团年度培训计划。利用德清县卫生进修学校、住院医师规范化培训基地、继续教育、进修等平台，坚持学历教育与非学历教育并重、短期培训和长期培训结合，统筹安排人才培养工作。2018年上半年集团已组织成员单位人员开展统一培训29场6400人次，乡镇成员单位医务人员到县级医院接受半年至1年的轮训。实行以县级医院医技人员到基层医疗机构、城区内到偏远镇（街道）为主的集团内部人员统一调配办法，给予奖励补贴和晋升晋级倾斜等政策，已公开聘任县级医院5名优秀人员担任卫生院业务副院长，选派县级医院副高级以上职称医师37名、高年资主治医师15名，每周2～3天在基层医疗机构工作，较好地破解了基层人员不足和引进困难，解决基层医疗机构常见病、慢性病、多发病诊治能力不足等问题，提升基层医疗服务能力。同时，10名基层副高以上医务人员和16名基层全科医师到县级医院专家门诊和全科门诊坐诊，在县级医院全科病房开展查房等医疗工作，切实提升基层卫生人才能力素质。

（四）促进资源节约集约利用

推动集团行政管理、后勤服务、信息系统等一体化运作，集团设立一办（综合办公室）、三部（医疗发展部、计划财务部、后勤保障部）和人力资源、信息管理、质管科教、基层代职、影像诊断、心电诊断、医学检验、连续医疗服务、财务管理、绩效考核、医保管理、采购管理、消毒供应、后勤发展14个资源管理中心，实行集中办公，精简工作人员，提高服务效率。规范运行开放共享的县域影像诊断、心电诊断和消毒供应中心，诊断医师集中在中心诊断，实现"基层检查、上级诊断、县域互认"，避免重复检查检验，有效地提升了基层医疗机构诊断化验精准度。2018年1—6月份各中心服务占比率分别为57%、60%、100%。与迪安诊断合作成立县域临床检验中心，全县基层医疗机构除三大常规检查以外，其他检验项目全部由第三方检验中心承担。由集团药械采购中心和消毒供应中心统一开展药品耗材采购配送和医疗器械消毒配送，规范采购行为，降低采购成本。

（五）实施财务集中统一管理

集团财务管理中心统一负责财务收支、预算决算、会计核算、成本管理、价格管理和资产管理工作，建立健全全面预算管理、成本管理、财务报告和信息公开机制。成员单位财务单独设账、集中核算、统一管理、统筹使用。财政对集团实施分类分项核算和补助，由集团统筹使用。全面落实公立医院"六项投入"政策，县乡财政投入 3000 余万元，完成集团办公点、县人民医院、洛舍、钟管、阜溪等卫生院，韶村、砂村、沈家墩、舍北、新区等村卫生室的改造。

（六）调整医药价格结构

按照"控总量、腾空间、调结构、保衔接"的原则，在医药总费用合理增长的基础上，完善药品耗材采购使用机制，对药品耗材采购环节降低虚高价格、诊疗环节减少不合理使用和减少不合理检查化验腾出的空间，主要用于合理调整医疗服务价格，体现医务人员技术劳务价值。同步落实医疗服务价格调整后的医保支付政策，医疗服务价格调整部分，按规定纳入医保支付范围。2018 年德清县药品耗材联合限价采购共降低虚高药价 2418 万元，将腾出的 1818 万元用于调整提高县级医院诊疗费、护理费等医疗服务价格，其余 600 万元让利百姓。基层医疗机构不做调整，与县级医院适当拉开价格差距，推动首诊在基层。同时，适当拉开急诊（20 元／人次）、专家门诊（正副高分别为 26 元／人次、24 元／人次）与普通门诊（15 元／人次）间的价格差距，并采取 15 元的限额报销政策，保障急诊和大病患者的就诊资源。

（七）深化家庭医生签约服务

组建了 148 支签约团队，包含基层医务人员、县级医院专科医师、公共卫生人员、镇（街道）计生协管员，共同为签约居民提供免费随访、健康体检等高质量的家庭医生签约服务。建立家庭病床 242 张，为行动不便的患者提供床边诊疗、药品配送、康复护理等服务。在全国率先开展家庭医生签约入企服务，镇（街道）和企业工会共同出资，职工不出钱享受家庭医生签约服务。在卫生院设立家庭医生签约服务管理中心，提供咨询、签约及健康体检等服务；在县级医院设立家庭医生签约服务方便门诊，解决县级医院所在地（中心城镇）卫生院医疗功能薄弱、群众就医配药不便的问题。2018 年，全县完成规范签约 22.23 万人，规范签约率达 50.37%，同比提高 17.8 个百分点；有效签约 15.07 万人，有效签约率 36.43%，同比提高 13.9 个百分点；群众续签率达 80% 以上。

三、信息技术平台

（一）优化医疗服务流程

各县级医院开展"银医通"自助服务，开展门诊叫号、二次叫号、门诊自助结算、诊间结算、移动终端结算和门诊"智慧药房"等信息化举措，改善挂号付费取药排长队现象。推进医疗机构门诊"智慧药房"建设，做到门诊取药"随到随取"。除县人民医院排队高峰外，现场挂号排队时间不超过10分钟。全面推广预约检查服务，县级医院对B超、CT、MRI、胃镜、肠镜等采取分时段预约检查并精确到半小时之内。县人民医院建立预约检查中心，提供各项检查一站式预约，确保患者用最短的时间完成检查。县人民医院设立日间手术中心，建立日间手术制度和流程，日间手术占择期手术比例的18%。

（二）建设县域医疗统一支付平台

建设县域医疗线下支付平台，提供自助机结算和窗口扫码支付两项服务。目前，自助机结算服务覆盖3家县级医院和12家乡镇卫生院，共配备自助服务机81台；收费窗口扫码支付覆盖3家县级医院和12家乡镇卫生院及下辖141家村卫生室（社区卫生服务站），率先在全省实现县域全覆盖；结合居民支付习惯，在收费窗口扫码支付和自助机结算支付开通支付宝、微信等第三方支付服务；建设县域医疗移动支付平台，覆盖全县3家县级医院、12家乡镇卫生院及下辖141家村卫生室（社区卫生服务站），在全省率先实现县域全覆盖。

（三）发展"互联网+医疗健康"服务

启用"健康德清"APP，实现预约挂号、在线支付、诊疗报告查询等功能，建立健全县域内医疗机构门诊统一预约号源池，普通、专科、专家门诊号源网上开放比例达100%。与邵逸夫医院合作设立联通省、县、镇三级医疗机构的远程会诊中心，提供远程专家会诊、远程手术示教、远程医学教育、远程专科诊断、远程查房等服务。启用县分级诊疗信息化系统和移动转诊信息平台，自主研发双向转诊和电子病历平台，开展实时双向转诊服务，实时查看电子病历。在县域影像诊断中心、心电诊断、临床检验中心的基础上，建设区域体检信息平台，覆盖 3 家县级医院和 12 家乡镇卫生院，实现县域健康体检实现一站式开单、结果自动汇总生成体检报告，健康体检报告自动上传数据中心，同步整合到个人电子健康档案。通过全民健康信息平台实时抓取检查检验数据，实现县域各医疗单位检查检验数据互联共享。

（四）推进人工智能在医疗健康领域的应用

德清县政府与阿里健康开展全面合作，充分发挥德清县城市大脑和医疗健康相关产业优势，积极推动浙江省健康医疗大数据中心浙北分中心落户德清，已完成建设规划。三家县级医院与"腾讯觅影"影像检查辅助诊断平台对接，启用对肺结节、早期食管癌疾病进行辅助诊断和早期筛查。选址建设"地信小镇智慧诊所"，谋划与云嘉健康开展智能应用合作，将智慧诊所打造为线下诊疗智能应用、线上互联网诊疗的智能化医疗健康服务示范。

四、创新性

（一）构建医改综合治理格局

德清县委县政府高度重视医改工作，切实加强党委、政府对综合医改的统一领导，由县委书记、县长担任全县深化医药卫生体制改革领导小组组长，实行医保、医疗、医药由一名县领导分管。县政府成立健康保健集团理事会，行使集团举办权、发展权、重大事项决策权等职权，加强对集团的统一领导、规划、投入、考核与监管；理事会秘书处设在卫计局，负责日常工作（图 3-1-7）。

构建多部门及各镇（街道）协同推进机制，将综合医改工作列入编办、财政、发改、人社等 14 个有关部门和所有镇（街道）的年度目标考核中。建立集 HIS 医疗工作站、统计直报系统、医保诊断相关分组（DRGs）支付绩效平台、全民健康信息平台、药品招标采购平台等为一体的"健康德清"大数据平台，并利用统计和大数据技术及疾病风险评估模型，实时监管集团和成员单位的相关诊疗与健康数据，对医疗机构、医务人员、医疗行为进行综合分析，使卫生计生行政部门和集团管理层成为"明白人"和"千里眼"，实现精细化监督管理。

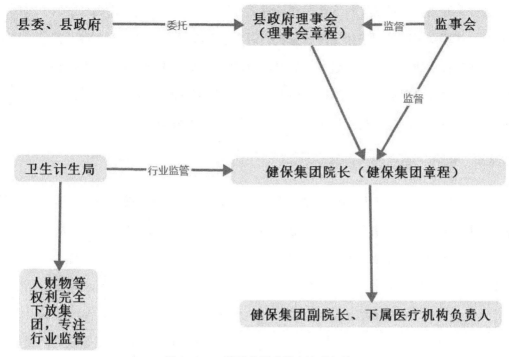

图 3-1-7　德清县医改综合治理架构

（二）开展"连续性"医疗服务

集团在基层医疗机构设立全科-专科联合门诊、专科医师工作室 9 家，县镇康复联合病房 6 家，由县级专家定期坐诊查房，切实提升基层医疗服务水平。融入邵逸夫医院全科医学和基层医疗机构全科医学资源，在县级医院设立全科医学门诊和全科医学病房，提升县级医院全科医疗水平。集团牵头医院设立连续医疗服务中心，建立县域内统一的住院床位池，打破病区和院区界限，为群众提供跨省、县、镇三级医疗机构的双向转诊、远程会诊、专家号源联系、病床调配、入院检查、出院回访、电话咨询、医保咨询及审批、医学诊断等相关证明审核盖章、病历资料复印申请、失物招领、轮椅租借、小件物品寄存等综合服务。乡镇卫生院可预约县级医院的床位和专家，开具住院单可直接到连续医疗服务中心办理住院手续，也可通过中心预约省、市级医院的床位和专家。2018 年上半年，通过该中心调配病床 24 987 张次，上转患者 3305 人次，下转患者 784 人次。统一县镇医疗机构药品目录 650 种、省县医疗机构药品目录 180 种，到基层坐诊专家用药均可在当地配到。同时，全县 12 家乡镇卫生院及下辖 141 家村卫生室（社区卫生服务站）均实行可配 1 ~ 3 个月用药量的慢性病长处方制度，每次只收取一次门诊诊查费，使群众用药难问题得到有效解决。制定了 238 种分级诊疗疾病参考目录（基层医疗机构首诊疾病 75 种、县级医院向基层医疗机构下转康复期疾病 41 种和县级医院不轻易外转疾病 122 种）、50 种常见病种出入院标准和双向转诊标准，推动县级医院和基层医疗机构按照目录规范提升服务能力，引导患者首诊在基层。

（三）推动"全周期"健康服务

注重医防融合，提供集预防保健、医疗、康复、养老等全周期健康管理服务。德清县医共体以健康保健集团命名，从理念上体现从"以疾病治疗为中心"向"以健康为中心"的转变。德清县人大常委会出台《关于加快健康德清建设的决定》，是全国人大系统首个做出关于加快健康战略建设的决定。在全省率先将疾病防控、妇幼保健等公共卫生机构资源融入集团，积极推动预防与医疗融合。建立疾病预防控制中心、妇幼保健计划生育服务中心等公共卫生机构专业人员下沉集团驻点服务机制，设立健康教育、预防接种、慢性病管理等 10 个项目管理组，选派公共卫生专业人员每月在基层医疗机构驻点服务不少于 4 天，评估公共卫生工作现状，提出对策措施，并指导建章立制，落实预防保健和健康管理措施。将高血压、糖尿病基本药物免费使用，60 岁以上老年人流感疫苗免费接种项目纳入 2018 年县政府为民办实事项目；自 2018 年 4 月 1 日起签约患者到基层医疗机构经评估后可免费领取 7 种常用药物（格列齐特缓释片、卡托普利片、可乐定片、美托洛尔片、氢氯噻嗪片、硝苯地平缓释片、盐酸二甲双胍肠溶片），截至 2018 年 7 月已有 5085 名高血压患者和 4383 名糖尿病患者免费领取药物，免费发放药品金额 54.2 万元。实行慢性病双处方（药物处方 + 健康处方）制度，基层医疗机构借助门诊信息系统为慢性病患者定制个性化健康教育处方，预约参加健康讲座，提高群众就医后健康保健的依从性。在洛舍砂村启动全市首个"营养健康村"建设。开展医养结合试点，设立一家中高端民办营利性医养结合机构，设置护理床位 400 张、医疗床位 100 张，目前入住老人 193 名。发挥中医治未病作用，常态化推广基层中医药适宜技术。做实母子健康服务，乡镇卫生院整合妇幼保健、儿童保健、接种门诊、计划生育服务站、三优中心、母婴室等资源，推广使用母子健康手册。

（四）组建全国首个县域医保办

早在 2017 年 4 月，德清县委、县政府就拿出改革的勇气和决心，提出加强三医联动的顶层设计。2017 年 11 月 18 日，突破部门藩篱和利益博弈，整合发改（医疗服务价格）、民政（医疗救助）、人力社保（医保）、卫生计生（药品耗材采购）等部门有关医改的职能，组建全国首个县域医疗保障办公室，由县医改办负责管理，挂靠在县政府办公室，县医保办综合科、县卫计局医改办合署办公，大幅提高了政策衔接、综合监管能力和工作推进效率。县医保办下设综合科、财务科、县医疗保险管理中心和县医药器械采购中心，工作人员 32 名。县医保办实施了"健保集团医疗保险专员派驻管理办法"，推进基本医疗监管服务前移，医保专员负责医保相关政策规定宣传，核查医院违规行为，并提供医保政策咨询服务。同时，充分发挥健保集团主观能动性，县医保办工作人员联合集团医疗专家，2018 年以来分两次对 47 家民营医疗机构的骗保和过度医疗等医保违规行为开展了联合执法检查。

（五）改革医保支付方式

制定健保集团医保费用结算管理办法，实行"总额预算、结余留用、合理超支分担、交叉结算"机制，合理引导双向转诊，促进预防保健和健康管理工作。根据改革前一年度医保基金支出情况（包括县外住院基金）及增长比例，合理测算确定年度医保总额，将医保基金分别打包给两个集团；超出医保总额的合理部分由医保管理机构考核后按比例分担，不合理部分由集团全额自负；结余部分经考核后由集团留用，可用于集团自身建设和提高医务人员待遇；两集团内因患者交叉就诊、双向转诊等原因产生的医保费用，次年根据实际情况给予适度调整，由集团间协商解决。在医保总额预付的基础上，针对不同医疗服务特点，逐步推进医保支付方式分类改革。对住院医疗服务，主要按病种、按疾病诊断相关分组（DRGs）付费，长期、慢性病住院医疗服务可按床日付费；对基层医疗服务，门诊按人头付费，积极探索将门诊按人头付费与责任医师签约服务相结合；对不宜打包付费的复杂病例和门诊费用，可按项目付费。目前 DRGs 绩效评价和 DRGs 医保支付系统已同时上线运行，DRGs 入组 507 组，入组率 99.93%，通过 DRGs 工具开展对医院、科室和医师组的绩效考核评价。将 DRGs 支付病组划分学科病组、核心病组、减持病组三类。县级医院病组分为学科病组、核心病组、减持病组；基层医疗机构分学科病组、核心病组，县级医院核心病组为基层医疗机构学科病组，县级医院减持病组为基层医疗机构核心病组，通过病组权重向高难度和基层倾斜，推动和提升县域医疗水平，引导群众在基层就诊。通过医保总额和复合型支付方式改革，促使集团为了主动控费，推动集团精细化管理和精准化治疗，减少过度诊疗，促进优质资源下沉，主动做好预防保健和健康管理工作。

（六）建立集团薪酬新机制

实行集团薪酬总额核定制度，以改革前集团薪酬总量为基础，综合医院收入结构调整系数、年终绩效考核系数、医保控制系数，合理确定集团薪酬总额。集团充分考虑建设运行情况，在严格执行不得亏损兑现工资总量、不得突破核定工资总量的"两条红线"，在政策下进行合理自主分配，与医疗技术服务收入、绩效考核和医保控费结构挂钩，体现"多劳多得、优绩优酬"。实行集团院长年薪制，根据社会经济发展水平和集团规模、运行状况、综合目标管理、个人年度考核、资产增值保值等，在集团职工平均薪酬水平 3 倍以内确定集团院长的年度总收入。集团院长不得领取除年薪以外的其他任何工资、奖金、津贴、补贴、福利等，对聘期内对集团建设发展做出重大贡献或连续 3 年考核优秀的给予奖励。

（七）开展综合绩效评价考核

制定健保集团建设运行绩效评价考核方案，重点考核医保基金县域内支出率、基层支出率、DRGs、难度系数、居民自付率等指标，并与财政补助资金、薪酬总量拨付、集团院长年薪挂钩。通过目标考核，以医保基金流向和医疗技术指标为导向，充分发挥集团对医保基金控费和管理的主观能动性，倒逼集团提升医疗技术水平，把患者留在县域、留在基层，减轻医保基金支出压力。建立集团对成员单位的内部绩效考核办法，突出功能定位、职责履行、费用控制、运行绩效、财务管理、成本控制和社会满意度等考核指标，考核结果向社会公开，并建立激励约束机制，与管理团队的绩效、任免和奖惩挂钩，与财政补助、医保支付挂钩。

（八）明确权责清单，推动现代医院管理

按照"放活管好"和"权责对等，让权不让责，避免权责交叉"的要求，推动卫生计生主管部门深刻自我改革，制定《德清县卫生和计划生育局与德清县健康保健集团权责清单》，从组织人事管理、规划与信息化建设、财务与审计、医政与科教、中医药管理、公共卫生、基层卫生和妇幼健康、药械管理等各方面对县卫计局和健保集团的权责予以明确。县卫计局相关职权全面下放集团，不再担任"裁判员"和"运动员"的双重身份，重点落实对集团的规划、政策和技术指导、监管考核、部门协调（如协调财政对集团建设发展的投入）等职责，真正赋予集团人力资源管理、干部聘任、人员招聘引进、职称晋升晋级、内部绩效考核与薪酬分配等充分的自主经营管理权限，有效激活集团的内生动力和发展活力。

（九）出台医共体地方标准规范

县卫计局与浙江省标准化研究院合作，制定浙江省首个医共体地方标准规范——《县域医疗卫生服务共同体建设指南》，该标准规范规定了县域医疗卫生服务共同体的基本要求、组织体系、运行管理、服务供给、监督与评价等内容，适用于县域医疗卫生服务共同体建设与管理。目前已完成起草、征求意见，正在由县市场监管局公示，将于近期发布。该规范为浙江省县域医共体建设试点工作的全面铺开提供了可复制借鉴、可推广铺开的可行性经验。

五、建设效果评价

（一）基层队伍与能力建设明显提升

2018 年 1—6 月，县域内基层医疗机构门急诊人次总数同比增长 10.04%（1 074 028/976 022）。武康健保集团内基层医疗机构门急诊人次数同比增长 10.26%（680 390/617 104），高于牵头医院增长比例（6.07%）（1 024 563/965 949）。新市集团内基层医疗机构门急诊人次数同比增长 9.67%（393 638/358 918），高于牵头医院增长比例（5.34%）（179 262/170 182）。住院方面，集团内基层医疗机构开设床位 140 张

（140/106），同比提高 32%；其中 4 家基层医疗机构新开展住院服务（10/6）。新市健保集团内基层医疗机构住院人次同比增长 48.43%（426/287）。武康健保集团因病房装修改造与去年持平（510/513）。

县级公立医院手术例次增长 11.72%（7214/6457），其中三类、四类手术量同比增长 23.54%（2225/1801），三类、四类手术占比上升 2.95 个百分点（30.84%/27.89%）。

县级公立医院病例疾病诊断书写 CMI 值提升 0.07（0.797/0.727）、病例权重（RW）≥ 1.5 例数，占比提升 2.85 个百分点（5.42%/2.57%）。

（二）分级诊疗格局有效形成

2018 年 1 6 月，德清县医保住院患者县域内就诊率达 67.15%（2015 年、2016 年、2017 年仅分别为 69.17%、66.51%、64.00%），呈现回升趋势（图 3-1-8）。

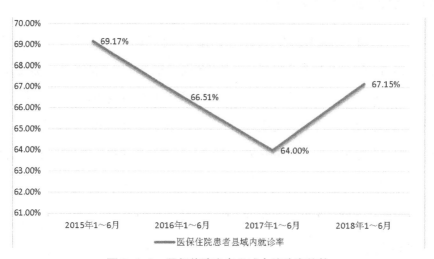

图 3-1-8　医保住院患者县域内就诊率趋势

基层医疗卫生机构门急诊人次占比 62.05%（2015 年、2016 年、2017 年仅分别为 47.8%、48.53%、51.58%），同比增长 10.47 个百分点。

县域县级医院向基层医疗机构转诊人次同比增长 39.61%，县域基层医疗机构向县级医院转诊人次同比增长 1.49%。

（三）医疗收支结构明显改善

2017 年，全县公立医院医疗总费用同比增长 4.89%，低于 10% 的省控目标；门诊和住院均次费用分别同比上升 3.89% 和 2.33%，均低于 5% 的省控目标。

2018 年 1—6 月，公立医院医疗服务收入占比 31.33%，同比提高 3.81 个百分点（31.33%/27.52%）；

药品收入占比 31.28%，同比下降 3.79 个百分点（31.28%/35.07%）。

检查检验收入占比 24.38%，同比下降 1.1 个百分点（24.38%/25.48%）。

（四）医保基金支出增长势头得到缓解

2018 年 1—6 月，职工医保基金总支出 40 802 万元，与去年同期相比增长 12.02%（全省试点县基金支出平均增幅 17.86%，全省对照县基金支出平均增幅 28.30%）；城乡居民医保基金总支出 12 670 万元，与去年同期相比增长 16.27%（全省试点县基金支出平均增幅 17.74%，全省对照县基金支出平均增幅 19.33%）。县域内医保基金支出增长 9.47%，远低于湖州市兄弟县区（长兴县 15.05%、安吉县 19.91%）（图 3-1-9）。

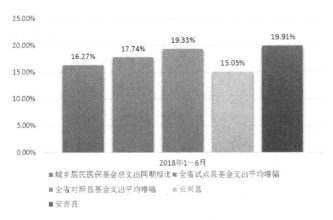

图 3-1-9 2018 年 1—6 月医保基金支出比较

（五）健康管理水平明显提升

经 2018 年上半年度基本公共卫生服务项目绩效考核，得分为 972.82 分（总分 1000 分，2017 年上半年为 966.25 分），项目绩效进一步提升。目前全县高血压患者规范管理率 66.43%，管理人群血压控制率 64.41%；糖尿病患者规范管理率 65.62%，管理人群血糖控制率 55.36%；县域内严重精神障碍报告率 4‰，稳定率 92.6%。

（六）综合评价

随着免费用药、慢病长处方、信息化等各种便民惠民措施的深入推进，群众满意度明显提升。根据第三方对德清县医疗服务满意度测评情况，2017 年群众对医疗服务满意率达 96%。德清县被国务院表彰为 2017 年度全国公立医院综合改革成效较为明显地区，在 2017 年度全省县级公立医院综合改革目标考核中位列第一，在全省推进医疗卫生服务领域"最多跑一次"改革工作现场会上做交流发言；全省家庭医生签约服务现场推进会、全省医共体医保支付方式改革座谈会在德清县召开，2018 年 8 月 19 口全国医改工作会议在德清召开。

六、优点和障碍

（一）优点

德清模式最大的优点不是单纯地推动县域医共体建设，而是推动以县域医共体建设为载体，以城市医联体建设为补充，以三医联动改革为保障，以卫生信息化为依托，以医防融合为延伸的县域综合医改，撬动分级诊疗、现代医院管理、全民医疗保障、药品供应保障、综合监管等各方面的改革，打造整合型、一体化、连续性的医疗卫生服务新体系。以县域医共体为载体，通过组建两大紧密运作的健康保健集团，充分整合医疗机构床位、学科、人才、设备等资源，实现管理同体，资源共享，提高效率。以城市医联体为补充，与沪、杭大医院紧密合作，提升县域医疗服务能力和急危重症救治水平。以三医联动改革为保障，组建全国县域首个医疗保障办公室，整合医改成员部门职能，利用医保支付、价格调整、绩效考核等管理工具，实现发展同心，目标同向，高效推动医共体各项工作。以卫生信息化为依托，充分借助智慧健康的优势，有效推进医疗服务领域"最多跑一次"改革，改善群众就医感受，提升管理服务效率。以医防融合为延伸，将公共卫生机构资源整合融入集团，加快推动"以治疗为中心"到"以人民健康为中心"

的转变，让群众"平时少生病，有病早治疗"。

（二）障碍

当然，德清模式还有很多工作需要推进，仍面临着一些障碍和问题。

1.需要进一步强化三医联动改革

目前县医保办虽已设立，但医保支付推进力度有待加大，控费和调价的协调性有待进一步加强。下一步，德清县将按照上级有关要求加快组建县医疗保障局；针对药品耗材联合限价采购过程中生产厂商仍留有10%~20%的价格空间余地，开展药品耗材"再次议价"，同时合理降低检查检验费用，进一步调整提高手术费等医疗服务价格；调整部分医保政策，对未经转诊的县外住院报销，提高其自付比例，控制患者随意转诊到沪、杭大医院；在规范医保DRGs支付和绩效管理的同时，积极对接商业医疗保险，加快形成较为完善的医疗保障服务体系。

2.需要进一步深化人事薪酬改革

德清县域医共体建设虽取得初步成效，但集团管理效率、运行绩效和医务人员积极性都有待提升。特别是基层医疗机构医务人员待遇较低，事业平台和发展空间较小，导致基层人才队伍不够稳定，流失较为严重，县级人才无法有效下沉。下一步，将组建集团党委，切实加强党对公立医院集团的统一领导；创新建立DRGs支付、绩效评价、薪酬分配的全链条绩效考核新机制，提高医务人员工作积极性；统一县乡医疗机构编制，成立专业技术委员会对专业技术人员能力进行评判后推动人员双向流动，落实集团职称评聘权；加大财政对基层医疗机构的投入力度，进一步调整和提高基层医务人员收入待遇水平。

3.需要进一步增强县域医疗服务能力

目前，县级医院重点学科建设相对滞后，县域医疗服务能力有待提升，县域内就诊率较低，医保基金压力较大，卫生信息化推进速度有待加快。下一步，将加快配置先进医疗设备，以装备的现代化带动医疗技术水平的提升；深入分析县域外疾病费用支出较多的病种、转诊患者较多的学科，针对性强化重点专科建设；加快卫生信息化建设，促进全域医疗卫生资源、远程医疗等高效利用，深度开发"德清健康云"和人工智能辅助诊疗系统，推行区域性大健康指数定期公开发布。

4.需要进一步探索解决医共体内医疗机构等级评审问题

医共体组建后，成员单位制定差异化发展路线，各单位专科化发展趋势更加明显，部分专科能力相对弱化。例如德清县武康健保集团中，县人民医院原有弱势学科如产科、中医、针灸等将逐步被县中医院整合，县中医院原有弱势学科如内科、外科、儿科等将被县人民医院整合。然而现行等级医院评审标准对专科能力均有明确要求，若仍以单个医院为评审对象，上述两家医院可能均通不过现有等级评审，更谈不上创建更高层次等级医院。因此，需要加快探索县域医共体成员单位等级医院评审标准，对医共体内成员单位的等级医院评审实行学科建设方面的政策倾斜，或者单独制定县域医共体等级评审标准，把医共体作为整体的评审对象，不再以单医疗机构作为独立评审对象，从而促进医共体内全专科协同发展，提升县域内医疗服务能力。

第六节　不同医疗联合体建设模式的健康扶贫效果评析

党的十九大报告提出了现在我们国家的主要矛盾已转化为人民日益增长的美好生活需要和不平衡、不充分的发展之间的矛盾。如何缩短区域间医疗上的不平衡，使沿边地区搭上发达地区的"快车"，让各族群众共享优质医疗服务，成为政府亟待解决的重要民生问题。

国务院办公厅《关于推进分级诊疗制度建设的指导意见》（国办发〔2015〕70号）指出，建立分级诊疗制度，是合理配置医疗资源、促进基本医疗卫生服务均等化的重要举措，是深化医药卫生体制改革、建立中国特色基本医疗卫生制度的重要内容，对于促进医药卫生事业长远健康发展、提高人民健康水平、保障和改善民生具有重要意义。

一、医联体的组织模式

组建医联体是推进分级诊疗制度建设的重要载体。国家卫生和计划生育委员会《关于开展医疗联合体建设试点工作的指导意见》（国卫医发〔2016〕75号）中提到，医联体主要有四种组织模式。

（一）医联体（即医疗联合体）

医联体是城市开展医联体建设的主要模式。以一家三级医院为牵头单位，联合若干城市二级医院、康复医院、护理院及社区卫生服务中心，构建"1+X"医联体，纵向整合医疗资源，形成资源共享、分工协作的管理模式。有条件的地区推行医联体内人、财、物统一管理模式，促使医联体成为目标一致的共同体。不具备条件的，可在医联体内以对口帮扶、技术支持为纽带形成松散型合作，引导优质医疗资源下沉，提升基层医疗服务能力。

（二）医共体（即医疗共同体）

医共体是农村开展医联体建设的主要模式。重点探索以"县医院为龙头，乡镇卫生院为枢纽，村卫生室为基础"的县乡一体化管理，并与乡村一体化有效衔接，充分发挥县医院的城乡纽带作用和县域龙头作用，形成县－乡－村医疗卫生机构分工协作机制，构建县－乡－村三级联动的县域医疗服务体系。

（三）专科联盟

专科联盟是医疗机构之间以专科协作为纽带形成的联合体。根据区域内医疗机构优势专科资源，以一所医疗机构特色专科为主，联合其他医疗机构相同专科技术力量，形成区域内若干特色专科中心，提升和解决专科重大疾病的救治能力，形成补位发展模式。横向盘活现有医疗资源，突出专科特色。

（四）远程医疗协作网

远程医疗协作网是由牵头单位与基层、偏远和欠发达地区医疗机构建立远程医疗服务网络。大力推进面向基层、偏远和欠发达地区的远程医疗服务体系建设，鼓励二级、三级医院向基层医疗卫生机构提供远程医疗服务，提升远程医疗服务能力，利用信息化手段促进医疗资源纵向流动，提高优质医疗资源可及性和医疗服务整体效率。

本章第一节至第四节分别选取了代表上述四种模式的案例进行了介绍。国家也提倡"各地可根据实际，探索多种形式的医联体组建形式"，德清的三医联动整合型模式就是这一精神的体现，故一并列入本章。

二、不同医联体建设模式的健康扶贫效果评析

全国建档立卡贫困户数据显示：2015 年，因病致贫的占到 44.1%；2016 年，因病致贫的比例为 44%。"辛辛苦苦奔小康，得场大病全泡汤"是许多农村群众面临大病时的真实写照，疾病已成为横亘在脱贫路上最大的"拦路虎"。不论是分级诊疗，还是医联体建设，其根本目的都是为了促进医疗资源下沉，不仅让贫困群众看得起病，更要让贫困群众看得上病、看得好病，最大限度减少疾病，提升贫困人口健康水平，提升群众满意度，有力地助推脱贫攻坚。

健康扶贫是打赢脱贫攻坚战、实现农村贫困人口脱贫的重大举措，是"精准扶贫、精准脱贫"基本方略的重要实践，是推进健康中国建设、全面建成小康社会的必然要求。

不论采取何种形式的医联体模式，健康扶贫都是其中重要一环。

深圳市罗湖区医联体以"管理技术"为纽带，从科研教学、技术合作、信息资源利用和探索服务栏目等方面与扶贫单位建立广泛的合作关系。以管理技术项目和人才培养为主要目标，坚持每年 1～2 次选派专家到扶贫单位进行业务指导，同时也以建立专科门诊等形式，实现技术劳务输出并免费为扶贫单位培养人才。

北京儿童医院集团对革命老区江西省广昌县实行精准帮扶，把各项扶贫政策措施落到实处，促进医疗资源下沉，提高基层医院儿科技术服务水平，解决儿童看病难问题。在安徽寿县、临泉县开展精准扶贫项目暨专家义诊活动。

中日友好医院采取到对口帮扶单位开展健康扶贫义诊活动等方式。

在天长、德清模式中，对贫困人口也采取代缴医保参保费用、扩大医保报销范围、降低医保补偿门槛、提高医保补偿比例、强化大病保险保障、加大医疗救助力度、实行健康兜底保障等精准扶贫内容。

为了实现贫困人群"看得起病、看得上病、看得好病、少得病、不得病"的目标，不同的医联体建设模式针对重点人群，采取超常规举措，持续用力，多措并举，精准施策，努力切断贫困与疾病之间的恶性循环，对有效控制"因病致贫、因病返贫"起到了积极作用。

第二章

医疗联合体建设，助力健康扶贫

第一节　专科联盟与健康扶贫：
首都医科大学宣武医院脑卒中医疗联合体

一、建设背景

脑卒中是由于脑部血管突然破裂或因血管阻塞导致血液不能流入大脑而引起脑组织损伤的一种急性脑血管疾病，它具有发病率高、复发率高、死亡率高和致残率高的特点，已成为我国慢性非传染性疾病中首要致死病因。2017年中国脑卒中防治报告显示：我国患病人数约1242万，每年新发病例约250万，每年脑卒中死亡人数约110万，患者年轻化趋势明显，病后存活的人群中70%留有不同程度的残疾，给社会和病患家庭都带来了十分沉重的负担，防控形势十分严峻。

为了进一步提升基层医疗机构脑卒中救治能力，助力分级诊疗改革落地，加强基层医院脑卒中专病防治能力建设，首都医科大学宣武医院（以下简称"宣武医院"）于2016年面向全国启动了宣武医院远程脑卒中专病医联体（以下简称"专病医联体"）建设。

宣武医院创建于1958年，是一所以神经科学和老年医学为重点，以治疗心脑血管疾患为主要特色，承担着医疗、教育、科研、预防、保健和康复任务的大型三级甲等综合医院。

专病医联体依托宣武医院互联网医疗诊治技术国家工程实验室、国家远程脑卒中中心的互联网远程医疗技术及神经科学等优势专业医疗资源，整合全国上、中、下游专科医疗资源，构建国家级、省级、市级三级远程专科协同救治平台，并且进一步深入县、乡、村三级专病防治健康管理医联体及医共体，形成针对远程脑卒中以综合医疗联合体为基础的新型医疗协作服务与综合防治体系，合理引导基层首诊与双向转诊。专病医联体的建立一方面惠及广大群众，解决看病难的问题，同时对于基层医院通过远程培训、人才培养、互联网线上线下相结合的学科帮扶，提升医联体医院医师的专业能力。另一方面，通过能够吸纳更多优质病源，发挥神经科学"终极诊疗机构"的职能，极大地提高了宣武医院在脑卒中专病乃至整个神经学科在国内外的影响力和地位。

在 2017 年、2018 年，宣武医院分别为第一批、第二批专病医联体合作单位授牌。目前，在全国 7 个主要省市地区进行远程对接，包括山东省北大医疗鲁中医院、东营市人民医院、威海市立医院，河南大学附属南石医院，河北省廊坊市第四人民医院，湖北省第三人民医院，贵州省贵阳市第三人民医院等 12 家医院进行脑卒中专病的密切合作（图 3-2-1）。

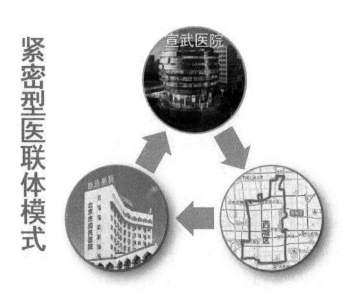

图 3-2-1　宣武医院医联体模式示意

二、运行机制

（一）管理机制方面

在国家卫生健康委员会（以下简称"国家卫健委"）脑卒中防治工程委员会的指导下，

国家远程脑卒中中心建立脑卒中专病医联体医院，实行"纵向整合医疗资源，形成资源共享、分工协作的管理模式"，并由医院所在地卫健委备案通过。国家远程脑卒中中心设立管理办公室，专门负责与基层医院联络、专家会诊、协调转诊会诊、征求意见、统计工作量、牵头召开工作会议等。

（二）技术支持方面

在国家卫健委脑卒中防治工程委员会指导下，依托国家脑卒中抢救与治疗指导中心，设立学术部、培训部、宣传部、事业部、会务部、医疗质控部6个管理部门。通过各部门协调沟通，有效开展远程急诊静脉溶栓指导、远程血管内介入指导、远程疑难病会诊、远程康复会诊、远程影像会诊、远程教育培训、远程国际学术交流等业务工作，充分利用互联网信息技术将优质医疗资源下沉，提高基层医院脑卒中救治水平。指导中心联合宣武医院高级脑卒中中心，不定期对实际执行情况进行总结检查，对重点会诊患者、转诊患者进行随访，在一定程度上保证了远程医疗的质量。同时，定期派遣专业人员赴基层医院调研指导，有针对性地为具体医院开展个性化指导和服务。

（三）流程优化方面

在成立医联体前，宣武医院远程医疗主要是下级申请，上级根据情况选择预约的响应模式，流程环节多，持续时间长。建立医联体后，为不造成基层患者激增带来的医疗质量下降等资源矛盾，一方面继续完善远程分级诊疗流程，能够在基层或中级医院解决的问题争取在基层解决，宣武医院提供必要的支持；另一方面针对特殊基层急诊患者可通过远程急诊、会诊系统享有优先响应、优先接诊的优势。对基层疑难杂症患者，通过双向转诊渠道到宣武医院就诊时，享受门诊优先检查、诊疗、"一章到底"等该院绿色通道的救治权利。

三、信息技术平台

（一）构建医联体远程会诊平台

脑卒中医联体远程会诊平台主要实现医联体门户、医联体管理和远程医疗业务应用功能，支持远程会诊、远程门诊、远程影像诊断、远程心电诊断、远程检验、远程超声诊断、远程监护、远程查房、远程手术指导、病例讨论、远程教学、双向转诊等业务功能，满足医联体单位间开展基于会诊室、科室、病房、手术室等各种场景下的远程医疗业务应用需要。

系统支持与基层医疗机构现有 PACS 系统、LIS 系统、影像检查设备、心电设备、检验设备对接，实现相关影像、心电、检验数据的自动采集上传，满足医联体单位通过半托管、疑难诊断等多种合作方式开展专科诊断业务的需求，实现"基层诊断、上级检查、远程会诊、双向转诊"的服务模式。

同时，系统还支持与医联体医院现有 HIS、EMR、RIS 等信息系统对接，实现远程会诊流程中自动获取患者相关基本信息和病历资料，为专家远程诊断提供依据；实现转诊过程中门诊和住院的提前预约，简化医联体间患者转诊入院流程。

（二）打造"一键通"急诊会诊系统

脑卒中急性期唯一有效的治疗手段是溶栓，溶栓对时间窗要求较高，远程急诊、会诊与脑卒中相结合的技术核心在于快速有效地与基层医院进行信息对接，完成指导工作，让患者在最短时间得到最有效的救治。在国家发改委和国家卫健委脑卒中防治工程委员会的大力支持下，宣武医院针对国内基层医院在脑卒中急救与溶栓救治方面面临的种种难题，精心组织调研，整合优势技术力量研发了"一键通"急诊、会诊系统，专门针对脑卒中急救场景，打通宣武医院与基层医院的信息渠道，一键启动与宣武医院的急诊、会诊申请，第一时间获取患者信息，操作简易，省去繁琐的中间运维环节。通过该系统能够实现脑卒中急救远程会诊的快速对接，宣武医院值班专家可以在工作站和移动端实现实时指导基层医院急诊溶栓、取栓，使患者身在基层医院，也能在第一时间得到上级医院专家的远程救治指导，赢得宝贵的抢救时间，降低脑卒中的致死率和致残率。目前该系统正在北京 16 区县开展试点应用推广，拟定在医联体合作医院全面铺开。

（三）构建 eStroke 溶栓取栓影像平台

为提高我国急性脑卒中溶栓、取栓患者比例，降低致死率和致残率，在国家卫健委脑卒中防治工作委员会的指导下，宣武医院互联网医疗诊治技术国家工程实验室组织研制了 eStroke 国家溶栓取栓影像平台。该平台是基于缺血性脑卒中半暗带、脑微出血、脑侧支循环定量评价的云服务平台，可以实现溶栓、取栓多模态影像学精准评价，为基层医师节省影像判读时间，提高评估质量；建立国家省、市、县联动的溶栓取栓影像评价体系，让脑卒中影像诊断的优质医疗资源下沉；整体上促进我国脑卒中诊疗医师队伍的建设，提升我国脑卒中的影像诊断水平（图 3-2-2，图 3-2-3）。

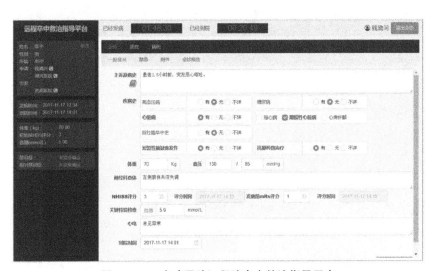

图 3-2-2 宣武医院远程脑卒中救治指导平台

平台示例

eStroke可以计算并显示灌注成像的各个参数，包括CBF、CBV、MTT和TMAX分别对应脑血流量、血脑容量、平均通过时间和残留函数的达峰时间，用以评价脑循环状况。

结合以上参数通过左右脑循环的对称性，可以进一步的计算出用于医学诊断的缺血半影带与梗死核心的所在的区域。

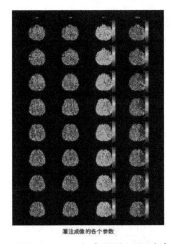

灌注成像的各个参数

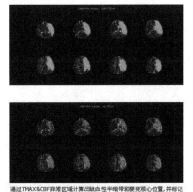

通过TMAX&CBF异常区域计算出缺血性半暗带和梗死核心位置，并标记

图 3-2-3 宣武医院远程脑卒中救治指导平台示例（彩图见彩插1）

eStroke 溶栓取栓影像平台拥有三大优势：一是支持多模态影像学设备，包括 CT、MRI 图像等，16 排以上多层螺旋 CT，1.5T 以上磁共振；二是全流程实现自动化，从医院设备扫描序列开始到影像后处理分析、输出影像诊断报告，无需人工干预；三是支持开展心脑血管病远程急救与移动急救、高危人群智能预警及干预、心脑血管病联合救治、虚拟手术等技术的研发和工程化。依托 eStroke 国家溶栓取栓影像平台，可通过互联网和人工智能技术实现分级诊疗和医疗资源均等化，让优质医疗资源深入到遥远的山区和农村，助力国家医疗体系的变革。

四、创新性

（一）技术平台

在技术平台方面，宣武医院开展了以下创新性工作：

一是宣武医院针对脑卒中专病特点，整合医联体医院的共性需求，对现有远程医疗业务系统进行适应性改造，增加了针对脑卒中评分量表等专有信息管理模块，让专家能够获取更精准、更有效的病情描述，提高远程医疗质量和效率。

二是宣武医院面向基层医疗机构提供远程会诊、远程心电诊断、远程影像诊断、远程教学培训等服务，促进医疗联合体内医疗机构间检查检验结果实时查阅、互认共享。推进远程医疗和教学服务覆盖全国所有医疗联合体医院，提升基层医疗服务能力和效率。

三是宣武医院信息平台不仅覆盖了普通脑卒中疑难病会诊，还将远程范围延伸到急诊。宣武医院研发更适合脑卒中急救的"一键通"远程脑卒中专用平台，在平台上基层医院可一键完成视频连接，并能实时共享患者病历、检验报告、CT、磁共振等相关信息，实现归档留存，同时还可调用不同厂家 PACS 的图片信息。

四是针对基层医师临床诊断水平和诊断手段有限的现实问题，联合行业领先的医疗信息产业研发及应用机构，通过人工智能、大数据等信息技术，实现与医疗行业的融合，开发了多模态医学影像相结合的半暗带量化评价工具——eStroke 溶栓取栓影像平台，并逐步在医联体内建立上下联动的溶栓取栓影像评价体系，为提升基层脑卒中溶栓率起到积极作用。

（二）质量控制

为了保证医联体的可持续发展和提高基层医院的积极性，宣武医院以远程视频方式组织医联体医院开展国内外培训，定期进行业务考核，通过综合评定给予相关医院个性化的技术支持，达到规定的成绩和等级后，由宣武医院互联网医疗诊治技术国家工程实验室进行授牌。

医联体内的所有病例都需经过病例前质控、会诊过程质控、会诊结果后质控等。前质控主要审核会诊资料上传是否完整，对病例进行分诊，分配最适合的专家对病例进行会诊服务。过程质控主要对会诊过程中的流程进行质控，对上下级医院医师的会诊行为、用语、流程进行质控，保证会诊质量。后质控主要对会诊报告单的专家签字、及时上传、会诊数据保存、会诊满意度调查等。做好质量控制能有效地保证会诊质量，不断完善会诊流程，更好地为患者服务。

（三）绩效考核

脑卒中医联体绩效考核主要包括两个方面：

一是建立综合指标。将综合指标分为两类：软指标和硬指标，两个指标比重各占50%。软指标指医德医风、行风评议两项指标。硬指标包括服务效率、服务质量、服务效益3个方面的内容。

二是考核方法的认定。考核办法的主体应从原来的以经济效益为中心向以社会效益为中心的观点转变。

根据宣武医院《超额劳务补贴实施方案》相关规定，结合远程医学中心的工作实际情况，充分调动工作人员的积极性，体现多劳多得，强调劳动强度、工作质量和数量。在扣除"单位建设基金"后按管理职责、技术职务、劳动强度、工作质量确定分配系数。参考医院权重区间基数，分别为10%、20%、30%、40%，总和为100%设立，再根据技术职务系数计算。

五、建设效果评价

国家医疗改革方案中已明确了积极发展面向农村及边远地区的远程医疗政策，远程脑卒中医联体不仅体现了现代医学带给医疗卫生行业的新观念，而且还带来了广泛的社会效益与经济效益。

（一）经治医院效益

经治医院开展远程医疗会诊可以得到一定的效益。患者在当地医院远程会诊前需要进行相关的检查、检验，为会诊提供诊断依据。远程会诊后，明确可以继续留在当地医院诊治的患者，需要进一步完善检查和治疗。会诊前检查本身就是当地医院的收入，患者通过远程医疗会诊判定留在当地治疗是经治医院所需要的经济效益。通过远程医疗会诊，经治医院把患者留在当地治疗，患者减少奔波劳累，医院增加经济效益，必然是医院和患者迫切需要的，同时提高经治医院在当地患者中的诊治信誉和安全感，其社会效益是广泛而实在的需求。

（二）经治医师的收益

为了提高医师的诊断治疗技术水平，医疗行业规定各级医师要在 3 ～ 5 年进行临床医疗技术的继续教育，以适应医疗技术水平的发展。一名医师外出进修，其所在医院需要支付 5000 元以上的进修费，以及人员工资、差旅和用餐补助等。而且，基层医院又不可能每年将所有医技人员送出进修。通过远程医疗，经治医师的医疗技术水平确实从很多方面有了大幅度的提高。由于医师是带着实际问题适时会诊、咨询，必然会学习和掌握到国内最新的诊断方法。同时，为基层医院间接节省了大量的进修培训费用。

（三）专家会诊医院利益

专家会诊医院利用现代的医疗诊断技术，为广大基层医院和患者解决疑难病症的诊断，无疑提高了自身的知名度，也是三甲医院和国家医改政策所要求的。通过远程医疗会诊有 10% ～ 20% 的疑难重病患者需要转院治疗，给专家会诊医院带来了直接的经济效益。

近些年来，外地患者热衷于到一线、二线城市的大医院就诊，许多本来可以通过远程会诊就能在当地或基层医院诊治的患者，涌入人口密集的中心医院，造成上级医院负荷过重；医疗专家承担过多的临床工作量，必然影响医疗专家的教学和科研任务。由于医院的床位有限，不能将所有前来就医的患者接收入院，而通过远程医疗会诊，一些常见疾病就可以在基层医院治疗，使疑难重症患者转入中心医院诊治，从而直接提高医院床位的经济收益率。

（四）会诊专家的收益

远程脑卒中医联体申请会诊中有 10% ~ 20% 的疑难重症患者需要转院治疗，给专家所在医院带来的直接的经济效益实际是通过会诊专家体现的。会诊专家在会诊时解决了一些农村和边远地区医院的医疗纠纷，同时提高了自己的信誉。

（五）社会效益

通过远程医疗会诊，使更多的患者得以双向转诊，既可缓解城乡医疗资源不均衡的矛盾，又可以为国家节省大量的医疗资源，减少国家医疗保险金的投入。

综上所述，远程脑卒中医联体的开展，有利于患者、患者家庭、经治医院、经治医师、会诊医院、会诊专家、医疗行业、国家与各级政府。开展远程医疗是一项现代医学事业，是未来医疗卫生事业的发展趋势，所取得的社会效益是广泛的，直接效益、间接效益也是显著的。

但从长远角度和可持续常态发展方向来看，要让远程脑卒中真正地服务于百姓，真正地走到百姓身边，现阶段综合效益大于经济效益、长期效益大于近期效益。远程医疗系统采用计算机技术和通信技术实现异地医疗资源与患者的联系，完成远程医疗服务工作。它的推广应用可较好地解决由于医疗资源的偏态分布而造成的边远地区、农村及小城市患者缺医少药、看名医难的问题；减少患者非医疗费用的支出，更合理、更有效地发挥医学专家的作用，发挥大医院及优势学科的辐射效益。

（六）远程会诊平台效果

脑卒中专病医联体远程会诊平台可以实现多种远程医疗业务，截至 2018 年 6 月，开展远程疑难病会诊 64 例、远程门诊 15 例、远程教学查房 2 例、远程急会诊 3 例；另外，开展远程教学讲座、国际学术交流 14 次，参与医院 130 余家，培训脑卒中医务人员 1300 余人次（图 3-2-4）。

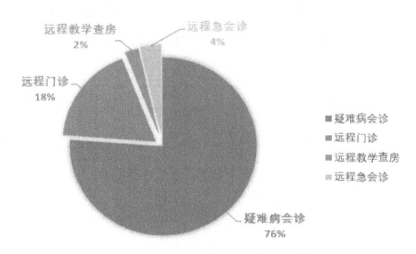

图 3-2-4　远程会诊平台会诊数据分布

专家通过远程会诊平台在临床、病房、教学等各个方面指导基层医师，在全国范围内提升脑卒中救治医务人员的技术水平和综合业务能力。

六、优点和障碍

（一）优势

1. 对于患者

方便：在本地就能得到北京权威专家的诊断意见和治疗建议，避免长途就医带来的麻烦和苦恼。

快速：在极短的时间内便可获得专家诊断意见，有利于接诊医院和患者把握最佳诊治时机，有效解决"看病难"的问题。

经济：远程医疗实现了异地诊断和本地治疗，节约大量外出求医花费，有效解决"看病贵"和"因病致贫、因病返贫"的问题。

权威：专家都是知名的教授、主任医师及副主任医师，保证了会诊结果的高质量和权威性。

2. 对于基层医院

低成本、高效率地提升本院医务人员的技术水平和综合业务能力；增加病床使用率，减少转诊转院，提升医院经济效益；能在本地享受到国内顶级医院的优质资源，对诊断结果和治疗意见更加放心，增加了对当地医院的信任感。一些病例经过与权威专家的会诊可以避免潜在医疗纠纷的发生，加强了本地医师和医学专家的联系，建立了良好的合作关系，可帮扶基层医院开展一些全新的医疗服务项目。

3. 对于医师

一方面基层医师借助医联体的赋能，可以提高疾病诊断的准确率，解决诊疗过程中的实际问题，减少医疗纠纷的发生，为基层医师提供更多的学习机会。

另一方面，宣武医院专家对更有价值的病例进行了管理，中心向专家进行脱敏数据的共享，供专家进行科学研究。专家的研究成果可以更好地在医联体单位进行推广，提升专家的行业认知度。

（二）障碍

一个14亿人口的大国，经济发展水平在较短时间内有了快速增长，但是医疗资源，特别是医疗人才并没有得到相应增长。优质医疗人才高度集中在几个一线城市的三级医院内，造成大量患者涌入，医疗服务的倒金字塔现象愈演愈烈，医疗质量和患者就医体验每况愈下。"看病难、看病贵"在很大程度上与这种医疗资源供不应求的状况有关。在这种情况下，远程医疗便成为缓解医疗人才短缺和分布集中、医疗服务可及性差和医疗费用昂贵等问题的手段之一。互联网、物联网、信息技术、移动医疗等一系列技术手段的发展，为远程医疗提供了技术上的支持。政府积极推动远程医疗发展，出台了一系列政策。然而，远程医疗在我国的发展仍处于试验性阶段。

远程医疗的发展需要调动三级医院、基层医疗机构、医保、患者等各个利益相关方的积极性。在远程医疗的两端，往往是三级医院缺乏积极性，他们的服务并不能得到相应的补偿，而只能将此作为一项公益性的活动。如何发挥市场的作用，建立一些提供远程医疗的第三方平台，同时推动医保参与支付，这就需要在远程医疗的商业模式上进行创新，完全依靠政府推动无法摆脱画饼充饥的现状。

政府目前正在积极推动分级诊疗，希望将医疗资源下沉，患者流向基层。如果将远程医疗与分级诊疗结合起来，将远程医疗与医联体、医共体结合起来，将会有助于这一目标的实现。因此，利益机制的设计十分重要，不然良好的愿望永远只能停留在纸面上。

1.远程医疗收费缺少依据，且没有纳入医保范畴

远程医疗没有制定相应收费项目和收费标准，且没有列入医保报销范围，需要由患者承担。这样造成医院的积极性不高，也增加了患者负担。应尽快出台相应的远程医疗服务规范制度，明确收费办法及标准。

2.信息安全与隐私制度不健全

系统信息安全措施不全，患者个人隐私保密与医疗信息安全存在较大隐患。在远程医疗中，患者的敏感病史和诊断很容易通过语音和视频被其他无关人员得到，因此，远程医疗存在着暴露患者隐私的可能性。对通过拦截视频信息或其他信息而侵害患者隐私权的行为，应该给予更多的安全性关注，采取更完善的安全策略，以防止患者的医疗信息、特别是高度敏感的信息被暴露。

3.缺乏设计标准、规范不统一、信息难以互通互联

标准不规范，责任不明确。到目前为止，对于远程会诊国家仍没有一个统一的标准化规定。针对远程会诊没有统一的医疗规范，没有统一的系统软件，没有统一的通信通道，这些问题的存在使得信息不能共享，医疗单位不能实现交互式联网，使得远程会诊受到一定的局限。另外，对于远程会诊的责任划分问题也没有相关的法律条文对其进行规范。远程会诊并不能解决一切难题，会存在一些客观因素，例如图像传输不清晰，病历资料不完整等原因造成的误诊，或者是提供不出更好的治疗方案的问题，需要明确规定双方责任，防止出现医疗事故时发生纠纷或者异议。

4.百姓认知不够，接受性不高

患者对远程会诊认识不足。由于选择远程医疗的患者往往是诊断不明或危重症的人群，因为病情急重，会感觉远程会诊不能实实在在与医师面对面，在心理上会有一定的不信任。远程会诊时间一般较短，会给患者造成不认真、不细致的错觉。应加大宣传力度，向基层百姓普及相关业务和知识。

七、健康扶贫效果

习近平总书记提出，"要把人民健康放在优先发展的战略地位""精准脱贫、健康扶贫"；李克强总理要求推进"互联网＋医疗"进程，将医联体建设纳入政府医改重要工作。

中国的贫困人口中，有很大比例是因病致贫或者因病返贫的，脑卒中是"因病致贫、因病返贫"的重要原因之一。

脑卒中防治，早期筛查、早期预防是关键。宣武医院联合丽江古城区人民医院，利用互联网医疗诊治技术国家工程实验室牵头研发的车载磁共振技术，下基层到乡镇，为贫困群众进行免费筛查，发现高危人群，及早开展预防及诊治工作，并减免贫困群众的医疗费用，将医疗温暖送到基层。

在急性期诊治阶段，通过远程溶栓系统进行指导和对疑难重病患者的及时转诊，有效降低了部分脑卒中患者的致死率、致残率，缓解了贫困人口因病返贫的现象。

在医联休体系帮扶领域，宣武医院通过支持中西部区域基地医院，带动基地医院向基层辐射，取得了显著的扶贫效果。

在 2018 年中国脑卒中大会暨第八届全国心脑血管病论坛上，脑卒中专病医联体合作单位——河南大学南石医院，在"远程脑卒中救治论坛"专题领域发表讲座，从自己医院的实际经历出发，解析了脑卒中专病医联体对脑卒中中心建设快速发展的重要推动作用，并分享了南石医院医联体建设的成功经验和体会。

南石医院依托宣武医院、国家远程脑卒中中心技术支持，建立脑卒中专病医联体，以宣武医院为龙头，地方医院为中坚，联合区域医疗联合体单位，共同将脑卒中防控救治工作落到实处，努力做到流程、技术及人才培养的标准化，建立规范的脑卒中救治体系。目前，南石医院的脑卒中整体诊疗水平得到显著提升。一方面医院在全国高级脑卒中中心百强医院的综合排名由 2017 年的 88 名升至 2018 年的 21 名；另一方面医院的静脉溶栓技术不断进步，已位列全国高级脑卒中中心第 5 名；动脉瘤夹闭和介入治疗方面也不断进步，入围全国 50 强。

南石医院脑卒中专病医联体工作推动成果显著，已建立了上联宣武医院，下联 30 余家县、乡（镇）医院的三级脑卒中专病医联体，一方面将优质的脑卒中预防和诊治技术真正落实到县乡基层；另一方面通过双向转诊让基层民众有机会享受到高水平的医疗服务，有效降低了脑卒中因病致贫和返贫的人口数量，为中西部基层扶贫做出了重要贡献。

第二节　互联网医院模式与健康扶贫：广东省网络医院医疗联合体

在国家医疗体制改革的大背景下，在信息技术和互联网为人类社会带来生存和生活方式的深刻变革的浪潮中，广东省第二人民医院（以下简称"省二医"）把握时代脉搏，以共享、协作、创新、发展为理念，以互联网为抓手，以信息技术为推手，以三甲医院的优质医师资源为质量保障，以大众医疗、共建共享、对口帮扶为切入点，不断探讨、完善、创新、总结出一套有自己特色的广东省网络医院医疗联合体模式。

一、建设背景

（一）疾病流行模式与医疗负担加重的矛盾

随着社会化进程的发展及人口老龄化的到来，我国的疾病流行模式逐步转变为以心脑血管病、肿瘤、糖尿病等慢性非传染性疾病为主，既往对于疾病重治疗轻预防的控制策略，正逐步转向预防为主。慢性病的病程长、花费高，若长期得不到有效控制将导致卫生费用的急剧上升，给国家、社会、家庭造成沉重的经济负担。统计数据显示，我国卫生总费用占国内生产总值比值、人均卫生总费用均呈增长趋势。2010—2015 年，卫生总费用从 19 980.39 亿元增加至 40 974.64 亿元，增长了 1.05 倍；卫生总费用占 GDP 比值从 4.89% 增至 6.05%，增长了 23.72%；人均卫生费用从 1490.10 元增长至 2980.80 元，增长了 1 倍多。影响卫生费用的因素包括 65 岁及以上人口比例、政府卫生支出占财政比例、人均 GDP、医院入院人数、住院患者人均医疗费等。目前，我国卫生事业的发展和制度化建设仍不完善，只有与时俱进、积极探索、不断改革创新，提高医疗服务质量、降低医疗费用，缓解我国居民"看病难、看病贵"的现象，解决民生大事，方能提高社会保障能力，体现政府和国家的管理水平。

（二）国家对分级诊疗和医联体建设的要求

随着医疗改革的推进，分级诊疗逐渐成为国家和学界关注的重点，实施分级诊疗可以有效配置医疗资源，促进基本医疗卫生服务均等化。2009年，《党中央、国务院关于深化医药卫生体制改革的意见》首次提出分级诊疗的概念。2015年9月，国务院印发《关于推进分级诊疗制度建设的指导意见》，正式启动分级诊疗制度建设，明确提出推动建立并完善分级诊疗模式，逐步形成"基层首诊、双向转诊、急慢分治、上下联动"的分级诊疗模式。但基层医疗卫生机构服务能力较弱、服务水平不足，成为目前制约分级诊疗制度向前推进的核心问题。2017年4月26日，国务院办公厅发布的《关于推进医疗联合体建设和发展的指导意见》中指出，要逐步形成多种形式的医联体组织模式。

（三）互联网和信息技术为传统医疗服务模式带来的机遇

信息化是实现分级诊疗服务的重要技术手段，随着互联网、信息技术与医疗服务模式的深度融合，传统医疗服务模式也受到巨大的冲击和挑战。大数据、云计算、物联网、移动互联网等信息化技术的发展，使互联网医疗在医疗资源重塑方面具备了条件和能力。

虽然基于互联网概念的医疗服务形式，如健康咨询、预约挂号等早有涌现，但一直处于医疗系统的外围，缺乏有序的监管。2014年8月29日，国家卫生和计划生育委员会《关于推进医疗机构远程医疗服务的意见》对"远程医疗服务"的定义、服务项目、服务流程、管理规范、责任认定、监督管理等做出明确规定，体现出国家对远程医疗服务的重视和不放松监管的态度，最终目的还是为促进其健康发展，促使优质医疗资源下沉，解决基础群众的医疗保障问题。

2009年国务院《关于深化医药卫生体制改革的意见》首先将信息化确定为医改"四梁八柱"的支柱之一。《"健康中国2030"规划纲要》再次强调全民健康体系的建立需要信息化的引领和支撑作用。中共中央、国务院《关于深化医药卫生体制改革的意见》《卫生事业发展"十二五"规划》和《国务院关于促进信息消费扩大内需的若干意见》

等文件都明确提出，依托信息化技术开展远程医疗服务，是提高基层医疗服务水平、解决基层和边远地区人民群众看病就医问题的有效途径。

共建共享是建设健康中国的基本路径。在国家的重视和政策支持下，远程医疗将颠覆传统医疗服务模式的局限性，以医院为后台支持，以信息技术构建云平台，对医疗资源进行重组和利用，将部分可以通过非现场方式开展的服务转移到互联网平台，为不同消费群体提供深层次医疗、保健服务。推广远程医疗服务对于普及大众医疗、推进分级诊疗的制度建设、缓解基层和偏远山区"看病难、看病贵"的问题有着重要的意义。

（四）广东省网络医院医联体模式

1. 广东省网络医院上线

在广东省委、省政府的高度重视下，经卫生计生部门许可，2014年10月25日，广东省第二人民医院首先建设了全国第一家网络医院——广东省网络医院。由广东省第二人民医院、深圳友德医科技有限公司、网络医疗接诊点（药店、社区卫生服务中心、村卫生室）等共同构建网络医疗平台。根据国家卫生和计划生育委员会《关于推进医疗机构远程医疗服务的意见》，网络医院的服务模式符合远程医疗服务的定义，即医疗机构运用信息化技术，向医疗机构外的患者直接提供诊疗服务。主要涉及的医疗服务项目包括远程门诊、远程会诊、线下义诊、健康管理等。网络医院以做好居民的家庭医生和健康的"守门人"为服务宗旨，突破传统面诊的局限性。网络医院的医师在固定、合法的地点开展医疗工作，服务对象则位于其他不同的网络服务点，用户之间通过摄像头和传输的视频、音频信息完成面诊的过程。网络医院可为广大社区和普惠民众提供常见轻症诊疗、慢性病复诊、治疗后社区康复管理等医疗服务及居民健康咨询、就医指导、健康教育等健康管理服务。

2. 广东省第二人民医院阳山医院集团成立

2015年6月，广东省网络医院的服务功能进一步升级。按照广东省卫健委总体部署和安排，广东省第二人民医院与阳山县人民政府签署协议，共建"医疗卫生服务共同体"，对口医疗帮扶广东省贫困县——清远市阳山县，广东省第二人民医院与阳山县人民医院组建了广东省第二人民医院阳山医院集团，承担了阳山县域的大众医疗、双向转诊、基层医务人员的继续教育培训、提高基层医疗技术水平的重任。通过网络医疗服务一体化建设，各乡镇、村医疗服务能力均得到不同程度的提高，阳山县县域医疗服务能力全面提升。

二、运行机制

（一）远程医疗平台建设

远程医疗服务平台建设是互联网、远程信息技术与医疗服务相结合的主要载体，可为网络医院实现医患互动、疾病诊疗、远程会诊、双向转诊、健康宣教、远程医学培训等多项医学服务功能。强大的远程医疗服务平台系统是网络医院正常运行的重要保障，更是网络医院不断适应医改潮流、与时俱进、自我调整、创新发展的重要媒介。

1.基于大众医疗的视频问诊平台

以远程医疗平台服务系统为广东省网络医院的技术载体，以远程医疗服务点和手机APP为接诊端，以广东省第二人民医院的在职专科、全科医师为服务主体，为全省各市县的广大社区居民和普惠人群提供高效、便捷的在线视频问诊服务，并根据患者情况开具专业的健康指导、检查意见、药物处方建议。互联网医疗平台由服务端、互联网医疗系统平台、接诊端、移动医疗APP组成。

服务端为网络医师接入端，通过可靠的视频、音频等交互系统，医患双可方清晰实现在线诊疗。平台为医师端提供完整的主诉、现病史录入系统、完善的处方管理系统、科学的药品管理系统及丰富的知识系统，可随时查阅历次诊疗记录及各类影像资料。根据医疗文件的保存要求，医疗相关的所有视频、音频资料等在线存储1年，1年后离线存储。

互联网医疗系统平台主要由第三方互联网医疗平台公司——深圳友德医科技有限公司提供，主要负责基于互联网的远程医疗信息化解决方案，糅合医疗理念进行系统的升级维护。平台以通过科学构建平台架构，为医患双方提供安全、稳定的系统服务为宗旨，主要功能包括为网络医院的日常工作问题提供信息化解决方案，对平台运行中出现的故障进行及时维护，定期开展回访调查，根据用户体验感进行系统优化、升级，提高平台使用的流畅度和故障处理能力，并提供有效的医疗数据管理与应用服务等，严格确保患者的隐私和信息安全。

接诊端为患者接入端，包括电脑客户端和手机移动医疗 APP 端。电脑客户端除提供可靠视频、音频技术外，还提供可测量的体温、血压、血糖、心电、血氧等各种医疗数据的穿戴设备，佩戴使用网络听诊器、舌诊仪、脉诊仪等辅助诊断工具，为网络医师的诊疗提供可靠数据。用户还可通过移动医疗 APP 端，接受网络医师在线视频问诊，完成诊断、开具处方等就诊全流程。并可根据自身情况，选择是否接受健康咨询和健康管理，定期获取健康常识、营养配餐方案、运动方案等健康服务和健康测评，并可享受就近药店、合作医院相关服务。

2. 基于分级诊疗的远程医学双向转诊平台建设

广东省网络医院在广东省第二人民医院阳山医院集团设立阳山县网络分院，除了提供大众医疗的视频问诊服务模块，还为远程会诊、双向转诊提供远程技术支持。由网络技术公司开发出一套可关联患者住院信息、检查结果的支持多方实时视频、通话的远程会议桌面系统。此外，分别在广东省第二人民医院、阳山县人民医院建立省级、县级远程医学中心，在乡镇卫生院设立远程医学分中心，村卫生站建立村医疗点，构建分级诊疗的远程医疗平台，通过各级远程医学平台的运作，实现分级诊疗。如乡镇卫生院的医师，可通过平台连线上级医院的在线医师，介绍病情后，申请预约会诊。会诊时启用远程会议模式，多方实时视频、通话，开展疑难病例的讨论，相互协作，共同制定诊疗方案。同时可根据病情需要，快速建立双向转诊通道，并逐步形成不断改良的双向转诊规范和路径，真正突破时空、地域的限制，极大丰富了分级诊疗的内涵（图 3-2-5）。

（二）运行模式的实践

1. 基于大众医疗的网络医疗实践

在连锁药店、社区卫生服务中心和村卫生室设置网络医疗接诊点，为社区居民和村民提供网络诊疗服务。每个接诊点均按标准进行客户端配置，包括接诊端系统设备和穿戴设备。患者在接诊点通过网络医院客户端登录网络医院系统界面进行预约，网络医师的服务端显示该预约信息，根据系统终端提示的排队序列接诊预约患者，接入后能与患者通过视频、语音、文字等即时通信方式进行问诊，结合现场穿戴设备提供的实时检测数据（如体温、呼吸、脉搏、血压、血糖等）及调阅患者既往健康档案，经过综合判断

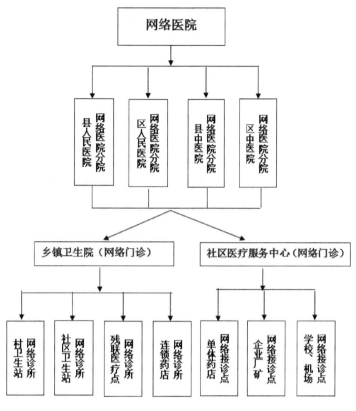

图 3-2-5　广东省网络医院医联体模式示意

后，为患者开出药品处方或检查、检验、体检等相应诊疗意见，经数字签名后提交系统处理。患者完成问诊后，按照医师的处理意见，可通过移动支付系统完成药品处方、检查、检验、体检等项目的网络支付。药品处方可在药店现场取药或经由家庭药箱直接配送到患者家中；检验、检查、体检等项目申请信息则发送到医联体内就近医院相关科室预约检查时间，相关预约信息经个人终端发送给患者，患者根据预约信息直接到医院相关科室进行检查。患者本次的各类检查检验结果由系统自动汇总记录于患者电子健康档案，患者可通过个人终端进行查阅并预约复诊时间。网络医师对患者的检查检验进行分析判断后，开具处方用药或建议进一步处理或干预意见。

在广东省第二人民医院阳山医院集团模式中，除推广大众医疗服务外，还进行了省、县、镇、村一体化药品配送模式的尝试。分别在阳山县人民医院、13 个乡镇卫生院、159 个行政村布设网络医院就诊点，让基层群众足不出户即可通过网络享受三甲医院、县医院医疗资源的同时，村医可通过配送系统定期申请药品，网络配送系统根据就近原则分配药店，及时将药品配送到村卫生站，提高了农村和边远地区的药品配送能力，保障了基层用药需求；通过集中采购供应，有效降低药品价格，阳山基层医疗卫生机构基层用药比市场价优惠 10% 左右。

2. 基于远程医学分级诊疗的实践

县级医院在分级诊疗机制中发挥纽带作用。作为农村三级医疗网络的龙头，县医院承担着县域内危重患者的诊治、对乡镇医院及村医卫生站开展业务水平指导及接受上级医院专业指导等职能。利用互联网信息技术手段，以阳山县人民医院为纽带，广东省第二人民医院阳山医院集团通过行政主导、科室延伸管理、建设阳山县网络医院、逐步建立某些常见病的分级诊疗规范等方法，构建连通村、镇、县、省的分级诊疗体系，促进了优质医疗资源的下沉。

管理方面，广东省第二人民医院阳山医院集团由广东省第二人民医院的院领导兼任集团主要领导，广东省第二人民医院相关科室主任兼任阳山县人民医院科室大主任，定期派各科业务骨干到阳山县医院驻点工作。这对制定精准帮扶的长远政策、提高县医院行政工作效率、提升县医院业务水平非常有利，而且也从管理上推动了分级诊疗的落地。

业务方面，除兼职科主任定期到阳山县人民医院查房会诊、现场指导及业务骨干定期驻点工作外，集团以专科为着力点，通过建设县远程医学中心，在辖区内镇卫生院建远程医学分中心，在村卫生站建远程医疗服务点等，搭建分级诊疗体系的架构。县远程医学中心设在各科室，上接广东省第二人民医院相关专科，下连各远程医学分中心或服务点，通过桌面 HIS 系统的对接，乡镇卫生院或村医可实时连线上级医院的在线医师，申请预约会诊。会诊时启用远程会议模式，建立会诊诊室，广东省第二人民医院专家、阳山县相关专科医师、镇卫生院医师等，可通过多方实时视频、通话，进行危急重症或复杂病例的汇报、讨论，通过专家会诊点评，共同制定诊疗方案。已开通运行的远程医学中心包括骨科、心内科、呼吸科、影像科、超声科等。功能科的业务联系主要体现在远程诊断方面，下级中心根据需要上传 X 线片、B 超、心电图等检查检验结果，广东省第二人民医院则实时进行网络诊断，并把结果进行回传，有效提高了基层医院诊断水平。至 2017 年 5 月，县 - 乡 - 村双向转诊人数 2600 余人次。广东省第二人民医院专家对阳山县的危急重症、复杂病例开展实时网络会诊、制定诊疗方案等 2000 余人次，提高了基层医院的综合救治能力。

在远程教学培训方面，充分利用互联网技术，如桌面医疗信息系统对接、网络会诊、网络专家培训等，开展专业的培训和健康知识普及。应用桌面对桌面的网络医疗信息系统，可实现省、县、镇医师共同查房、共同读片、共同分析诊断。在线网络会诊，可通过病历讨论、多学科会诊等方式，加强对基层医护人员业务知识培训。此外，定期组织国内外知名专家，通过网络举办应急救援和临床专业技能培训，使基层医师能力迅速得到较大提升。

3. 网络医院的质量管理建设

作为一种新型的医疗服务模式，发展和蜕变不可能一蹴而就，为了满足网络医院对自身立足和不断拓展的内在需求，网络医院需要在保证医疗安全、加强风险防范管理的基础上，实现在管理制度上更贴近医疗市场的需求；在服务能力、范围上与传统医疗服务模式互补且达到更灵活、开放、便捷的效果。针对不同的服务情境，需要对所涉及的服务场所、人员、医疗行为进行规范的管理和有力的监管，应在确保医疗安全的前提下，有序、规范地开展网络医疗工作。2016年2月，广东省网络医院按照医疗、平台、运营、管理四个部分整理，编写了网络医院建设标准、岗位职责、制度规定、工作流程等，使网络诊疗行为更加正规、有序、合理、合法。内容较多，概述如下。

（1）网络医院的医疗机构职能：作为网络医院运行和发展的提纲，对网络医院的业务范围、拓展方向、工作制度、人员职责、工作流程、科研教学、药品管理、处方管理、穿戴设备研发等方面进行精简的界定，体现了设计者对网络医院发展的实际应用和战略部署。既能为网络医院现阶段的发展提供现实指导，又具备自我监管、调整作用，更能适应下阶段发展的内在需要，体现可持续发展的内在动力。

（2）医疗服务流程管理：包括就诊服务工作流程、工作制度等。网络医院就诊服务流程包括医师的接诊流程、接诊点服务流程、双向转诊服务流程。以基于大众医疗的网络就诊服务流程为例，分别从作为服务主体的医师、药店协诊人员、就诊的患者等方面入手，根据医疗行为的互动特点，使用文明礼貌用语和加强医患沟通技巧等方式，提高患者的就诊体验感，确保网络视频诊疗服务的质量和患者就诊满意度。工作制度包括医师工作制度、医疗质控制度、排班制度、会议制度、首诊负责制、分诊制度等方面，据此规范和监管网络医疗行为。

（3）医师管理：作为网络诊疗行为的服务主体，医师的外在形象、个人素质、专业素养、沟通能力和工作能力等，都是决定远程医疗服务质量的重要因素。医师队伍建设主要是从医师配备、准入标准、各级别医师岗位职责、各工作组职责等方面进行规定，确保网络医院医师的人员到位、职责到位。医师配备方面，参考医疗业务类型进行按工作量配置医师数，如全科、中医类门诊按每日每60位患者配1名医师，心电图诊断按100份心电图配1名医师等。准入标准方面，分别从资格认证、业务能力、工作经验、医德医风、岗位责任心等方面进行规定，如任职网络医院的医师，需具备的条件包括医师资格证、住院医师规范化培训合格证、有独立诊疗常见病能力、二甲医院以上工作经验2年等。根据不同的专业技术资格，三级医师在网络医院工作职责也有所区分，如（副）主任医师应在完成日常诊疗工作的基础上，专业能力更强，能处理分诊，指导、培训下级医师，开展网络医疗的学术、科研、培训工作。主治医师应能完成常见病的诊疗、义诊、协助上级医师开展业务提高和科研教学工作，做好质控管理，协助穿戴设备的研发应用等。住院医师需符合网络医院的医师准入标准，且能完成网络医院的日常诊疗工作，服从其他相关的各项工作安排。另外，各岗位医师的接诊流程（包括文明礼貌用语）、工作职责、患者隐私保护、定量考核办法、电子病历和视频质量的质控管理等均写入网络医院工作制度中，确保医疗质量，有效规避网络医疗行为中不必要的安全风险。

（4）医疗质量管理：结合网络诊疗的特点，参照广东省第二人民医院的临床病历质控标准，编订《网络医院病历/视频质控标准》。设立质控员，同网络运营平台的健康管理部投诉意见处理专员一起，对每月的投诉或不满意病历进行质控。质控员每月还需根据《网络医院病历/视频质控标准》，对网络医院医师的电子病历、视频质量进行考核、评分，反馈结果到医师个人和医院质量管理科备案，该结果将与当月绩效工资挂钩。

（5）接诊点和平台管理：广东省网络医院的接诊点、网络分院建设均按统一的标识、标准化的体验区、诊室建设进行配置，对环境、面积、光线、穿戴设备、用户电脑/手机配置等均做出统一而具体的要求，做到标准化建设。

网络医院的平台建设目标是依托互联网技术提供在线诊疗、在线咨询、在线开具电子处方、在线提供诊后关怀等业务，满足用户通过文字、语音、视频等与医师进行在线交流，医师根据沟通结果和智能穿戴、检测设备上传的数据为用户提供诊疗建议、开具电子处方的功能。具体包括对功能业务分类及应用要求、技术架构、安全体系、运行维护等方面做特定规范和适应，并随着业务不断开展完善和充实整个平台的建设。

（6）药事管理：为满足网络医院医师用药、方便患者在网络医院接诊点就近取到药品，参照广东省第二人民医院的药事管理规范和最新的《处方管理办法》，编订网络医院药事管理规范。内容包括医师用药目录制定和替换原则、电子处方调剂安全指引、电子处方管理制度等。网络医院设药品管理部，负责确定网络医院基本药物制度框架、遴选和审核基本药物目录，为在实施该原则过程中各个环节提供解决方案，协调相关政策问题。

（7）电子处方管理：参照最新版的《处方管理办法》，在广东省第二人民医院药剂科、医务科、网络医院技术平台的共同监管下，依据医师本人的签字制作个人网络签章，用于保证网络处方的合法性。对处方内容、药名、药品数量、查对、保存等做出规定并附合理的解释。药剂科负责履行处方点评的职责，每月随机抽取 500 张网络电子处方，对每位医师的处方进行抽查，对不合理处方进行点评、公示，对有异议处方由药事委员会进行复议，结果公示。评价结果纳入医院质量管理体系。

（8）绩效考核办法：全职在网络医院出诊的医师月度绩效工资发放标准如下：在全勤的情况下，按照月度奖金、劳务、加班补贴、质量奖、周六日补贴、值班费发放；未全勤的，根据医院相关管理规定，按实际出勤天数核算。以上两部分绩效工资发放到网络医院，由网络医院管理科室根据参与网络医院工作人员的贡献、考勤等因素进行二次分配。二次分配方案由管理科室制定。

三、信息技术平台

（一）满足不同用户、不同场景

基于互联网提供应用服务，针对普通 PC、Android 设备和 ios 设备提供相应版本。

（二）强大的可扩展性和维护快捷性

针对大规模应用而开发，实现易于与各类外部信息系统的整合、易于对应用进行修订和扩展的功能，可通过增加硬件和中心网络带宽实现业务处理能力的无限扩充。通过对业务逻辑层分成各自功能完整的内部逻辑子系统，统一了数据处理与标准。

（三）针对医疗业务的音视频交流、传输功能

动态采集音视频数据并实时传输，视频进行 H.264 编码、音频采用 Speex 编码，具有变比特率（VBR）操作、静音检测（VAD）特性，网络带宽占用小。

（四）支持各类医学资料（图片、数据、文字、医学影像等）的传输

问诊过程中用户可通过智能移动设备或者普通 PC 拍照上传图片资料，对服务全程的音视频及医学资料保留记录供日后调阅。

（五）数据备份与存储

自动将服务全程中的音视频、互动操作、共享文件归档，便于日后回放查验；建立庞大的数据中心，对问诊过程中填写的病历、处方、多媒体资料（包括音视频资料、上传图片资料、文字交流资料）永久保存，并具有延续性。数据存储层采用分布式双活数据存储中心，保证数据存储备份的安全性和系统稳定运行的可靠性。

（六）并发能力设计

采用分布式计算及异步队列处理等技术，建立了庞大的即时通信和多媒体服务器群，分布式部署，支持海量信息存储，支持大规模应用。通过扩充服务器资源和网络带宽就能实现"网络医院"的扩容，并不需要对软件系统进行修订。同时，通过合理的分配数据进行缓存，可以极大提升业务系统的响应速度和处理能力。

（七）具备与区域卫生信息平台、医院信息系统等的标准接口

实现居民健康信息的汇集，为患者建立动态、可共享的电子健康档案，为持续对居民的健康进行管理提供必要的支持。

（八）具备较高的安全性

建立完善的安全保障体系，从物理安全、网络安全、系统安全、应用安全、数据安全五大方面确保安全，并充分运用验证、电子签名、授权访问、加密传输等具体安全方案，保障信息合法性和用户隐私安全，支持第三方 CA 身份认证。

（九）具备完善的隐私保护机制

在基本的身份认证和访问控制基础上，还建立了数据访问警示、信息匿名化、许可指令管理等服务，保护隐私信息。

四、创新性

（一）先行先试，打造合法、规范、标准化的网络医疗平台

国家已出台了多项政策，对互联网医疗的深度发展表示肯定和支持，以促进医疗资源的均衡配置和分级诊疗的制度化建设，但由于《中华人民共和国执业医师法》《医疗机构管理条例》等医事法律的内容，相比政策导向而言更新较为缓慢，这对于一向强调监管的医疗卫生领域而言，任何一项没有获得法律明确支持的行动，均存在着巨大的责任风险。建章立制、定标创规是推动网络医疗走出广东、面向全国、迈向世界的头等要务。

2016 年是广东省网络医院的"标准制定年"，大众医疗方面，通过制定线下网络诊所的统一标准，以实现便捷复制、快速铺开而节省投入的目的。这套标准从物流设备、网络通信、人员、店面布局、制度标识、装修面积、周边环境、药品 8 个方面进行标准化的网络诊所建设。有了这套标准，为网络医院在连锁药店、乡镇卫生院和村卫生室的线下布点的迅速完成奠定了基础。专科诊疗方面，则侧重于与县级医院建设远程医学中心对接，因县医院的疑难重症比例更大，检查检验功能相对完备，可以通过远程会诊、双向转诊途径、远程培训等进行业务交流、教学合作，提高基层医院的医疗技术和服务水平。这其中的经验将对推进"互联网＋医疗"行为的有序、健康发展，促进更全面、更规范的互联网医疗行业规范的出台，起到重要的借鉴和参考价值。

（二）着力网络医疗平台建设

1. 网络问诊平台建设

从技术上看，信息技术平台承载着为远程医疗服务实现各种功能的重任。广东省网络医院的多功能医学服务平台通过相关技术，实现了在保证系统安全性和用户隐私安全

的前提下，可在不同场景（如个人电脑端、手机安卓系统、苹果 ios 系统等）进行运行，支持医患互动交流所需的图文、语音、视频及电子白板等，患者病历和检查结果可通过图片形式上传，医疗文件可归档储存、调阅。通过增加硬件和中心网络带宽就可实现业务处理能力的无限扩充。支持大规模应用和海量信息存储。业务功能可支持网络门诊咨询、在线预约、健康教育、健康管理等。还具备区域卫生信息平台、医院信息系统等的标准接口，实现居民健康信息的汇集，为患者建立动态、可共享的电子健康档案，为持续对居民的健康进行管理提供了必要的支持。

在网络问诊平台，患者的就诊场景不再拘泥于医院门诊，可以免受舟车劳顿、排队挂号、等待候诊且担心医师面诊时间太短的困扰。按网络诊所建设标准，问诊室设在相对独立的空间内，5～8 分钟的平均问诊时间相对于一个慢性病复诊和常见病的诊断而言，已不短于普通门诊，路途等中间环节时间成本的节约还可大大减少患者就医时的焦躁心理，减少因沟通不彻底引起的医患冲突。

2. 双向转诊建设

根据广东省第二人民医院阳山医院集团的医联体建设经验，分级诊疗体系建设从部署到构建、实施，离不开省委、省政府的政策扶持，广东省第二人民医院阳山医院集团的一体化管理，省县医院专科对接，远程医学中心构建，制定合理的双向转诊路径，县卫计局的政策监督落实等环节的共同作用。在扶贫政策的支持下，集团化的行政管理模式，更易实现政策制定与行政落实的同步节奏。以远程医学中心为桥梁，以县医院为纽带，有利于打通县域内的医疗资源及其与省级三甲医院专家资源的联系，合理的转诊路径可以为双向转诊的落实提供量化的参考。而县卫计局对村医资源的统一管理可以及时了解基层医师的需求动态，及时反馈培训效应，把教育培训、技术帮扶都落到实处，促进了优质医疗资源的下沉。

（三）大力开发大数据、人工智能、穿戴设备等应用

机构或个人所掌握的医学信息资源相对有限，"信息孤岛"现象不利于资源的整合。远程医疗通过无障碍交流平台，将上述"孤岛"连接为网络，多向互通，呈现蜂窝状、高效率传递。应用可穿戴智能设备，可在一个时间节点上自动完成医疗大数据的采集、分析、处理、研究、储存，再通过计算机模式的深度学习，从巨量多维度医疗数据中自

动发生降维处理，完成疾病致病因素或环境因素等及其相关影响因素的筛选与提取，根据权重对影响健康保健和疾病诊治因素进行比较和区分。广东省第二人民医院自主开发各类穿戴设备，如网络听诊器，能够准确听诊呼吸音、心音，已在接诊点广泛应用。此外，还有电子血压计、血糖仪、血脂仪、网络心电图仪、智能排卵监测、睡眠监测等。

（四）逐步建立网络医院质量管理体系

逐步建立针对大众医疗的常见病网络诊疗规范和分级诊疗系统的双向转诊标准。分别建立网络医院、分院、接诊点的建设标准、医师接诊流程、考核标准、网络医院培训标准、系统平台搭建标准等，对纳入的医疗服务点采取统一准入条件、统一标识标牌、统一配置要求、统一制度规范、统一服务内容、统一考核。制定了《网络医院疾病诊疗指南》，共分呼吸、循环、血液、消化、内分泌等 11 大常见疾病系统，57 种常见疾病。还制定了《远程心电报告解读指南》，针对常见的 39 种疾病，制定了详细的远程心电报告解读指南。分级诊疗方面，结合阳山县网络医院的实际情况，近期又以心血管、呼吸、骨科为试点，着手编写常见病的双向转诊标准、远程会诊的服务流程等。引入随访－反馈－电子病历考核－视频质量考核的质控手段，保证了医疗质量和用户满意度。

五、建设效果评价

3 年多来，广东省网络医院以共享、协作、创新、发展为理念，锐意进取，不断发展。利用互联网平台，在音、视频技术及医疗穿戴设备等物联网技术支持下，将省、市、县、乡（镇）医疗机构有序组织起来，将优质医疗卫生资源引导下沉到基层，促进基本医疗卫生服务均等化，取得了良好成效。

（一）经济效益

广东省网络医院医联体模式在网络问诊模块等很多方面都是公益性质的，虽然没有产生直接的经济效益，但因电子病历而节约了病历本、纸张、打印机耗材等支出；处方金额方面，据统计，广东省网络医院平均每张处方金额约 70 元，远远低于广州市普通门诊平均处方金额。另外，通过网络医疗平台，提高了接诊点药店、村卫生站、镇卫生院的药品库存周转率，减少了运行过程的内耗。广东省第二人民医院阳山医院集团运营后，患者流转更快，更加充分和有效地利用了医疗资源，同时也为阳山县域内的医疗秩序规范化树立了新的典范，提升了医院科技含量，比同期的收治患者数大大提高，从而提高了当地患者在县域内的流转率，提高了医疗经济效益。对群众而言，广东省第二人民医院阳山医院集团的成立，重建了基层人民群众在当地就医的信心，可以吸引更多的患者前来就医，减少寻医之路的奔波和花费，使来之不易的金钱真正用于治病。

（二）社会效益

1. 社会影响力大，服务人数众多

中央电视台、人民日报、人民网等多家媒体对广东省网络医院的运行模式进行了相关报道和深入采访，对这一互联网＋医联体的做法和经验表示肯定，相信通过不断磨合、调整、改进，这一行之有效的平台运行机制将得以复制、推广，使更多百姓的看病难问题得到合理、有效的解决。截至 2017 年 12 月 9 日，网络医院在广东省内已培训接诊点 13 790 家，建成并上线接诊 9062 个，接诊点扎根在社区医疗中心、学校、社区诊所、村卫生室、部队卫生队、监狱卫生所、海关医疗点、药店（图 3-2-6）。专职网络医师 176 名、兼职医师 553 名，辐射全省 17.97 万平方公里，其中珠三角占 53%，粤北占 15%，粤东占 23%，粤西占 9%。

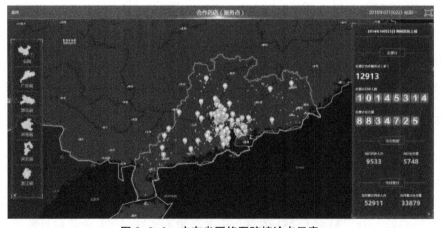

图 3-2-6 广东省网络医院接诊点示意

2016 年 3 月，广东省卫健委批准在各县（区）建设网络分院，在药店、村卫生站

和社区卫生服务中心等地建设网络分院接诊点，并进行统一规范，标准化建设。截至目前，广东省网络医院与韶关、清远、河源、惠州等地的卫生站、卫生院及社区医疗服务中心建立了远程医疗服务关系。

3年来，省内在线网络接诊达到350万人次，开具处方330万张。从每月诊疗量看，以2017年8—10月的诊疗量为例，8月达到521 240人次，9月升至637 636人次，10月再升至6 917 483人次。从每日诊疗量看，2014年建成之初日均诊疗量为500人次，2017年日均诊疗量为27 000～29 000人次，相比建成之初增长了53～57倍。2017年最高日诊疗达到29 821人次（图3-2-7）。在每日的接诊中，大约1%的患者被建议到医院进一步接受诊疗。

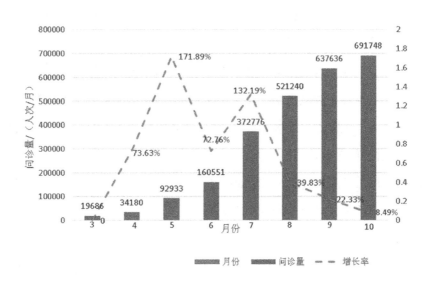

图3-2-7　2017年3—10月广东省网络医院月均问诊量和增长率

2.转诊渠道畅通，切实实现基层首诊和分级诊疗

在业务量迅猛增长的同时，广东省网络医院认真做好质量控制和风险管控，以保证医疗工作的质量和安全。在视频问诊模块，接受服务的350万例患者中，只有100多例患者提出不满意的反馈，而不满意的主要原因是网络信号不畅、出现排队等。自2014年上线运营以来，广东省网络医院无一例医疗纠纷。

双向转诊方面，努力按照"小病在村卫生站、病情不重在卫生院、大病在县人民医院"的分级诊疗模式进行积极有益的探索。至2017年5月，县－乡－村双向转诊人数

2600 余人次。阳山县域上年度的住院率由 71% 提升到 80%，门诊量增加了 38%，住院量增加了 27%，业务收入增加了 25%。以广东省网络医院为平台，广东省第二人民医院专家对阳山县的危急重症、复杂病例开展实时网络会诊指导，共同制定诊疗方案等 2000 余人次，提高了基层医院的综合救治能力。

3. 人工智能保障更多优质医疗资源下沉

广东省第二人民医院自主开发网络听诊器，能够准确听诊呼吸音、心音。各类穿戴设备在接诊点广泛应用，包括电子血压计、血糖仪、血脂仪、网络心电图仪、智能排卵监测、睡眠监测等。尤其是网络心电诊断系统受到群众欢迎，目前在社区卫生服务中心及村卫生站已经安装网络心电图仪 370 台，动态心电图 50 台、平均每天上传心电图 530 幅左右，覆盖广州、深圳、河源、东莞、茂名、梅州、汕头、揭阳、惠州、佛山、湛江等，辐射县级医院、镇卫生院、村卫生站、社区卫生服务中心等医疗机构，共服务 18 300 余例患者，让偏远山区群众也能够享受到优质的医疗资源。

4. 提升基层技能，建立全面、深入的桌面疑难病例会诊、讨论、教学、培训体系

利用骨科远程医疗平台、远程影像诊断平台、远程心电诊断平台、远程超声诊断平台定期开展远程疑难病例会诊、讨论。同时，广东省网络医院开展网络培训教学，送知识、经验到基层。此外，先后开展网络医疗技术、中医适宜技术、急救知识、常见病、多发病、技术技能、技术操作培训 130 余场次，不间断利用远程培训平台开展 300 余场次培训，培训超过 12 000 人次。截至 2017 年 5 月，完成了县人民医院 36 名医疗骨干、56 名护理人员到上级医院的进修培训，并完成县人民医院所有护士长到广东省第二人民医院进修培训计划。现在阳山模式已在珠海高新区、茂名化州、信宜中医院、河源和平县、云浮罗定、汕尾海丰、新疆喀什推广。

（三）医疗技术与互联网结合，实现精准健康扶贫

以省级医院为医疗技术后盾，通过"省 – 县 – 镇 – 村"四级联动，利用互联网和信息技术平台，由村卫生站和乡镇卫生院共同进行健康管理和疾病筛查，可以实现对农村贫困人群的有效健康管理，及时对焦"因病致贫"的可疑人群，采取适当的干预措施，并通过网络转诊平台与县人民医院的相关专科联系，完善相关检查后，进行下一步的诊治，必要时可通过网络转诊平台与省级医院联系，完善患者的上转流程。省级医院完成

治疗后，再按双向转诊流程往下级医疗机构输送患者。

通过将网络医院的视频接诊点设置到村卫生站和贫困户中，把松散的基层医疗人员培训管理纳入正规化的渠道中，为在村医中开展适宜技术培训提供了便利的途径。与此同时，也让村民享受到最先进的互联网科技带来的便利，使医疗资源和健康服务直接下沉到最基层。通过网络医院与乡镇卫生院联合，对贫困户开展免费体检和疾病筛查，并建立线上健康档案，可以及时发现因病致贫的帮扶对象。通过对口帮扶县人民医院，进行网络医院、远程医学中心建设，打造"省－县－镇－村"一体化中的"枢纽"，为承接贫困户的健康管理、对因病致贫的人群实施医疗救助资金、布设双向转诊的绿色通道、推进分级诊疗建设具有重要意义。在省级三甲医院的医疗技术支持下，网络平台发挥分诊功能，基层群众、贫困人群只需按时在家门口接受健康管理、疾病筛查，即使患病，甚至是疑难重症，通过以上途径，线上和线下相结合，也能得到及时、有效的救助，实现疾病和健康管理的一条龙服务。通过逐级转诊，可凭转诊单进行医疗费用报销，报销额度比直接到三甲医院看病的比例大得多。该模式的经验对精准扶贫的具体做法有一定的参考价值。目前已在韶光灵潭村、红梨村试点取得成功，计划将在全省两千余家贫困村全面铺开。

（四）思考

远程医疗在注重医疗质量的过程中，也必须考虑自身生存与发展问题。要投资远程医学中心项目，开展长期运营管理，就必须兼顾经济效益和社会效益。下一步，将会在基于广东省网络医院医联体模式的实践基础上，开展关于远程医疗服务的价值分析方面的相关研究。

六、优点与障碍

广东省网络医院以共享、协作、创新、发展为的理念，把脉"互联网＋医疗"的时代潮流，超越传统，打破传统就医模式的藩篱，为医疗服务的去中心化走出重要的一步。与以往的"互联网＋健康"概念不同，广东省网络医院由三甲医院和第三方公司合作，进行公立医院和社会资本、网络信息技术等元素的深度融合，首先以连锁药店、社区医疗点、村卫生站为切入点，把拥有专业技术和处方权的三甲医院医师呈现在更开放的互联网平台上，突破了时空、地域的限制，与医疗点的患者、不同等级医院的医师，围绕着健康宣教、疾病诊治、建设指导和培训等展开不同层次的医学服务、学术交流、教育培训等工作。通过与互联网信息融合、共享的思维和技术擦出火花，简约化了传统就医流程，既提高了医疗工作效率、学习培训效率，又节省了患者宝贵的时间和医疗费用。

但在健康扶贫的路上仍有不少困难。运行至今，在广东省第二人民医院阳山医院集团的视频问诊模块，覆盖阳山县13个卫生院、159个行政村的远程医疗服务点，按网络医院建设标准进行了从网络到硬件配备、软件安装等的布点设置，但随着时间的流逝，有些医疗点的使用率并不高。经过走访、问卷调查和分析，不难发现，村民的健康意识低下，小病不就诊，疑难、危重病等放弃治疗的情况很多见。村医普遍文化程度较低，手机网络运用不娴熟，网络就诊的推广受到一定的限制。乡镇卫生院也存在医师资源不足、业务提高缓慢、诊断设备落后的情况。家庭医生服务推广后，健康宣教和健康管理的任务更为繁重，网络会诊习惯的养成仍需要漫长的时间。下一步工作有必要对基层医师服务能力和工作需求进行分析，以便有的放矢地开展工作，加快推进"互联网＋医疗"工作的步伐。

分级诊疗方面，以广东省第二人民医院阳山医院集团为代表的分级诊疗体系正处于逐步搭建、初见雏形的阶段，但仍有较长的磨合期。目前，开展远程医疗、推动分级诊疗工作的仍以广东省第二人民医院的驻点帮扶人员为主，把分级诊疗融入基层医务工作者的常态化工作中，还存在一些问题。专业人员不到位、绩效无法体现远程医疗工作量、缺乏激励机制、村医管理困难、群众因病致贫等，也可能会涉及某些复杂的关系、利益的痛处、固化的思想，或暴露出更多的问题，这些都需要我们用时间、信念、勇气和智慧去探索、思考和解决。

共建共享是建设健康中国的基本路径。我们敢于尝试，取得了一定的成绩，且毫无保留地把建设医联体模式的经验与同道分享。在国家医疗体制改革的大背景下，在信息技术和互联网为人们生存和生活方式带来深刻变革的时代中，广东省第二人民医院将与时俱进，在远程医疗控费、价值分析、收费定价、大数据、人工智能和大健康等问题继续探索、前进！

参考文献

[1] 单大圣.中国慢性病防治形势及管理体制改革建议.中国农村卫生事业管理,2015,35（3）：273-277.

[2] 李相荣,汤榕,张晨曦,等.我国卫生总费用影响因素分析.卫生软科学,2018,32（1）：50-53,58.

[3] 翟运开.基于远程医疗的分级诊疗体系建设研究.中国卫生事业管理,2016,33（8）：564-567.

[4] 国家卫生计生委.国家卫生计生委关于推进医疗机构远程医疗服务的意见.http://www.nhfpc.gov.cn/yzygj/s3593g/201408/f7cbfe331e78410fb43d9b4c61c4e4bd.shtml.

[5] 田军章.以"互联网＋大众医疗"为基础的分级诊疗.中国数字医学,2016,11（2）：27-28,53.

[6] 田军章."互联网＋医疗"背景下的广东省网络医院建设.中国数字医学,2016,11（1）：23-25,99.

第三节 "院府合作"模式与健康扶贫：南京医科大学第一附属医院医疗联合体

一、建设背景

（一）医联体的起源及国内外发展现状

医联体最早起源于欧洲国家,旨在让更多的居民享受免费的医疗服务,提高国民健康水平,最成功的是英国。英国国家医疗服务体系（NHS）建立于1948年,历经半个多世纪的发展与完善,已经成为英国福利制度中的一项特色工程。NHS旨在为英国全体国民提供免费医疗服务。NHS由英国各级公立医院、社区医疗中心、各类诊所和养老院等医疗机构组成,构成了英国医疗服务体系的基本单位,即医院联合体。英国大多数城市和大型市镇都有自己的医院联合体,这些医疗单位能够提供国民日常所需的医疗服务,满足大多数患者的需要。随后,美国及少数亚洲国家也陆续开始提出并探索不同形式的医疗联合形式,如美国医院联合体、新加坡国家卫生保健集团等。

随着医联体的国际化趋势及我国对优化医疗资源的需要，医联体成为我国公立医院改革中一项新举措。我国医联体是指区域医疗联合体，即在卫生行政部门统一规划片区内，由三级、二级医院和社区卫生服务机构组成的跨行政隶属关系、跨资产所属关系的医疗机构联合体。该医联体涵盖了片区内不同类型、不同层级的医疗机构，是挖掘内部各级医疗机构潜能、优化医疗资源配置、促进优质资源下沉、完善医疗服务体系的有效形式。作为医疗资源纵向整合的一种形式，医联体以三级综合性医院为核心，联合区域内的三级、二级医院和基层医疗机构，组成了内部统一管理的区域性医院联合体。虽然医联体形式多样，且因覆盖地域不同分为区域内、区域外，但大致均可分为紧密型和松散型两类。紧密型医联体：不仅限于技术合作、信息支持共享，而且以实现利益责任共同体为目标进行经济利益一体化，同时分工明确，即三级医院诊疗急危重症及疑难杂症，二级医院诊断常见病、多发病，一级医院负责预防保健等基础医疗服务，如江苏镇江康复医疗集团。松散型医联体：由多家不同级别医院构成，进行信息共享，技术合作，人员、物资定向帮扶，最终形成首诊负责的双向转诊机制。医联体的分类也可以理解为以所有权和资产整合为基础的实体联合和以技术、管理、信息等要素联合组成"契约式联合体"的虚拟联合，如中日友好医院医联体。但两者的基本运行模式都是由三级、二级、一级医院（基层卫生机构）的纵向组建，实现以分级诊疗体系为核心、法人治理结构为基础、医保支付方式为纽带、信息共享技术为平台、学科发展模式为助力的医疗联合。

（二）政策背景

习近平总书记提出新时期我国卫生与健康工作新方针："要坚持正确的卫生与健康工作方针，以基层为重点，以改革创新为动力，预防为主，中西医并重，将健康融入所有政策，人民共建共享"。为了深化医药卫生体制改革，全面贯彻落实国家医药卫生体制改革精神，推进建立大医院带社区的服务模式和医疗、康复、护理有序衔接的服务体系，更好地发挥三级医院专业技术优势及带头作用，往往以探索建立"医联体"作为引进优质医疗资源的主要方式。探索构建以医联体为基础的新型医疗服务体系，有助于打破机制体制壁垒，为人民群众提供安全、有效、方便、价廉、连续、优质的基本医疗服务。也能够加强社区卫生机构能力建设，鼓励康复和护理机构发展，构建分级医疗、急慢分治、双向转诊的诊疗模式，促进分工协作，不断提高医疗资源的总体配置效率和利用效率，并能够有效控制医疗费用，方便群众就医，提升基层医疗卫生机构服务水平。

2017 年 4 月，国务院办公厅印发《关于推进医疗联合体建设和发展的指导意见》，要求自 2017 年各省市全面启动医联体、医共体、专科联盟等多种形式的试点工作，旨在调整优化医疗资源结构布局，提升医疗服务体系整体效能，满足群众健康需求。通过建设发展医联体，在各级医疗机构之间建立统筹协调和分工合作机制，着力提升基层医疗机构的诊疗水平、运行效率，合理分流患者，逐步建立"基层首诊、双向转诊、急慢分治、上下联动"的分级诊疗模式。2017 年 7 月 20 日，在国务院第四次大督查调研座谈会上，督查组指出，"院府合作是长远之计，应该大力推广"。

江苏省自 2015 年省级综合医改试点工作启动以来，坚持把医疗联合体建设作为综合医改试点的重中之重，以推动医疗卫生工作重心下移、优质医疗资源下沉为指导思想，出台政策文件，强化组织推进，加强督查指导，运用医保、价格的杠杆调节作用，积极推动医联体建设，促进城市大医院与基层医疗卫生机构建立上下联动、分工协作机制，不断提高医疗资源整体利用效率和效益。

（三）"院府合作"模式产生背景

南京医科大学第一附属医院（江苏省人民医院）开展医联体建设工作已经十余年，自 2004 年以来，经省政府批准，以品牌和技术为纽带，以外延发展和资源共享为目标，先后组建了南京医科大学第一附属医院集团和战略合作医院联盟。到目前为止，共有战略合作联盟单位 122 家，其中院府合作、战略合作单位 26 家，技术支持医院 38 家，远程网络医院 40 家，基层合作单位 18 家，已形成较为完整的区域协同发展新格局，也把优质的医疗资源送到了广大百姓的家门口。

"院府合作"是南京医科大学第一附属医院自主创新的一种新型医联体合作模式，即以政府为主导、医院为主体，在政府的大力支持下，南京医科大学第一附属医院与当地医疗机构开展医疗合作，有效调动了参与各方的积极性、主动性。2010 年以来，医院先后推行 6 大"院府合作"项目，按照"保基本、强基层、建机制"的医改要求，瞄准基层医疗机构服务能力建设，在医疗规划、基层医务人员培训、专家下基层坐诊和畅通双向转诊等方面开展了一系列合作。

"政府与医院合作模式"中"府"为主导，通过政府的整体规划和制度性安排，特别是在涉及利益分配等关键方面，全部由政府托底，避免成本由百姓买单。"政府与医院合作模式"中"院"为主体，在参与合作的多家三级医院管理、技术、人才支持下，合作区域内如栖霞区不仅建立起临床检验、影像诊断、心电、消毒供应及信息化平台"4+1"医技中心，还在3年间培养出包括1家二甲医院在内的二级医院2家，区域内社区卫生机构正按照二级医院标准全面升级。"政府与医院合作模式"的利益从长远来讲在于人才培养，除了大医院大专家的言传身教，合作区域还先后与南京医科大学第一附属医院联合举办了"全科医师"培训系列讲座，与南京医科大学联办南医大研究生课程进修班。通过"政府与医院合作模式"，区政府与三级医院便捷对接，又通过创新"区管街用"模式，利用二级医院的进人渠道引进人才、培训人才，根据需要下派人员到基层卫生服务站，并适时组织轮岗交流，提高了基层医疗人员的业务水平和工作积极性。

通过统一功能定位，建立和完善分级诊疗、双向转诊机制。积极实行分级负责、双向转诊，形成了急重症患者在县级核心医院住院、慢性病患者和恢复期患者在基层医疗卫生机构康复、维持治疗的服务模式。

二、运行机制

南京医科大学第一附属医院（江苏省人民医院）突破过去"院院合作"模式在运行机制、管理机制等方面的限制，按照"保基本、强基层、建机制"的医改要求，本着"优势互补、互惠互利、共同发展"的基本原则，更加突出优质资源和政府主导双重效应，适应社会发展和人民健康需求。与南京市栖霞区人民政府、吴江市人民政府、宿迁市人民政府、溧阳市人民政府合作，从强化公立医院建设、助力社会办医、探索法人治理结构、支持基层建设等多维度探索医联体建设新模式，促进区域协同发展，充分担当起了大型公立医院的公益职责。突出政府保障民生的主体责任，同时强调突出医院提供医疗服务的载体作用。在突破过去"院院合作"模式的基础上，创新开展区域协同医疗服务体系——"院府合作"模式（图3-2-8）。

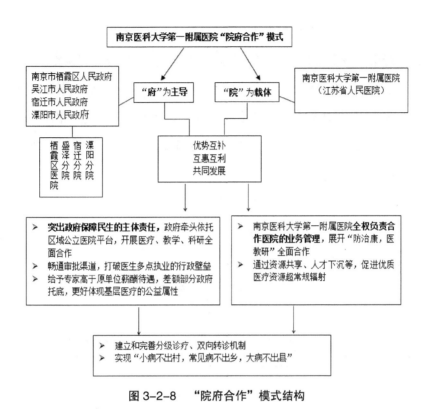

图 3-2-8　"院府合作"模式结构

"院府合作"结合各地社会发展实际，坚持以需求为导向，精准合作。强调"府为主导"，突出政府保障民生的主体责任，由政府牵头，依托区域公立医院平台，向大型公立医院购买服务，开展医疗、教学、科研全面合作；畅通审批渠道，打破医师多点执业的行政壁垒；在涉及利益分配等关键方面，给予专家高于原单位薪酬待遇，邀请其至合作地区工作，差额部分政府托底，为百姓买单，更好体现基层医疗的公益属性。另一方面强调"院为载体"，突出医院提供医疗服务的载体作用，南京医科大学第一附属医院全权负责合作医院的业务管理，展开"防治康，医教研"全面合作；通过资源共享、人才下沉等传统手段和借助物联网、互联网融合的现代手段，促进优质医疗资源超常规辐射。

（一）栖霞区模式

2014 年 8 月，南京医科大学第一附属医院与南京市栖霞区人民政府进一步深化"院府合作"内涵，合作共建康复四级网络体系。依托南京医科大学第一附属医院栖霞康复院区，在栖霞区10个社区卫生服务中心的体系内，以人才共享、技术支持、服务衔接等为纽带，进行康复技术辐射和下沉，建立"综合医院–康复专科医院–其他康复服务机构–社区卫生服务机构和乡镇卫生院–家庭（居家）"一体化康复医疗服务网络体系（图3-2-9）。2016年12月卫计委发文（苏卫办医政〔2016〕32号）推广南京医科大学第一附属医院的"院府合作"经验，为全省提供了可借鉴、可复制、可推广的医改经验。

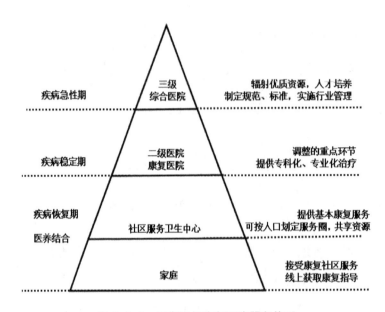

图 3-2-9　三期四级康复医疗服务体系

此次双方携手深化"院府合作"，南京医科大学第一附属医院与栖霞区政府将探索区域性医联体建设的新路径；加快落实分级诊疗制度，优质医疗资源下沉；重构医疗服务模式，建立基层医疗卫生服务的标准化和同质化；完善卫生体系建设，创新科学合理的医疗服务体制和政策机制；充分发挥自身的品牌优势、技术优势和管理优势，构建区域医疗联合体，做好规定动作，创新特色动作，满足江苏省人民更高层次健康服务需求。双方建立紧密型合作关系，根据基层医疗机构技术力量、专科特色，安排相应的卫生专业技术人才下沉、行政管理人才下沉、重点科室下沉到基层医疗机构，逐步提升基层医疗服务能力和水平，提升基层医疗机构对百姓就医的吸引力，提升群众就医满意度。

1. 厘清"医院、政府、医师"关系，从顶层设计上推动医联体建设

（1）引导资源下沉：栖霞区高度重视医联体建设，成立了医联体建设领导小组，制定了医联体建设实施方案，明确医疗资源投入方向、重点、力度。"院府合作"不等于"院院合作"，而是府为主导。由区政府牵头，依托区域公立医院平台，向优质医疗资源购买服务，开展医疗、教学、科研全方位合作；院为主体，在行政适度参与的同时，由合作的优质医疗资源全权负责区域内医疗机构特别是助管科室的业务管理。

（2）建立合作机制：政府承担办医主体职责，负责政策支持引导、资金设备投入及监管评价；南京医科大学第一附属医院帮助栖霞区规划和发展医疗卫生事业，全面提供技术支撑、业务管理、人才培训等支持。

（3）加大投入力度：近年来，栖霞区政府先后投入 10.22 亿元，新建了栖霞区医院南扩工程、区公共卫生中心和靖安、仙林、西岗、马群、迈皋桥、尧化等社区卫生中心，改（扩）建了八卦洲、栖霞等社区卫生服务中心和石埠桥、西岗等 21 个社区卫生站，总建筑面积达 3.21 万平方米。同时，出台《院府合作基金使用办法》，每年安排院府合作专项资金用于医联体建设（2014 年 600 万，2015 年 1000 万，2016 年 1270 万，2017 年 1300 万）。通过政府的主动参与，强化对"院府合作"的整体规划和制度性安排，避免成本由群众买单，更好地体现基本医疗的公益属性。

2. 从供给侧和需求端两侧发力，推动优质医疗资源沉下去，基层医疗服务能力提上来

（1）打通资源下沉通道：区政府组织区域内公立医疗机构与省内优质医疗资源全面对接，打通"任督二脉"使优质医疗资源下沉。围绕需求较大的病种，引进名院名医，扶持重点学科建设，引入顶尖人才加盟。特别是南京医科大学第一附属医院的优势科室——康复医学科和老年医学科，对栖霞区医院进行了大力支持，帮助栖霞区医院开设了康复病区、肾内科、血透室和呼吸内科。启动新一轮区域医联体建设工作后，通过深化"院府合作"，充分整合区内外优质医疗资源，全面展开跨区域医联体建设，积极探索以南京医科大学第一附属医院等优质医疗资源为支撑，以区属 2 家二级医院为纽带，以 10 家基层社区卫生服务中心为基础的"三级医院＋二级医院＋社区卫生服务中心"共同发展的"1+1+X"区域医联体新模式。截至目前：共有约 80 名省市专家到栖霞区开设重点特色专科，每天都有大专家来坐诊。

（2）提升基层服务能力：4 年多来，通过引进三级医院的人才、技术、管理和批量专家入驻，以点带面力促区内基层社区医疗机构提升服务能力，把优质医疗服务送到群众家门口。

（3）培育本土医疗人才：区政府每年投入450万元，实施"全区基层全科医师团队能力提升工程"。通过"区招街用"形成人才"蓄水池""充电站"。借助"院府合作"平台，先后举办"全科医师培训"系列讲座、专科医师南京医科大学研究生课程进修班（栖霞班）等培训活动。2017年，迈皋桥社区卫生中心、西岗社区卫生中心成为"南京医科大学第一附属医院住院医师规范化培训全科基层实践基地"。

3. 紧扣"质优、价廉、方便"目标，构建便民惠民康复体系

通过"院府合作"平台，栖霞区引进全国排名第一的南京医科大学第一附属医院康复医学科，在栖霞区医院成立南京医科大学第一附属医院栖霞康复院区。2014年8月，南京医科大学第一附属医院以康复科党支部书记、副主任许光旭教授（南医大康复学院院长，省康复医学会常务副主任、国内知名康复专家）为团长的7名康复专家团队进驻栖霞区医院，区政府投入600万元（用于设备购置、人员培训、专家及运行补助），以栖霞区医院第3层楼约2100m^{2}区域作为康复院区场所，开设康复门诊和30张康复病床，组建栖霞康复院区，2014年10月20日投入运行。在栖霞康复院区成功运行的基础上，栖霞区精心打造"南京医科大学第一附属医院康复医学科、栖霞区医院康复院区、10个社区卫生服务机构康复点、社区（村）卫生站和家庭线上线下康复"所组成的全区四级康复医疗服务体系，在全国率先试点制定了《社区康复服务规范与指南》《社区康复建设标准草案》，2017年出版《社区康复适宜技术》。栖霞区政府2016年4月6日常务会议研究，对在2018年底之前建成社区康复门诊和病区的社区卫生中心给予100万元的康复专项设备奖励。栖霞区医改领导小组印发了《栖霞区康复医疗服务体系建设实施办法》，各街道及各社区卫生中心都根据工作实际，按照要求分步落实。截至目前，全区已初步建立康复医疗服务体系，西岗、迈皋桥、栖霞、八卦洲等社区卫生中心已成立康复科，将优质康复医疗服务向社区延伸。下一步还将加大康复推进力度，力争2019年初步完成社区卫生中心日间康复服务全覆盖目标，通过慢病管理、居家养老、医养融合等功能的延伸与整合，编织"防、治、康、医、养、管、居"七位一体的健康网。

"院府合作"模式坚持政府搭台、医院唱戏、问题导向、精准帮扶、以人为本、目标明确，探索出一条可实践、可复制、可推广的新路子，形成了政府促民生、群众享实惠、医院共发展、社会得满意的四赢局面。在探索医联体建设过程中,栖霞区善于借势造势、借力发力,通过纵向整合三级医院为龙头、区属二级医院为纽带、基层社区卫生中心为基础的"1+1+X"医联体模式,把不同层级医疗服务机构从提供服务的供应链上进行整合,实现医疗服务的连续性;通过横向互补,对相同等级、不同类别的医疗服务机构进行联合,提供更多优质的医疗服务产品。下一步,结合基层医疗机构配置现状、功能定位及群众的实际需求,栖霞区将进一步通过在区域内建立集团化、托管型、技术协作型等不同类型的医联体,有效调动各方积极性、主动性,使基层医疗机构力量切实得以加强,基层医院真正成为群众信赖的首诊之地。

(二)盛泽模式

江苏盛泽医院实行的是理事会领导下的院长负责制,由南京医科大学第一附属医院全程托管,实行全员聘用、全员绩效考核的管理模式。名誉理事长为美国唐仲英基金会理事长唐仲英先生,南京医科大学第一附属医院的院长任理事长,当地政府主管医疗的副区长为监事会主席,理事会成员分别由美国唐仲英基金会、江苏省卫生和计划生育委员会、南京医科大学、南京医科大学第一附属医院、苏州市卫生和计划生育委员会、吴江区人民政府和盛泽镇人民政府等相关部门的负责人等共同担任,理事会每年召开1~2次,医院的重大事项均由理事会讨论后决定。实行"管办分开"以后,政府和医院被绑在了一起。医院院长可以轻装上阵,一心一意谋划如何把医院管好。在这样的安排下,医院才走上了一条良性运行和健康发展的道路。

在江苏盛泽医院,建院至今管理层及各科室主要负责人均由南京医科大学第一附属医院派员担任,院长有3任,分别是现任南京医科大学第一临床医学院院长、第一附属医院心内科主任孔祥清;现任江苏省医学会秘书长胡寅和目前在江苏盛泽医院主持工作的金正帅。此外,南京医科大学第一附属医院在9年的时间里,还分别派出近400人次的高资质医务人员到盛泽分院工作。其中,每任院长都是经过理事会聘用、组织任命的。每年的南京医科大学第一附属医院团队并不只是蜻蜓点水式地"输出管理",都是在分院长驻。若有需要,还可以随时把南京医科大学第一附属医院的权威专家请到盛泽为患者服务。

盛泽分院通过制度化管理,将14大类55项基本公共卫生服务项目、3大类国家及省重大妇幼公共卫生项目及"六位一体"的社区卫生服务功能逐项分解，层层落实，序时推进。将分布于整个盛泽镇的卫生服务站及200多名社区卫生人员全部纳入管理，对社区卫生服务站实行人事、业务、药品、财务等的统一管理，每年分期分批组织各服务站医务人员来院参加培训。各服务站医疗业务由分院统一管理，分院定期组织人员到服务站坐诊，并建立了双向转诊和应急出诊制度。各服务站所需药品、器械、耗材由分院统一采购、配送，服务站财务由分院统一管理，独立核算。通过一体化服务，实现优质医疗资源直接为农民服务，让区域内的所有患者"小病不出村，大病不出镇"。

在盛泽分院，南京医科大学第一附属医院的专家同样被纳入各类排班表。这就意味着省院的专家们到盛泽来，不是被邀请的客人，而是来工作的，这里也是他们工作的一个部门。这种一休化的管理，使群众在分院就可以享受到与南京医科大学第一附属医院一样的专家资源和专业服务。

与高端人才一并输出的，还有镶嵌着南京医科大学第一附属医院管理经验的信息系统，两家医院之间全面完成了信息系统对接并加强联系。在建院初期，由南京医科大学第一附属医院对分院进行整体规划建设，派信息化方面的专家常驻，指导并直接参与分院信息化建设。通过直接将南京医科大学第一附属医院使用的 HIS、EMR、LIS、PACS 系统移植到分院使用，使分院各项业务流程及管理流程与南京医科大学第一附属医院高度保持一致，信息系统功能与南京医科大学第一附属医院保持同步开发使用。通过院周会、远程会诊等方式，使两家医院完全实现一体化管理，从而保证了分院的管理与医疗质量。

为了让专家对分院的学科规划和人才培养做出通盘考虑，南京医科大学第一附属医院坚持要求下去的专家们必须要待上较长的一段时间。每年专家们都通过培训、教学和科研，承担起为盛泽医院培养人才、带动医院学科发展的任务。

在医疗技术方面，专家们在分院开展门诊、病区查房、会诊、手术，承担临床医师的专业知识培训等工作，其中在手术方面影响最为显著。9年来，专家们在分院开展多例高难度、高精尖手术，大部分填补了分院三类、四类手术的空白。同时，在专家们的指导下，分院手术例数也取得了较大突破，目前每年近7000例。

在新技术、新项目方面，专家们将多个新技术、新项目带入分院，并指导开展。在科室申报市级、区级重点专科时，专家们总体规划、出谋划策，在原本仅有一个吴江区重点科室的基础上，帮助多个科室的临床重点专科申报成功。目前有苏州市临床重点专科 6 个、吴江区临床重点专科 5 个和吴江区临床重点专科建设单位 3 个。

在人才建设方面，南京医科大学第一附属医院帮助分院规划人才梯队建设，为临床医师提供出国留学和前往南京医科大学第一附属医院进修的机会。同时，专家们积极在科内开展疑难病例讨论会、专业知识培训会等，为提高分院临床医师的技术水平做出巨大贡献。

在财务管理方面，在南京医科大学第一附属医院派驻专家的指导下，加强财务团队建设，完善财务组织机构，增设会计科和核算科。规范完善了各类财务规章制度，加强经济运行管理，定期开展财务情况分析及经济效益分析。深入开展各项财务管理工作，加强财务信息化建设，开展全面预算管理、全成本核算管理、绩效考核管理等多种信息化管理模式，使分院走向良性健康的发展道路。

在科研工作方面，南京医科大学第一附属医院带来了先进的科研管理经验，分院参照南京医科大学第一附属医院科技处的管理模式，修订各项规章制度，建立科研经费本，实行论文审批制度。南京医科大学第一附属医院专家们积极指导分院青年医师撰写科研项目申报书和高质量的学术论文。2011 年，分院省级科技计划项目实现了零的突破，2012 年、2015 年还分别获得了省科技厅重点研发专项。近年来获批的项目数量逐年增加，下拨的经费不断增长。论文数量从 2009 年的 40 余篇增加至 2017 年的 110 余篇。在南京医科大学第一附属医院康复医学科、普外科及心内科团队的支持下，2016 年分院成功引进苏州市临床医学专家项目 2 项，2017 年获得吴江区临床医学专家项目 2 项。

在教学工作方面，分院学习南京医科大学第一附属医院规范化的教学理念，不断完善各项教学规章制度，规范各类教学活动。落实了教学查房、教学病例讨论、讲座等教学计划，强化了临床技能实训。在南京医科大学第一附属医院教育处帮扶下，于 2011 年正式成为南京医科大学附属医院，2016 年成为南京医科大学康达学院盛泽临床医学院。教学经验丰富的南京医科大学第一附属医院专家组成了分院教学督导小组，不定期地进行教学检查与示范，不断指导分院的教学查房、教学病例讨论等教学活动。在专家们的指导下，分院青年医师们参加了南京医科大学的各项教学比赛并取得优异成绩。分院的住院医师规范化培训工作始终与南京医科大学第一附属医院教育培训处保持紧密联系。2015 年获批国家级住院医师规范化培训基地南京医科大学第一附属医院协同单位，南京医科大学第一附属医院教育培训处每年对分院的规培工作进行检查与指导,使分院规培工作不断改进。

在护理管理方面,建立了对口护理帮扶机制,发挥优质护理资源的辐射效应,通过护理专家中长期实施护理管理、部分临床护理专家短期技术指导、护理骨干到南京医科大学第一附属医院进修等综合措施帮扶和带动分院提高护理服务能力。9年中,南京医科大学第一附属医院护理部、手术室、血液透析中心、区域化消毒供应中心、肿瘤中心等10多位护理专家来到分院进行过中短期护理管理和护理技术指导,分院共选派96人次前往南京医科大学第一附属医院进行为期3~6个月的进修。

三、创新性

(一)统一资源配置,建立了卫生人员双向流动机制

以柔性流动为特点实施人员整合,医院组织专家团队到卫生院进行业务指导,基层人员到医院接受信息培训,联合体内各机构实行人才柔性流动,人员工作地点实施统一调配,新进人员在联合体内统筹轮换培养。为了强化优质医疗资源下沉基层,医院按计划选派医务人员到基层医疗机构开展帮扶工作,每个工作日有1名技术过硬的医师在岗。由医联体制定和完善了医师多点执业的相关制度和措施,医师可在各医联体所属的医疗机构开展多点诊疗服务,通过轮换、互换等方式开展医师多点执业,以减轻医院的工作压力。

(二)统一功能定位,建立和完善了分级诊疗、双向转诊机制

通过理事会的统一协调,统筹规划医联体内各理事单位的功能定位和职能分工。医联体积极实行分级负责、双向转诊,形成了急重症患者在县级核心医院住院、慢性病患者和恢复期患者在基层医疗卫生机构康复和维持治疗的服务模式。一方面基层医院医务人员可以直接开具南京医科大学第一附属医院收治住院患者的住院证、检查检验申请单,真正畅通了医联体成员单位患者到省级大医院就诊的绿色通道,有效分流患者就医,简化患者就医流程。另一方面南京医科大学第一附属医院对于治疗好转的康复期患

者，及时将其转回基层医院，并协助基层医院做好后续工作，降低了患者的治疗费用，使患者在基层卫生院花较少的钱也能享受高质量的医疗服务。进一步完善了医联体内急救转诊流程，建立了双向转诊绿色通道，核心医院为基层医疗机构上转的患者提供"一站式"医疗服务，对转诊患者实施优先诊疗。实行分级诊疗制度后，患者住院流向逐步趋于合理，基本实现了"小病不出村，常见病不出乡，大病不出县"的目的。

（三）统一业务管理，建立了医护质量管理体系

南京医科大学第一附属医院每季度组织人员对医联体内各医疗机构进行督导检查，督导考评中围绕医护质量、公共卫生服务等方面存在的问题进行重点检查考核、反复指导，提高了医联体内医疗机构整体的服务质量。同时，实行了各医联体内同级机构间医学检验、影像检查结果互认，确保医联体内医护质量的可持续发展。

（四）强化核心医院的龙头作用，建立稳定的协作机制

各医联体内所属医疗机构与南京医科大学第一附属医院通过签订长期协作协议，落实了首诊在基层、大病进医院的就医格局，建立了核心医院与基层医疗卫生机构之间分工协作的有效机制，实现了医联体内核心医院与基层医疗卫生机构资源纵向流动和业务分工协作，进一步减轻了核心医院门诊压力，发挥了核心医院的功能。

（五）加强医疗技术支持，进一步落实骨干技术力量下沉基层卫生院

根据"医联体"基层医疗机构的实际需求情况，制定了专门的卫生技术人员与"医联体"合作单位技术交流轮转记录表，每2周派骨干人员深入基层到现场轮流对各成员单位进行业务查房、专家坐诊、手术指导等技术帮扶，医联体正式运行以来，南京医科大学第一附属医院各科室分别对各合作单位进行了病历书写规范，急诊急救相关知识，高血压疾病诊治原则，难治性高血压诊治指南及恶性心律失常的诊断、治疗和预防的业务讲座；医院还成立了医疗质量督导小组，分别带队对各卫生院进行了医疗质量督导检查；根据病区患者数量及工作量情况，指导护士长合理安排值班人员，加强白班工作和对妇科急腹症的诊断和处理进行技术指导；对个别卫生院进行了急救技术操作比赛、手术卫生操作比赛的指导。医师到街道社区卫生服务中心坐诊、会诊等，通过轮转交流，

实现了优质医疗资源的共享，让老百姓在家门口也享受到了上级医院的服务。对于医联体单位在工作中遇到的棘手难题，如剖腹探查术中遇复杂情况需南京医科大学第一附属医院外科医师上台指导，骨干专科医师总是及时到场，迅速解决难题，化解医疗风险，保障医疗安全。力促进一步提升基层医疗技术水平，加强基层医务人员技术力量，提高各合作单位的管理水平。

（六）统一集成信息平台，实现医联体医疗机构信息互联互通

南京医科大学第一附属医院统一集成机构间信息平台，建立了医疗机构间医疗信息的共享，实现医联体内的所有医疗机构医疗信息能够互通。南京医科大学第一附属医院充分利用信息化手段面向基层和边远地区，提高优质医疗资源可及性和医疗服务效率。目前南京医科大学第一附属医院已经和陕西富平县医院、新疆伊犁哈萨克自治州友谊医院、新疆克州人民医院、新疆乌恰县人民医院等40家医院建立远程诊疗网络。尤其在冠心病患者救治过程中，通过影像实时数字化采集和远距离视频传输，实现了急性心肌梗死患者介入治疗的实时远程会诊。南京医科大学第一附属医院每年通过远程诊疗平台，为超过3000例冠心病患者提供了实时的疾病诊断、方案制定、手术指导等医疗服务。2016年，南京医科大学第一附属医院被确立为江苏省远程移动互联网医疗工程中心。2017年5月，南京医科大学第一附属医院还与南京市赛虹桥、铁心桥等6家社区卫生服务中心建立医联体，同时也挂牌"南京医科大学第一附属医院住院医师规范化培训全科基层实践基地"，南京医科大学第一附属医院派出技术骨干指导社区开展适宜技术和慢性病管理培训。

四、建设效果评价

南京医科大学第一附属医院与县域医疗机构积极开展对口支援和技术支持，搭建以三级医院为龙头、县级医院为枢纽、基层卫生服务机构为基础的合作联盟，包含双向转诊、技术扶持、管理辐射、联动发展等多项内容在内的全方位、连续性服务的新模式。南京医科大学第一附属医院已与87家县市级医院（特别是贫困、偏远地区县医院）建立了长期稳定的医疗共同体。近3年来，平均每年技术支持基层科室73个，派出专

家 231 人次。2017 年全年支持基层工作共派出 22 批次共计 168 人次，诊治门急诊患者 5139 人次，诊治住院患者 1400 人次，开展手术 131 台，参加或主持疑难病例讨论 259 次，开展新技术、新项目 112 项，开展讲座 149 次，接收各对口支援医院 40 余名骨干医师及管理人员进修学习。医院充分发挥区域医疗中心的专科技术优势和网络协同作用，以专科协作为纽带，以追求患者利益最大化为目标，与跨区域医疗机构形成补位发展模式，组建跨区域专科联盟，提升重大疾病的救治能力。南京医科大学第一附属医院建有 8 个专科联盟，包括脑卒中、放疗科、老年医学科、泌尿外科、急诊医学科、心脏大血管外科、心血管内科和口腔科，目前都在正常开展工作。

盛泽分院以"中心"为基础，提供对口支援医院各类医疗卫生服务。目前消毒供应中心日常消毒器械包、辅料包及消毒物品包，2017 年消毒量共计 129 365 包，总器械件数 591 452 件；临床医学检测中心共完成检测 192 943 项次，完成检测总额 460 万元，完成 1488 例产前筛查检测，填补了吴江区妇幼保健工作的空白；病理中心开展普通病理诊断、免疫组化病理诊断、临床体液细胞学诊断、穿刺细胞学诊断和特殊染色检查等，完成病理诊断会诊 1998 例；影像会诊中心对各单位上传的影像资料及会诊请求及时做出会诊审核，共计会诊审核 10 823 人次；心电会诊中心对各单位上传的心电资料及时做出会诊审核，共计会诊 3778 人次。除签订协议的 6 家医疗机构外，分院医疗服务范围还包括区中医院、区四院、梅堰、黎里、莘坪、同里、金家坝和屯村卫生院等十数家医院，辐射人口占吴江区域人口 40% 以上。

盛泽分院在建设过程中创新管办分离模式，实行理事会领导下的院长负责制，"六位一体"的服务模式得到了卫生部原部长陈竺的赞赏。2017 年全年门诊、急诊 129.8 万人次，出院 2.6 万人次，手术 6665 台次，通过三级甲等医院评审和南京医科大学附属医院认证，全科医师临床培养基地项目如期竣工，发挥了吴江南部医疗卫生中心的作用。

通过"院府合作"模式，栖霞区医院 2016 年 5 月成功创建二级甲等医院，栖霞区医院普外科入选南京市医学重点专科，托管学科服务能力和水平大幅增强，以点带面推动医院全面发展。医疗服务的同质化促进了"基层首诊、双向转诊"诊疗秩序的逐渐形成，区域内医疗服务能力得到明显提升，医院的服务量不断上升，以栖霞区医院为例，2017 年与 2013 年相比，门诊人次增加 42.41%、急诊人次增加 31.52%、出院人次增加 86.97%。栖霞区群众首选本地医院就医的比重超过 60%，年手术人次、出院人次分别较上年增长 31% 和 51%。康复院区发展迅速，所有床位满负荷运转，月平均出院患者超过 50 人，患者平均住院日不足 20 天，药占比低于 20%，已成为栖霞区医院康复医疗问题解决中心、栖霞区康复技术指导中心、社区康复人力资源培训中心、O2O 线下康复咨询中心、康复人力资源社区辐射中心。栖霞区医院组织相关人员在全国率先试点制定了《社区康复服务规范》。"栖霞模式"坚持问题导向、精准帮扶、以人为本，目标明确，构建了以三期四级为特色、防治康于一体的区域性医疗体系，可实践、可复制、可推广，形成了政府促民生、群众享实惠、医院共发展、社会得满意的四赢局面，受到了国务院、国家卫健委的密切关注与支持，并由省卫健委在全省范围内推广。

宿迁市第一人民医院（南京医科大学第一附属医院宿迁分院）是宿迁市人民政府主办、全省支援宿迁卫生事业建设的重大项目，南京医科大学第一附属医院作为 13 家支援医院的牵头单位，全程参院了该院建设和运行管理。该院 2017 年全年门诊、急诊 51.4 万人次，出院 3.1 万人次，手术 1.4 万台次，20 个科室成功创建市级重点专科，获批 WHO 耳科疾病和听力损失基层防治项目基地。

溧阳人民医院（南京医科大学第一附属医院溧阳分院）实行理事会领导下的院长负责制。2017 年全年门急诊 52.0 万人次，出院 3.1 万人次，手术 8186 台次，开展新技术40 余项，完成新院搬迁和二甲医院复评。

2017 年"院府合作"模式下医联体运行情况见表 3-2-1。

表 3-2-1 2017 年"院府合作"模式下医联体运行情况

医院名称	门诊、急诊人次（万）	出院人次（万）	手术台次（万）
南京医科大学第一附属医院盛泽分院	129.8	2.6	0.7
南京医科大学第一附属医院宿迁分院	51.4	3.1	1.4
南京医科大学第一附属医院溧阳分院	52.0	3.1	0.8

五、院府合作模式利弊分析

（一）主要优点

院府合作医联体的建立，有利于充分发挥龙头医院资源优势、技术优势、人才优势、管理优势，在医联体内实现"组织构架一体化、科室设置一体化、学科建设一体化、人才管理一体化、执行标准一体化、SOP 流程一体化"六位一体的管理，形成政府支持、医疗对口、人才兼容、教研一体、同质并进的医疗新格局。通过实施医联体的服务模式，使常见病、多发病在基层得到有效治疗；疑难病症及时转诊，得到专科医师诊治，这对引导居民基层首诊、逐步改变其小病直接到大医院找专家的就医观念和习惯，起到了积极的推进作用。有效缓解群众"看病难"问题，逐步形成分级诊疗、有序就医的格局。具体优点有以下几点：

1. 实施"院府合作"医联体服务模式，促进了基层卫生人才的培养

把医院优秀的医务人员下派到基层医疗机构工作，开展门诊、手术、查房、讲座及其他技术交流，一方面直接处理疑难杂症，解决患者痛苦；一方面现场施教，提高了医护人员水平，实现了人员、业务、患者、管理的四方面互动；基层医疗机构的医务人员选派到核心医院进行培训，县级医院变成了培养优秀基层医师的"孵化器"。

2. "院府合作"医联体的建设有助于医疗资源整合，提高优势医疗资源的利用效率

院府合作医联体模式可以改变区域内不同层级医疗机构之间相互割裂的局面，实现基层医院和三级医院之间的合作与沟通，通过建立医疗一体化系统，增强基层医疗机构服务能力，推动医师和患者流向基层，优化资源配置，缓解"看病难"问题。通过城乡之间医疗机构的合作和对口支援，起到促进城乡医疗资源统筹的作用，提高乡村居民对优质医疗服务的可及性。

3. "院府合作"医联体的建设有利于各级医院合理定位，提高服务质量

①医联体内的基层医院可以在大医院的带领下提升服务质量和水平，达到"强基层"的目标。

②医联体内部"双向转诊"的渠道更加顺畅，能使康复期或普通病患者及时转到二级及以下医院诊治，使大医院能够集中更多力量救治急症、重症患者，减轻大医院的人流和病床压力，以节省患者的就医时间，缓解错位就医问题。

4. 从医保制度的关联来看，医联体是实施总额预付制度的必然结果

在总额预付制度下，驱动医联体以投保人的健康管理为中心，注重疾病预防而非疾病治疗。为了确保医联体的可持续发展，医联体内部成员不仅会注意减少大病住院人数，降低医疗费用，减少不必要的检查和药品消费，也会开始关注投保人各类疾病的患病率、住院率及各种健康威胁因素出现的频率等，从而提升区域内投保人的健康水平。因此，在保证医疗费用有所降低的同时，患者的就医过程将由碎片化医疗服务逐渐转向连续性的医疗行为，形成由全程的医疗服务向保健服务的演化。

总之，在严格落实省、市分级诊疗、双向转诊政策的同时，南京医科大学第一附属医院"院府合作"医联体正逐步向紧密型医联体发展，真抓实干，推动医联体内机构间人、财、物的统一管理，调动成员单位的积极性，提高医疗资源利用效率，保证医联体科学、可持续地发展，最终实现有序的就医格局。

（二）目前存在问题

在国家出台一系列利好政策的背景下，"院府合作"模式下的医联体取得了一定成效，包括分级诊疗、双向转诊初见成效，社区健康守门人的作用得到充分发挥，居民就医负担明显减轻，各级卫生机构收入显著增加，患者满意度提高的同时医疗纠纷减少，但在现有体制下实现"院府合作"模式下的医联体进一步健康发展仍需解决很多问题。

1. 医改的深入带来分院发展的复杂性，药品零差率及药品采购等改革，使分院经营成本负担增加，收入减少。医保政策及医疗价格调整提出了更高的要求，如何在医改中加快实现医疗技术的转型升级，抓住机遇，脱颖而出，是目前的一大难题。

2. 分院的专科发展不平衡，科研力量薄弱，缺少独特的、具有优势的技术和项目，作为三级医院，手术量特别是三级、四级手术量偏少，且外科手术占比少。人才队伍结构不够合理，缺乏高尖端人才，队伍年轻不稳定，周边地区新设立医院如苏州市第九人民医院等对人才的虹吸作用很大，分院的抗风险能力还较弱。

3. 由于前期的人才储备，分院的人员增速过快，目前呈饱和状态，同时由于住房补贴、交通补贴等政策影响，人员成本逐年增长，目前占医院可分配收入的60% ~ 70%，如按全成本核算，分院将陷入更大面积的亏损。尽管如此，员工的平均待遇与周边同等级医院相比也处于较低水平。

六、政策建议

为促进医联体更好地发展，应以资源优化配置和重塑分级诊疗格局为目标，紧扣医联体内分工与协作这一核心要素，在资源整合模式、利益分配机制和配套政策完善等方面提升政策精准度和有效性。

（一）发挥市场机制作用，最大可能实现资源优化配置

由于医疗服务市场的特殊性，始于2015年的本轮医联体建设的核心推动力是行政力量，但这不能完全否定市场机制在优化资源配置中的作用。在医联体组建过程中，应充分考虑不同层级医疗机构的资源禀赋、服务地区居民的医疗需求和不同地区的经济社会整体发展规划这三项因素。

1.要以不同层级医疗机构之间的需求互补代替优劣势互补，充分激发资源整合的内在动力。

2.充分尊重二级、三级医院的市场主体地位，不能盲目夸大其公益性属性，这两级医院在组成医联体时更多应遵循市场配置的原则。

3.给予基层医疗卫生机构在不同医联体之间双向选择的权利，通过双向选择既能反映区域内居民的医疗服务诉求，又能兼顾作为医疗服务市场主体的二级、三级医院的经济利益。同时各级政府应立足地区经济社会发展规划，在财政投入、医保支付、人事政策、基本药物政策等配套方面不断投入力度，充分发挥各地政府的在医联体建设中的主导作用。

（二）完善利益共享机制，最大限度发挥分工协作功能

建立基于协作基础上的合理的利益共享机制，变强调竞争为协作共赢，是医联体得以良性运行和可持续发展的重要保障。

1.将医联体收益来源分为单个成员单位完成的医疗服务量与多个成员单位协作完成的医疗服务量，对于双向转诊这样协作提供的医疗服务要进行成本收益核算，从医联体整体收益的角度进行利益分配，通过对整体利益和协作利益的强调避免医联体内部的无序竞争。同时，在医联体内部利益分配上也可以适当向非核心成员单位倾斜，改变医联体内基层医疗卫生机构在分级诊疗中动力不足和边缘化的局面。

2.依托医联体优势资源真正落实家庭医生和社区居民的签约工作，通过以家庭医生为基础的医联体内部的按人头预付，促进基层医疗卫生机构和二级、三级医院之间建立

稳定的利益共享机制和长期有效的补偿激励机制。

（三）做实政策配套体系，最大限度激发联合协作动力

在激励层面上进一步完善医联体发展的配套政策是下阶段的工作重点，需要多部门之间协作完成。在财政投入上，将原先的不同行政层次财政对不同层次医疗机构分别投入，调整为对医联体统一投入，进而从政策方倒逼医联体内部形成统一的财务管理制度。在医保支付上，由对各级医疗机构的单独支付，调整为对联合体统一预付，实施总额预付，按服务签约涵盖人头数打包支付；达到"强化医联体内部管理、控制成本、提高运行效率的目标"，激发医联体内合理有效使用资源、对服务需求方进行全面健康管理、降低人群疾病发生的内在驱动力。在管理考核上，重点考核协同服务开展的数量和质量、社区居民和医务人员的满意度及最终的健康管理效果、费用控制效果等指标，通过考核推动协作落地。

第四节　远程医疗协作与健康扶贫：
甘肃省人民医院医疗联合体

甘肃省人民医院成立于 1950 年，是一所集医疗科研、教学、预防及干部保健为一体的综合性国家三级甲等医院。近年来，随着医院的迅速发展及"互联网 +"的日趋盛行，甘肃省人民医院将信息化发展作为医院重点工作之一。为更好地为当地群众服务，满足人民日益增长的医疗卫生服务需求，甘肃省人民医院于 2007 年 3 月启动远程医疗建设工作，并于同年 11 月正式成立"甘肃远程医疗会诊中心"。至今已建成省内规模最大的综合性、多位一体的远程医学服务平台，业务范围广、辐射面宽、影响力大。同心协力，服务群众，以提升基层医院医疗服务能力为己任，将省院公益性第一的服务理念贯穿始终。

一、建设背景

甘肃省地形狭长，东西长约 1655 公里，且交通落后，经济欠发达，城乡医疗卫生

事业的发展很不均衡。受自然条件和地理条件的客观因素限制，很多偏远地区医疗环境极为落后，导致了百姓"看病难、看病贵"的问题。为了充分发挥大型公立医院对基层医院的帮扶作用，提高基层医院医师的诊疗水平，缓解群众"看病难、看病贵"等问题，在省政府的大力支持下，2006年初在甘肃省人民医院拟成立甘肃省远程医疗会诊中心。项目初始，医院在多方调研的基础上，决定依托现有成熟的网络、多媒体及计算机技术，以及近300名副主任医师及以上专家为核心技术团队，组建甘肃省人民医院远程会诊网络。历经1年的准备，下乡逐家走访基层医院进行入网、安装及培训工作，2007年11月甘肃远程会诊网络建成，并同时组织召开"全省网络医院首届高峰论坛"，奠定了医院作为甘肃省区域性医疗卫生中心的地位。

甘肃省远程医疗会诊中心（以下简称"省中心"）建设之初，是省卫生厅建立覆盖全省所有医疗机构远程医学网络的基础工作，是甘肃省医学信息化工作的组成部分。该项目是甘肃省卫生系统实践科学发展观、落实国家医改精神和卫生部"十二五"卫生信息化工作规划要求，建立城市支援农村卫生工作长效机制，缓解边远地区百姓就医诊疗问题的重要举措，是政府的一项民生工程。

（一）团队情况

甘肃省卫生厅相关处室领导，甘肃省人民医院近300名副主任医师以上职称医疗技术人员组成核心团队，吸纳有意于通过甘肃省会诊网络造福群众的省内外知名专家教授、各网络医院及乡镇卫生院领导和医务人员、甘肃省远程会诊中心工作人员。

（二）项目金额

甘肃省人民医院自筹资金45万元。

甘肃省远程医疗会诊网络建立之初创立了当时全国三项第一：国内第一个实现覆盖全省100家以上县级医院的省级远程医疗会诊网；国内唯一免费为基层医院建立远程医疗会诊系统的省份；国内远程医疗会诊服务收费最低，即55元/人次，并以"甘肃模式"得到卫生部的充分肯定。2009年，卫生部在医院召开了"远程医学临床应用工作研讨会""甘肃模式"向全国推广。

1. 成立甘肃省远程医疗会诊中心

省中心设在甘肃省人民医院，2010 年，中心已经覆盖全省各级各类医疗机构 164 家，主要以市县级医院为群体，为许多基层患者提供了远程医学服务，为突发事件医疗救治提供了即时远程医疗指导，深受政府、百姓和基层医院的肯定和好评。由此，甘肃省卫生厅将此网络作为"全省乡镇卫生院远程医疗会诊系统项目"建设并实现了全面融合对接；甘肃省人民医院负责项目的建设，并在甘肃省卫生厅领导下负责今后全省远程医疗会诊网络的运营及日常管理工作。

2. 构建甘肃省远程医疗会诊中心成立之初为四级网络

四级网络为：省中心，各省级医学中心分中心，各市级、县级分中心，乡镇卫生院和社区医疗服务中心。由省中心统一分诊安排，各分中心要及时认真完成分诊任务。

3. 实施项目招投标

北京某医学科技发展有限公司为"甘肃省卫生厅乡镇卫生院远程医疗会诊系统项目"的系统软件采购中标单位，具体负责此项目的软件维护、培训辅导工作。

4. 统一规划全省网络建设

为了不重复建设和浪费，避免各级医疗机构建立"远程医疗会诊系统"的不统一，造成"信息孤岛"现象，在此项目基础上统一规划甘肃省远程医疗会诊网络的建设，除已覆盖的医疗机构和已具备条件的乡镇卫生院外，其他各级医疗机构在省人民医院的统一安排下入网，软件由甘肃省远程医疗会诊中心提供，远程会诊所需硬件等由医院自行配置，且要有固定场所和专人管理。

（三）学习参观，考察合作

2010 年 7 月，会诊中心领导受院领导委派赴新疆医科大学第一附属医院、新疆维吾尔自治区人民医院、新疆肿瘤医院三家医院参观，了解各医院远程会诊日常工作现状，学习远程会诊专家团队的管理及奖励办法、远程继续医学教育的开展情况、远程查房工作的流程及现状、应用会诊系统开展其他医疗延伸服务的情况、各医院远程会诊中心设施配备情况、各医院与基层医院业务交流方式等先进经验。结合国内其他省份远程医疗工作开展现状，对目前甘肃省人民医院远程医疗会诊工作的优势及发展做了深入的分析比较，规划了适合医院的远程医疗工作专业发展计划。

2010年10月，甘肃省人民医院与台北医院进行了远程会诊准备工作的洽谈与系统安装。在避免了对方医管会报批程序、克服了台北医院院内公网受限的情况下，经反复调试准备，达成了音质、画面俱佳的状态，实现了两岸两院之间远程医疗会诊系统的互通。2010年10月28日，顺利进行了首例两岸远程医疗会诊。台北医院乳腺外科、放射科、病理科、肿瘤科专家及甘肃省人民医院相应学科专家参加了会诊。两岸两院间医学同道为甘肃省人民医院乳腺科2例患者进行了翔实的会诊，讨论过程热烈、认真，达到了预期效果。

与美国俄克拉荷马大学医学中心——电视会议中心建立友好互通，为今后甘肃省人民医院医师在线进行视频学习，与国际接轨、更新知识提供了网络条件。

在"互联网+"日趋盛行的今天，要紧抓现有的基础条件，将互联网和医疗行业紧密结合，发挥其巨大的潜力，使得通过网络实现远程查房、远程会诊、持续监督、病历讨论、学术讲座等立体化的服务。要进一步加强和国家级医院的紧密联系，进一步加强基层医疗卫生机构设备投入和人才培养，全面发挥甘肃省人民医院五级远程医疗网络的作用，实现全方位、立体的双向转诊。依托甘肃省人民医院远程医疗网络打造"小病进社区、大病进医院、康复回社区"的就医新格局。最终实现医疗资源的合理化利用，切实解决群众"看病难、看病贵"的问题。

二、运行机制

为保证远程会诊的质量，甘肃远程会诊网络以甘肃省人民医院著名专家为核心，吸纳省内多家医疗机构专家组成"甘肃省远程医疗会诊专家团队"，建立健全了一系列完整可行的规章制度。为保证会诊质量，医院组织了近300名副高以上医务人员，成立了会诊专家组。所有专家都是义务服务，专家在医院里可能是一号难求，但是只要涉及远程医疗，他们都是随叫随到。

会诊费只象征性地收取55元，不及国内同类远程医疗体系的1/10。患者不需要卖牛卖羊举家到兰州，就能享受到省城专家的医疗救助。开展的日常远程医疗工作有：普通会诊、急会诊、影像会诊、病理会诊等，基层网络医院可根据患者的实际需要选择会诊方式。日常会诊当天进行，急诊不超过2小时。目前，医院每天大概接受会诊10例左右。

虽然政府对基层医疗机构的投入在逐年加大，但是技术力量并没有显著提升。根据网络医院的需求，医院还组织各临床科室编写了继续教育项目课程，通过专家授课、点播授课、在线点播、讲座直播等方式，适时向各网络医院播放，供网络医院选择收看。

（一）全面开始启动甘肃省卫生厅乡镇卫生院远程医疗会诊系统项目

2010 年 12 月底，会诊中心以张家川县 15 家乡镇医院为试点，以点带面，督促引导，截至 2018 年中已完成 1568 家乡镇医院远程会诊系统入网安装培训工作，其中县级医院 155 家、乡镇卫生院 1128 家、村卫生室 285 家。

（二）远程网络建设工作逐步推进

2011—2015 年分别配合省卫生厅完成《2010 年、2011 年甘肃省远程医疗会诊建设项目技术方案》；完成卫生部《2010 年远程医疗会诊系统建设项目》及《2015 年甘肃省远程会诊建设项目》申报工作，制定《甘肃远程医疗系统建设方案》；与省发改委、省卫计委共同商讨完成合作具体事宜，拟定《甘肃省"院省合作"远程医疗系统实施方案》及《完善县乡两级远程医疗建设试点方案》；申请成立甘肃省医院协会远程会诊管理委员会。

（三）完成全省基层、高端远程会诊中心建设

2012 年建成甘肃省高端影像会诊室、高端病理会诊室、高端心电重症会诊室和远程继教室并投入使用。协助甘肃省区域医疗网建设试点项目工作顺利开展，由甘肃省人民医院、定西市第二人民医院、临洮县人民医院、岷县人民医院、定西市安定区香泉镇中心卫生院、临洮县新添镇中心卫生院、岷县闾井镇中心卫生院组成"1+3+3"模式。协助会宁县做好基层卫生推进会工作，完成省、县、乡、村自下而上的远程会诊工作模式，并组织协调完成会宁县 250 家村卫生室远程会诊系统的安装及操作培训工作。

（四）开展全省远程病理会诊工作前期调研

2013 年，为了全省远程病理会诊工作的开展，从远程病理会诊需求、病理科设置、硬件配置、网络条件等 8 个方面对全省市县级医院进行了远程病理会诊调查，在全

省市县级医院中筛选出具备远程病理条件的医院共 26 家，其中市级医院 7 家，县级医院 19 家。

（五）建设甘肃省远程医疗云数据中心

2014 年重点计划投入创建国内较先进的远程医学数据处理及存储平台。

（六）计划实施甘肃省"院省合作"远程医疗系统方案

2015 年，此项目整合全省医疗资源，形成国家部级医院－省级医院－市级医院－县级医院－乡镇卫生院－村卫生室六层网络构架和多位一体的远程服务体系，积极探索以多种方式建立县级医院与基层医疗卫生机构、城市三级医院长期稳定的分工协作机制。

（七）建立有序的预约转诊机制

为进一步推进和完善便民服务措施，提高患者的治疗管理水平，体现分级诊疗的原则，优化患者诊疗流程，节约医疗资源，提高医疗资源利用效率，改善患者就医体验，甘肃省人民医院本着"分级诊疗、有序就医，明确标准、按需转诊，快捷方便、渠道畅通，减轻负担、提高效率"的原则，集全院之力，逐步建立医院与省内各基层医疗卫生机构之间有序的预约转诊机制。在会诊过程中，医院专家积极与会诊患者主管医师进行沟通，详细了解患者病情，双方通过认真分析讨论后，明确诊断并给予治疗建议。对于基层医院无法实施治疗或者不能明确诊断的患者，在符合上转条件的情况下，为患者开通双向转诊绿色通道并协调相关科室做好患者接待准备工作，明确服务流程，确保服务质量。转诊患者病情稳定后，甘肃省人民医院各科室及时将患者转回基层医院进行后续治疗。同时，甘肃省人民医院采取定期检查与随机抽查相结合的办法，加强双向转诊工作的督促指导，及时总结经验，发现和解决问题，并将检查考核情况通报全院。

三、信息技术平台

"远程医学系统"结合最新的远程医学技术和全新的运作理念：对医院设备投入要

求低，基层医院只要拥有电脑和一定的互联网宽带接入条件，免费为入网医院安装系统，体现了该项目的公益性。

以省或大的地区为规划，成立区域性的远程医学中心，覆盖区域内所有的县级医院和县级以上医院，实现医疗资源共享。

（一）远程医学系统项目组成

远程医学系统项目由健康网站、远程医学平台、远程医学管理系统三大部分组成。

（二）项目开展的功能模块及服务意义

1. 远程医疗会诊功能

入网医院医师与上级医院专家通过该会诊平台，建立一种"一对一"或"一对多"的实时视频、声频互动联系，在实现病历资料传输的同时可进行实时同步共享讨论，完成远程会诊。使基层患者在当地医院就能接受省级专家"面对面"服务，也使一部分基层医院可以处理的患者在上级专家的及时帮助下就地医疗，节约大量医疗费用。

2. 突发事件的医疗救助功能

通过远程医疗网络，可以对入网的医疗机构在处理当地突发事件中，提供最快捷有效的医疗援助。

3. 远程教育功能

通过网络开展远程医学教育培训，教育面广、实时，费用远低于其他教育方式。

4. 远程会议功能

通过网络进行医学学术会议，这是一种覆盖面广、快捷、节省、高效的学术交流方式。

5. 其他拓展模块功能

发展多方位的远程医疗功能，如远程救护、远程手术指导、远程护理等。

甘肃远程医疗信息服务有限公司是致力于开发和推广远程医疗信息服务的专业性公司，具体负责网络建设和运营管理。公司在北京的研发机构是北京爱客福医学科技发展有限公司，下设北京爱客福远程医学技术中心。公司旨在依托互联网技术平台，建立一个地区性的乃至全国性的网络互动平台，倡导一种现代化的就医诊疗新观念，通过快捷、便利、节省、高效的服务，为大众健康咨询服务，为广大医疗机构和医务工作者服务，为社会公益事业服务。

四、创新性

（一）平台建设

从最初一个朴素的想法到实现地市级、县级医院和乡镇卫生院全覆盖，甘肃省人民医院在短短几年时间内建立起了省、市、县、乡、村自下而上的五级会诊网络构架。目前，远程医疗会诊中心所连接的网络医院总数达1568家，网络覆盖全省所有县区级医院及80%的乡镇卫生院。建成"国家-省-市（县）-乡-村"五级网络构架，形成了"多位一体"的远程医疗服务体系（图3-2-10）。医院还与其中的107家网络医院签署协作协议，进行针对性的帮扶，形成纵向松散医联体，加快对基层医师的培养速度，解决基层人民群众日益增长的医疗卫生需求。

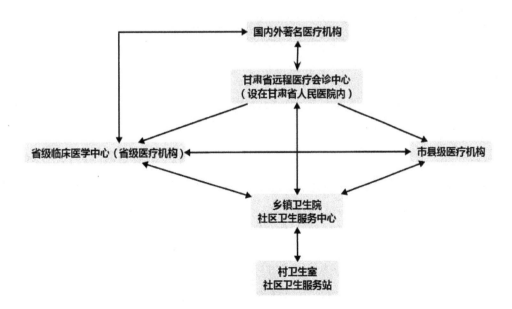

图 3-2-10 医联体五级会诊网络架构

甘肃远程医疗会诊中心开展的日常工作有：普通会诊、急诊会诊、影像会诊、病理会诊等，网络医院可根据患者的实际需要选择会诊方式，也可以满足多家医院同时多科会诊和医学继续教育工作的进行。为了使远程会诊工作长期化、有效化，甘肃省人民医院采取"走出去""请进来"的办法，除了派技术骨干定期去网络医院坐诊、手术、查房、授课、义诊等外，每年免费接纳网络医院人员到甘肃省人民医院进修学习。随着远程会诊工作的推进和医院各专业科室与网络医院科室间交往、合作的深入，以帮助基层医院从专业角度发展提高，逐渐树立名科名医，以科室为单位的学术交往与互动也逐步开展起来。

目前甘肃省远程医疗会诊中心已开展远程医疗会诊、远程影像诊断、远程心电诊断、远程病理诊断、远程重症监护、远程学术交流、远程医学教育、培训基层医务人员、召开远程医学会议、发布公共信息、开展健康咨询等全方位的多项远程医疗业务。目前，医院共完成网络医院提交远程会诊 3 万余例，其中急诊会诊千余例，点名会诊14 072 例，多学科联合会诊 1014 例。甘肃省人民医院与基层县级医院签订帮扶协议226 份。各业务科室与基层医院对应科室签订科室合作协议 571 份。

2013 年甘肃省人民医院加大对基层医疗机构的帮扶力度，远程医疗会诊中心创新性地推出建立在科室协作基础上的"一帮一"导师终身指导关系，将帮扶工作从基层医院、专业科室延伸到个人，分别从 3 个层面全方位展开帮扶工作。截至目前，共与 41 家基层医院建立"一帮一"师承指导关系 499 对。在全省 86 个区县中，省院又将老区和藏区作为重中之重进行帮扶，帮助学科建设，同时建立了符合当地实情的现代化重症医学科 25 个，以点带面，覆盖了全省包括敦煌、嘉峪关、酒泉、甘南藏族自治州在内的 15 个市和 2 个少数民族自治州。

与此同时，甘肃省人民医院免费接收网络医院医务人员来省院进修学习，并给予进修人员每人每月 1000 元的生活补助。同时安排每位进修人员进行远程医疗会诊系统操作培训，方便他们回到本院能利用远程会诊平台积极为当地患者服务。截至目前，已免费接收基层医疗机构医师及护理进修学习人员数千人。

远程诊疗既是提升基础医疗服务能力的有效抓手，又是医院内涵建设的主要措施。远程医疗最大的意义在于对分级诊疗的助推。2007 年刚开始做远程医疗，对分级诊疗内涵的把握模模糊糊，慢慢才知道，医院一直践行的就是分级诊疗。

甘肃省人民医院审时度势，及时提出了全面实施集团化发展战略。目前，已形成了以本部为核心，西有西院区，南有红古分院，北有兰州新区分院的甘肃省人民医院集团化发展布局，此举突破了甘肃省人民医院几十年以来发展受地理环境制约、主体固定单一的模式。集团化后，院本部与各分院之间形成紧密的医联体，为患者提供连续性的医疗服务。

（二）各方绩效管理机制

为保证健康扶贫各项工作有序开展并切实有效，医院将该项工作纳入科室绩效考核，制定了详细的《甘肃省人民医院帮扶基层精准扶贫绩效考核方案》。考核内容涉及科室专项考核、"一帮一"师承指导导师考核、远程医疗优秀专家考核3个方面、26个项目；考核周期包括月考核、季度考核及年度考核。为满足健康扶贫工作的发展，在拟定方案的基础上，每年进行微调。

（三）质量控制

为保证会诊质量，减少主、客观因素对会诊效果的干扰，医院在综合考虑会诊流程的基础上，提出会诊平台质控方案。从会诊申请方及会诊接收方7个方面、19个项目进行质控，最大限度保证会诊质量。

五、建设效果评价

（一）经济效益

公益性项目以张掖市某一患者来省城请专家就诊为例，费用分析见表3-2-2。

表 3-2-2　不同就医方式费用比较

就医方式	价格（元/次）	费用比率（%）	费用降低率（%）
患者来院就诊	712	100.0	0
专家外出会诊	≥ 712	≥ 100.0	0
其他远程医疗	300	42.1	57.9
甘肃远程医疗	55	7.7	92.3

为基层患者节省医药费，减轻经济负担。从 2014 年县级医院住院患者人均医药费用 3265.2 元/次，省级三甲医院例如兰州大学第二附属医院住院患者人均医药费用 16 043 元/次来看，随着基层医疗机构医疗水平的不断提高，更多的患者愿意留在当地治疗，每年可为基层每位患者节约住院费用达 1 万多元。

目前，甘肃省人民医院共完成网络医院提交远程会诊 3 万余例，其中急诊、会诊千余例，点名会诊 14 072 例，多学科联合会诊 1014 例。为患者节省直接、间接医疗费用数亿元。

（二）社会效益

远程医疗会诊中心自成立以来，完成了大量远程医疗会诊，为缓解基层群众"看病难、看病贵"发挥了积极的作用，特别是在应对汶川大地震、三聚氰胺婴幼儿奶粉事件、抗击甲型 H_1N_1 流感及舟曲特大泥石流等重大突发公共卫生事件中发挥了"快捷、高效"的作用。在数次重大突发公共卫生事件中，远程会诊中心通过网络向全省发布紧急公告，传递政府主要指示和精神，了解突发公共卫生事件的发展情况，向公共卫生事件突发地医院提供医疗救助和技术支持。远程医疗会诊网络在应对突发公共卫生事件中，突显了"快捷、便利、节省、高效"的作用。为公共卫生事件的处置探索了一条"网上网下"合力救治的新途径。截至目前，共帮助基层医院应对突发公共事件 32 起，免费会诊病例近 400 例。

"5.12"汶川大地震发生后，在第一时间通过网络向全省发布紧急公告，传递政府的重要救灾公告与精神，了解当地灾情和伤员救助情况，向灾区医院提供医疗救助和技术支持，会诊中心实施昼夜值班制，为陇南重灾区伤员提供 24 小时远程紧急救助，为灾区有效救治伤员做了大量的工作，发挥了很好的作用，受到了老百姓的欢迎及基层医务人员的认可。

"三聚氰胺婴幼儿奶粉"事件发生后，遵照省卫生厅的指示精神，迅速开通"问题奶粉事件"远程会诊紧急救援平台，向全省各网络医院发布了救助公告。与此同时，成立了"甘肃省人民医院三聚氰胺婴幼儿奶粉事件"远程会诊紧急救援领导小组和甘肃省人民医院远程医疗救治专家组，开辟了紧急救援绿色通道，实施 24 小时在线值班免费服务。同时，为基层医院的医师进行了相关知识的培训，并为宕昌县、礼县、青海油田、玉门油田等基层医院收治的重症患者进行了远程免费会诊。在"三聚氰胺婴幼儿奶粉"事件中,甘肃省人民医院通过远程医疗会诊中心,充分发挥了省级三甲医院对基层医院快捷有效的医疗救治帮助,使患儿留在当地,为患儿赢得了救治时间,得到了有效的诊断和治疗;同时,节省了医疗以外的费用,减轻了患者的经济负担,也为有效提高基层医务人员技术水平发挥了重要作用。

甲型 H_1N_1 流感疫情发生后,为积极应对、有效防控,遵照卫生厅指示精神,甘肃省人民医院开通了甲型 H_1N_1 流感患者绿色救援平台。组建远程医疗救治专家小组,24小时值班,免费为各网络医院相关患者提出诊疗建议。同时,向全省网络医院医务人员进行了甲型 H_1N_1 流感预防、诊治相关知识网络培训。2009 年 10 月 31 日深夜 23 点,通过远程医疗会诊网络,以呼吸科专家、副院长蔡曦光为主的专家组,对甘南的 1 例甲型 H_1N_1 流感危重病例和 1 例重症病例进行了会诊。据了解,通过远程医疗会诊系统诊治甲型 H_1N_1 流感重症病例在我国尚属首次,为多渠道治疗甲型 H_1N_1 流感患者进行了有益的探索。

会诊中心成立后,内蒙古自治区、新疆维吾尔自治区、青海、宁夏等省兄弟医疗单位先后来中心参观考察,并依照"甘肃模式"建立了相应的远程医疗会诊网络。

会诊中心成立以来,受到了各级领导的高度重视,国务院、卫健委、省委、省政府、省卫生厅各级领导多次莅临中心检查指导工作,并对中心的发展做了重要指示。

2009 年 11 月 20 日,卫生部在甘肃省人民医院召开"全国远程医学临床应用工作研讨会"。会议高度赞誉了以公益性为宗旨的"甘肃模式"远程医学工作,认为这项工作值得各地卫生系统学习借鉴,值得推广。

2010 年 10 月 28 日,甘肃省人民医院与台湾台北医院进行了两岸首例远程医疗会诊,两院医学同道进行了认真、翔实、热烈的会诊讨论。

1. 充分利用远程会诊平台,加快基层医院信息化建设

医院结合甘肃省医疗服务现状,确定分级分类远程医疗服务体系,制定了"集中安排、分诊服务、逐级会诊、反馈督导、定期巡查"的管理模式,中心统一管理,上下联动,分级会诊,共同为甘肃省广大群众提供远程医疗会诊服务。目前,甘肃远程医疗会诊网络已覆盖全省所有(市)县级医院及 80% 的乡镇医院,建成"国家-省-市(县)-乡-村"五级网络构架,形成了"多位一体"的远程医疗服务体系。

2. 依托全省远程医疗网络，全面精准提升基层医疗机构服务水平

甘肃省人民医院依托远程会诊网络，在现有基础上深入基层开展一系列协作帮扶活动。以"医院搭台子，科室结对子，专家交朋友"为主导思想，在远程会诊的基础上，"走出去""请进来"，从远程会诊、人才培养、协作交流、师承指导、重点专科建设等多方面与基层医疗机构加强协作，使优质医疗资源下沉，提升基层医疗服务能力。医院利用周末休息时间，针对基层医疗机构不同需求，选派专家组成医疗队，深入基层医院开展义诊、查房、手术、学术讲座等形式的医疗帮扶，通过签署医院帮扶协议、科室帮扶协议，确立"一帮一"师承指导关系等方式，从医院、科室、个人3个方面全方位精准帮扶。截至2017年7月，共派出专家医疗队149批次，协作帮扶医疗队共有2219人次参加。涉及46个专业，61个临床医技科室，义诊惠及33 291人次，查房12 457次，学术讲座324场，手术指导262例，科研论文51篇，科内交流1804次，多学科讨论11次。

3. 深入基层，开展疑难病例讨论及实战训练

经过多年的帮扶工作，基层医务人员对常见病、多发病的诊疗水平有了很大的提高。随着帮扶工作的深入开展，为加快提升基层医疗机构疑难患者的救治能力，2018年，甘肃省人民医院组织多学科专家团队与基层医务人员共同开展疑难病例现场讨论，与县医院医务人员进行精彩的学术交流。同时，为帮助基层医务人员熟练掌握血管吻合术，甘肃省人民医院心外科主任就该技术进行现场培训，携带相关手术器械及心脏标本在现场开展实战训练。

4. 免费培训短训、进修人员，提升基层医疗及管理水平

在建立医院及科室协作的基础上，甘肃省人民医院与基层医院积极沟通、联系，免费接收网络医院医务人员来省院进修学习，并给予进修人员生活补助。截至目前，已免费接收基层医疗机构学习人员达数千人。

开展网络医院临床科主任、管理干部短期培训工作旨在深化帮扶合作，全面提升各基层医院综合实力。截至2018年中，共92家基层管理人员1945人参加短训。

5. 利用远程医学继续教育，拓宽基层医务人员业务水平

甘肃省人民医院根据基层医务人员切实需求，为基层医院提供了日常会诊、远程医学教育、发布公共信息、开展健康咨询等全方位的远程服务。截至目前已录制远程继续教育课件近百个，同步上传远程医学平台，供基层医务人员免费观看学习。

6. 有效应对突发事件，同心协力救治患者

在重大突发公共卫生事件中，如汶川大地震、抗击"甲流"、舟曲特大泥石流、婴儿奶粉事件等，甘肃省人民医院均于第一时间开通远程紧急救援平台，向公共卫生事件突发地医院24小时免费提供远程紧急医疗救助和技术支持。远程会诊网络建立以来，有效应对突发公共卫生事件36起，救治患者417人次。

7. 开展远程心电诊断工作，实现全省心电诊断均质化

面对甘肃基层医疗机构心电诊断水平不均衡的现状，甘肃省人民医院积极建立覆盖全省范围的心电远程诊断中心，为基层医疗机构和患者提供更加优质、便捷、完善的心电远程诊断服务，实现全省心电诊断均质化，并就后续治疗提供技术支持及便利条件。目前，已完成第一批50家县级医院的设备安装和调试，并已正常运行，可服务全省1000多万基层群众。

8. 互助协作，提升兰州市基层医疗机构服务能力

2013年，甘肃省人民医院与兰州市城关区98家社区卫生服务中心全面开展网上远程会诊和双向转诊工作。2014年甘肃省人民医院启动城关区社区医疗服务中心业务骨干培训活动，每周五下午在城关区盐场路草场街街道卫生服务中心进行学科业务培训。2015年，甘肃省人民医院再次制定了详细的《甘肃省人民医院对口支援城关区社区卫生服务机构帮扶计划》，定期选派青年医师到社区卫生服务中心坐诊、技能培训、健康教育等。

9. 多方协作，构建多层次的医疗联合体

根据《国务院办公厅关于推进医疗联合体建设和发展的指导意见》（国办发〔2017〕32号），探索分区域、分层次组建多种形式的医联体，优化医疗资源结构布局，提升医疗服务体系整体效能，实现医疗卫生服务公平性和可及性，做了大量的工作。甘肃远程医疗会诊网络经过十年的发展，取得了令人瞩目的成绩。

六、健康扶贫效果

健康扶贫是通过提升医疗保障水平、实施疾病分类救治、提高医疗服务能力、加强公共卫生服务等手段，让贫困人口能够看得起病、看得好病、看得上病、防得住病，

确保贫困群众健康有人管，患病有人治，治病能报销，大病有救助。近年来，甘肃省人民医院严格按照中央、省委省政府关于打赢精准扶贫精准脱贫攻坚战的安排部署，将健康扶贫工程作为脱贫攻坚工作的重要内容，强化组织领导，完善政策措施，健全工作机制，统筹整合资源，突出工作重点，扎实有效地解决甘肃省农村贫困人口"因病致贫、因病返贫"问题。依托远程会诊，实现优质医疗资源下沉，推动医疗卫生精准扶贫。

2014年，习近平总书记提出实现医疗服务均等化，全面建成小康社会，一个都不掉队。为实现这一目标，总书记发动精准扶贫攻坚战，指出扶贫开发"贵在精准，重在精准，成败之举在于精准"。甘肃省响应习近平总书记指示，进一步深化双联活动，提出"1+17"精准扶贫方案，其中医疗卫生精准扶贫工作内容赫然在列。如何在甘肃省的医疗卫生行业准确、切实地贯彻精准扶贫政策，使优质医疗资源下沉，从根本上解决群众"看病难、看病贵"和"因病致贫、因病返贫"的问题，成为目前甘肃省医改的重点和难点。

甘肃省人民医院作为省内最大的公立医院，始终践行公益性第一的服务职能，自2007年起，在全省推行远程会诊及一系列帮扶拓展延伸工作，汇集省内最优质的医疗资源，网罗全省基层医疗机构，通过疑难病例远程会诊、专家下乡帮扶等内容，使偏远、落后地区患者在当地就享受到了省级专家的医疗服务，在很大程度上解决了基层群众"看病难、看病贵"的问题，与省委提出的卫生行业精准扶贫工作不谋而合。

（一）摸清底数，精准明确帮扶对象

根据中共中央《关于全面深化改革若干重大问题的决定》和中共中央、国务院《关于深化医药卫生体制改革的意见》精神，甘肃省着手推进分级诊疗制度建设。满足群众的就医要求、确保医疗质量、让患者获得优质价廉的医疗服务成为成功实现分级诊疗的出发点和根本落脚点。"小病不出村、常见病不出乡、大病不出县、疑难危重再转诊"及"100种疾病必须留在当地就医"的医改大环境，给许多基层医院带来发展空间的同时，也带来了巨大的挑战。因此，强基层、保基层、提高基层医疗服务水平迫在眉睫。甘肃省人民医院本着公益性第一的服务职能，认真调研摸清甘肃省医疗现状、立足甘肃省本土，将远程会诊及一系列帮扶活动的对象确立为以县区级基层医疗机构及乡镇卫生院为主。自2007年起，经过近8年的努力，甘肃省人民医院依托远程会诊平台，实现优质医疗资源下沉，帮扶全省基层医疗机构。目前远程会诊的网络医院数量从2007年的127家增加到2015年的1489家，网络覆盖全省所有县区级医院及80%的乡镇卫生院（已具备网络条件者），其中包括58个国家级贫困县及17个"插花型"贫困县，远程会诊网络24小时为基层患者提供诊疗服务。

在全省86个区县中，甘肃省人民医院又将革命老区和民族地区作为重中之重进行精准帮扶。甘肃省会宁县属于国家级贫困县，同时也是革命老区，甘肃省人民医院将会宁县作为重点帮扶对象。一方面，为全县285家村卫生室铺设远程会诊网络，并逐一进行操作培训。另一方面，投资帮助会宁县人民医院成立ICU、新生儿重症监护、肾病内科、血液净化透析中心等。对于民族地区，如和政县、康乐县、天祝县等少数民族聚居县，省院都将其作为重点帮扶地县，因地制宜，精准帮扶；根据当地卫生工作发展需求，帮助筹建新科室、开展新技术、免费进行人员培训等。此外，甘肃省人民医院将提高藏族地区医院重症监护人员业务水平作为精准帮扶目标，着力提高藏区医院重症救治能力；并且在部分有网络条件的村卫生室搭建远程会诊平台。

（二）识别甘肃省医疗卫生薄弱环节，精准确立帮扶措施

甘肃省卫生水平相对落后，优质医疗资源主要集中在省、市级大医院，而基层医疗机构，包括县级医院、乡镇卫生院等医疗服务水平较低，远远不能满足当地群众的医疗需求，更谈不上达到医疗服务均等化的目标。甘肃省人民医院在精准分析甘肃省医疗现状、深入了解当地群众医疗需求的基础上，确立了如下帮扶措施。

1. 远程会诊，将空间上的万水千山转化为网络上的近在咫尺

远程会诊借助现代信息技术，跨越时间和空间距离，为破解医疗资源分布不均衡这一难题提供了新的途径和可能。自2007年起，甘肃省人民医院自筹资金，搭建甘肃省远程会诊网络平台，遴选德艺双馨的优秀专家组成专家库，成立甘肃省远程医疗会诊中心。目前，已建成"国家部级医院－省级医院－市级医院－县级医院－乡镇卫生院－村卫生室"六层网络构架，形成了"多位一体"的远程医疗服务体系。

2. 外协帮扶，全面精准提升基层医疗机构医疗服务水平

习近平总书记提出，要解决好一些大医院始终处于"战时状态"、人满为患，而基层医院包括乡镇卫生院门可罗雀的现象。而解决这一问题的关键就在于全面提升基层医

疗机构的服务能力和服务水平，发挥区域优势，增强基层医务人员对常见病、多发病的诊断能力，提高治疗水平，最终才能实现把90%的患者留在当地获得有质量的医疗服务的目标。甘肃省人民医院在远程会诊的基础上，全力开展一系列帮扶工作，精准把脉，在了解基层医疗机构需求的基础上，利用周末时间，选派相应科室的专家组成医疗队，深入基层医院开展义诊、查房、手术、学术讲座等形式的帮扶工作。创造性地提出"医院搭台子，科室结对子，专家交朋友"的外协帮扶方针，通过签署医院帮扶协议、科室帮扶协议，确立"一帮一"专家终身带教指导关系等方式，从医院、科室、个人三个方面全方位精准帮扶。通过一系列帮扶活动，拉近了省院与各兄弟医院之间的距离，畅通了与基层医院协作科室之间上下转诊的渠道，把帮扶工作做精、做细，让患者能在当地获得优质、廉价的诊疗服务。

3. 网络医院免费短训、进修，精准提升基层医务人员管理能力及业务水平

网络医院短期培训工作是继省院专家医疗队赴网络医院协作交流工作之后又一项重要举措，由各网络医院选派本院管理人员到甘肃省人民医院相应科室担任主任助理等职务，为期1～2周，主要学习借鉴甘肃省人民医院的先进管理经验，学习期间食宿均由甘肃省人民医院免费提供。此项工作从2013年3月开始，旨在深化兄弟医院间的良好合作，全面开展以公益性为主的协作发展活动，全面提升各基层兄弟医院综合实力。此外，甘肃省人民医院在全省率先制定了"免费接收网络医院医务人员来省医院进修"制度，凡来省院进修的网络医院医务人员，免收进修费，提供食宿，目前已培训全省网络医院医务人员数千人。甘肃省人民医院通过"走出去""请进来"等多种方式深化与全省兄弟医院间的全方位合作，精准帮扶，全面提升基层医疗机构医务人员的医疗服务水平，践行人民医院为人民的服务宗旨。

4. 远程教育，按需授课，拓宽基层医务人员在岗培训渠道

甘肃省人民医院借助远程会诊平台，根据基层医务人员切实需求，安排相关专家通过远程网络就基层医疗工作中的重点、难点进行网上培训，并录制培训课件上传到网络平台，方便基层医务人员随时点播、下载。目前已录制课件64个，网络医院数千人观看培训录像。精准、实用的网络继教培训，使基层医务人员足不出户就能享受到省级专家的授课，既保证了教学帮扶的预期目的，又缓解了外出培训造成基层医院人力匮乏的窘境；通过培训，促进了基层医务人员在实践中不断学习，在学习中不断提升，并且及时准确地获取最新的医疗动态。

5. 突发事件，精准把控，网上网下同心协力、合力救治

在数次重大突发公共卫生事件中，如"5.12"大地震、抗击"甲流"、舟曲特大泥石流、三聚氰胺婴儿奶粉事件等，甘肃省远程医疗会诊中心均于第一时间开通"远程紧急救援平台"，通过网络向全省发布紧急公告，传递政府指示和精神，了解突发事件的救治进展情况，向公共卫生事件突发地医院 24 小时免费提供远程紧急医疗救助和技术支持，把党和政府的温暖通过远程会诊网络迅速传递到当地群众中。

（三）精准管理，建立完善的帮扶考核计划

随着各项外协帮扶工作的顺利开展，为进一步将工作做精做准，甘肃省人民医院把对外帮扶工作纳入医院考核，建立了一系列帮扶考核计划，对帮扶工作进行精准管理。考核内容涉及科室考核、"一帮一"带教导师考核及优秀带教专家考核 3 个方面。考核项目包括远程会诊、科室负责人下乡帮扶、义诊、讲座、组织学术会议、帮助基层医务人员完成论文、科研等 23 个项目。考核周期包括月考核、季度考核和年度考核 3 个时间段。通过严格的考核、精准的帮扶管理，从针对性和实效性上保证了对基层医疗机构及医务人员的帮扶数量和帮扶质量，同时也在全省树立了"省医人"的良好形象。

（四）高瞻远瞩，精准规划远程医疗发展方向

与国内远程医疗的发展状况相比，甘肃省远程医疗起步较早，发展迅速，在多年的会诊工作中积累了大量有益经验。甘肃省广大群众及基层医院对远程会诊的需求极为迫切。甘肃省人民医院审时度势，从基层医疗机构未来的发展、医疗结构的优化配置等诸多方面精准分析甘肃省基层医疗卫生发展需求，提出在未来的几年内，甘肃省远程医疗工作将在不断完善确保普通级远程医疗会诊的基础上，积极推进高端诊断级远程医疗服务，包括远程心电诊断、远程病理诊断、远程影像诊断、远程重症监护等。逐步构建一个远程医学健康云协作综合服务平台，创建国内一流的远程医学健康服务体系，建设甘肃省远程医学临床数据中心，在国内远程医疗发展领域起到引领和示范作用。目前，甘肃省人民医院已经自筹资金，免费为基层县区级医疗机构配备远程心电诊断系统。第一阶段已完成全省 50 家县级医院的设备安装和调试，并已正常运行。第二阶段预计完成

100 家县区级医院，包括部分中医院。第三阶段预计覆盖全省所有县区级医院及具备网络条件的乡镇卫生院，并逐步向村卫生室延伸。

（五）依托远程会诊及一系列延伸工作，实现医疗卫生精准扶贫，成绩斐然

甘肃省经济落后，医疗机构、医疗资源、医疗人才在城乡之间、区域之间、大医院和小医院之间分布不均衡，医疗水平差别大。农村贫困地区、偏远地区和民族地区，优质医疗资源尤其贫乏。贫困群众对医疗支出的承受力普遍较低，对"看病难、看病贵"的问题也更为敏感。推动大医院优质医疗资源向以上贫困地区延伸，让当地老百姓享受到更好的医疗服务，是党和政府多年来着力推动的重要工作，更是老百姓期待已久的美好愿望。然而由于地域、经济等诸多因素的影响，让所有群众都能看上病、看好病的问题并没有得到有效解决，优质医疗资源的阳光依旧普照在大城市和少数人身上。因此，强化基层医疗机构业务能力，提高诊疗水平，逐步推进分级诊疗势在必行。

甘肃省人民医院自 2007 年起开展远程会诊及一系列延伸服务，在医疗卫生行业探索开拓了一条精准扶贫的道路。医院本着"挖掘潜能，扩大影响，协作发展，服务社会"的外协帮扶理念，通过"医院搭台子，科室结对子，专家交朋友"等一系列政策措施，将精准医疗与精准扶贫有效结合起来，严格落实省委扶贫攻坚的总体战略，把帮扶基层、攻克基层医疗服务薄弱环节、为患者提供优质服务、使患者获得改革红利，作为医院外帮扶工作的根本出发点和落脚点。8 年的精准帮扶工作，使基层医疗机构服务能力和服务水平得到较大提升。

1.帮扶措施组合拳多管齐下，全省各县区帮扶成果遍地开花

（1）基层医疗机构服务水平得到有效提升：从近年来的会诊提交情况来看，基层医院提交会诊病例的复杂程度逐年增高，而多发病、常见病的会诊量逐年下降，多学科联合会诊的病例数连续攀升。多学科联合会诊数量的升高，一方面说明随着基层医院医疗服务水平的提高，逐渐开始收住疑难、复杂患者；另一方面说明甘肃省人民医院通过远程会诊平台，为基层医院疑难复杂病例的处置提供了坚实的保障，多位不同学科的专家同时为一例患者会诊，与基层医院的主管医师共同分析、讨论，最终有效地提高了基层医疗机构对疑难复杂疾病的诊断和治疗水平。另外，急诊、会诊病例数近年来也明显增多。急诊、会诊能够让基层医院危重、急症患者通过远程平台在第一时间进行诊断和治

疗，在救治的最关键时刻为患者提供及时有效的帮助。急诊、会诊数量的提高体现了兄弟医院对省院会诊水平的充分信任和肯定。

（2）基层医疗机构新业务新技术不断开展：近年来，甘肃省人民医院不断选派顶级专家深入各基层医院进行业务帮扶，与兄弟医院共同努力，创建新科室、开展新业务新技术。在详细摸底、精准分析的基础上，根据各基层医院和当地群众的切实需求，自筹资金帮助组建重症监护室、新生儿重症监护室、肾病内科、血液透析中心等，并进行相关专业人员培训；组建远程会诊中心，安装设备软件，培训系统操作；帮助开展多项新技术和新业务，包括腹腔镜技术，肺癌根治术，胸腔镜探查术，胸腔穿刺留置间断引流术，CT引导下经皮椎体成形术，人工肱骨头置换术，消化道肿瘤根治术，颅内动脉瘤介入栓塞术，锁骨下深静脉置管，股静脉置管，呼吸机、床旁血液透析机的使用，原发性肝癌的超声介入治疗，颅脑、脊柱疾病的磁共振诊断等。基层医疗机构业务能力的提高及业务范围的不断扩展，在很大程度上缓解了当地患者"看病难、看病贵"的问题，为分级诊疗工作的顺利推进提供了重要保障。

（3）基层医疗机构应对公共卫生事件的能力不断增强：通过远程会诊平台，基层医院将公共卫生事件中的疑难病例第一时间上传，提请省级专家协助，方便专家对患者病情进行跟踪了解，为患者赢得了宝贵的救治时间，确保治疗方案科学、精准、有效；同时也促进了社会的和谐稳定。

（4）基层医疗机构社会美誉度不断提升：在甘肃省人民医院一系列措施的精准帮扶下，基层医疗机构在业务水平、管理理念、服务态度等多方面均有了大幅度提高。更多的患者逐渐开始愿意留在当地接受属地医院的早期诊断、早期治疗，减少了因转院等因素造成疾病诊断和治疗上的时间延误，减轻了患者的痛苦，降低了就诊费用，有效缓解了医患之间的矛盾。医院的社会认可度及美誉度极大提高，造福一方百姓。

（5）基层医务人员科研水平不断提高：科研能力是医务人员业务水平的另一个体现。在帮扶工作开始之初，省院就将帮助基层医务人员提高科研能力作为帮扶的重点内容之一。科研水平的提高一方面有利于基层医务人员的职称评审，另一方面优化了基层医院的人才结构，对医院整体水平的提升起到积极作用。

2.革命老区、民族地区，重点精准帮扶，成效喜人

在确立全省所有县级医院作为重点帮扶对象之后，甘肃省人民医院又将革命老区和民族地区的基层医疗机构，如会宁县人民医院、和政县人民医院、华池县人民医院、天祝县人民医院等，作为医疗卫生精准扶贫对象。帮助其筹建新的特色科室和重点科室，如血液透析室、重症监护室、新生儿重症监护、肾病科等；帮助其开展新的检查治疗手段，拓宽业务范围，方便群众在当地就诊；帮助基层医疗机构培训相关专业技术骨干，着力提升基层医院业务水平及科研能力，为以上地区医院节省进修、培训费用78.7万元。经过多年的倾力相助，目前这些地区医疗机构在医院管理、业务能力、社会美誉度等方面都得到较大的提升，基本实现90%的患者留在当地完成相关治疗。其中部分医院的帮扶工作内容见表3-2-3～表3-2-6。

表 3-2-3 会宁县人民医院帮扶成效

年度	筹建新科室（个）	开展新技术（项）	查房（次）	手术（台）	科内交流（次）	科研（项）	论文（篇）	学术讲座（次）	短训（人）	进修（人）	转诊患者比例（%）
2012	1				30		41	6	4	3	
2013	1		234	48	56	1	50	8	3	7	2.40
2014	4	8	192	34	514	1	57	10	9	11	1.60
2015	1	11	144	34	387		12	2	44	12	1.20
合计	7	19	570	116	987	2	160	26	60	33	

表 3-2-4 华池县人民医院帮扶成效

年度	筹建新科室（个）	开展新技术（项）	查房（次）	手术（台）	科内交流（次）	科研（项）	论文（篇）	学术讲座（次）	短训（人）	进修（人）	转诊患者比例（%）
2012						1	3			5	3.09
2013					76	2	8			5	3.02
2014					100	1	7			3	3.09
2015		2			98		3	1		3	3.89
合计		2			274	4	21	1		16	

表 3-2-5　天祝县人民医院帮扶成效

年度	筹建新科室（个）	开展新技术（项）	查房（次）	手术（台）	科内交流（次）	科研（项）	论文（篇）	学术讲座（次）	短训（人）	进修（人）	转诊患者比例（%）
2012			6	2	9	1	5	5	5	2	0.28
2013			15	3	17		1	5	22	3	0.30
2014	2	2	23	11	26		1	6	28	6	0.37
2015	3		30	14	40		2	6	7	1	0.42
合计	5	2	74	30	92	1	9	22	62	12	

表 3-2-6　和政县人民医院帮扶成效

年度	筹建新科室（个）	开展新技术（项）	查房（次）	手术（台）	科内交流（次）	科研（项）	论文（篇）	学术讲座（次）	短训（人）	进修（人）	转诊患者比例（%）
2012								2	24	3	1.2
2013			13		13				35	30	1.5
2014			30		30					9	1.25
2015	1	2	20		20					11	1.14
合计	1	2	63		63			2	59	53	

3. 积极帮扶支援，助推健康扶贫

2018 年，甘肃省卫生和计划生育委员会下发了《关于做好全省"两州一县"和18 个深度贫困县医疗人才"组团式"健康扶贫对口支援工作的通知》，甘肃省人民医院通过传知识传技能、帮机构帮学科、带个人带团队，在较短时间内使帮扶对象尽快成长成才。

（1）派驻帮扶医疗工作队：集中选拔优秀人才组建对口帮扶医疗工作队，认真遴选医疗队队员，固定参与受援医院的对口帮扶工作，医疗队员中的副高级以上专家占到总人数的一半以上，专业涵盖急诊外科、乳腺外科、普外科、儿科、麻醉科、骨科、肛肠科等 10 多个专业，主要采取临床带教、教学查房、手术示范、专项培训等方式，在较短时间内提高贫困地区本土人才职业素质和临床诊疗技术；同时按照甘肃省卫生和计划生育委员会的相关文件要求，对健康扶贫工作中的表现突出者，在职称申报和聘任、岗位聘用、提拔任用、各项评先评优中都给予一定的优先考虑。

（2）加强医疗人才队伍建设：注重为县医院带个人、带骨干、带团队。每名支援队员制定帮带计划，采取理论讲座、诊疗示范、手术示教、教学查房、案例分析等，重点培养帮带对象常见病、多发病诊疗，急危重症识别转诊能力；通过免费接收基层卫生人才进修，开展继续医学教育培训，召开学术会议、培训班跟班培训等方式，不断提升基层卫生人才队伍的服务能力。

（3）创新帮扶模式：一是按照甘肃省卫生和计划生育委员会的要求，甘肃省人民医院在东乡县、临潭县分别挂牌成立分院，并选派优秀人才到受援医院任职，以分院的标准从医院管理、人才培养、薄弱学科建设、业务提高、签约服务、双向转诊等方面展开全面帮扶。二是与受援医院签订帮扶协议书，明确支援医院和受援医院科室之间的责任与义务，认真开展帮扶工作。三是围绕受援医院的实际需求，按照相关学科建设标准帮助受援医院制定薄弱学科建设规划，开展人员培训、技术指导、硬件设施建设等"一对一"帮扶，到2020年实现"小病不出乡，大病不出县，疑难危重再转诊"和"资金下沉、专家下沉、患者下沉"的目标，实现区域内优质医疗技术资源共享，检验检查结果互认，保障医疗质量安全，降低贫困地区群众就医成本。四是根据当地疾病发病率及医疗服务能力，全面启动区域性县级医学中心建设，计划完成帮扶县检验、病理、心电和消毒供应4个区域性县级医学中心建设任务，2019年完成影像专业区域性县级医学中心建设任务。通过建设区域性县级医学中心，达到统一标准、统一质量，实现区域优质医疗技术资源共享、检验检查结果互联互通的目标。五是充分利用甘肃省远程医疗会诊网络优势，将远程医疗会诊服务延伸为与受援医院之间更紧密的互助协作，积极开展远程会诊、远程查房、远程病理及医学影像诊断、远程继续教育等活动，逐步建立全民健康信息平台，不断提升受援医院医疗技术水平。

（4）做好贫困人口"一户一策"家庭医生签约服务工作：组建省级家庭医生签约服务团队，通过开展巡诊、会诊工作，发挥省级专家的指导作用，为全省建档立卡贫困人口有针对性地制定签约服务，"送医上门""送人就医"；明确签约服务团队健康周期全管理、政策疑惑全解释、临床疾病全诊疗、救助保障全协调四大职责，适时为建卡贫困患者提供免费健康体检、健康知识宣讲、科学就诊引导等个性化服务，保障建卡贫困患者及其家庭成员优先享受家庭医生签约服务；针对 50 种重大疾病，采取"一对一"帮扶形式，直接参与患者的诊断治疗，落实帮扶措施，直至康复，更是精准到人、精准到病、精准关爱，这无疑是适应群众健康需求，注重防治结合，将医疗关口前移的务实之举。

医药卫生体制改革是维护人民群众健康福祉的民心工程。面对艰巨繁重的改革任务，甘肃省人民医院牢牢把握保基本、强基层、建机制的基本原则，依托远程会诊，将一系列外协工作与卫生精准扶贫相融合，做到对象精准、措施精准、管理考核精准、发展方向精准。8 年来，甘肃省人民医院因地制宜、改革创新，将自己的人才优势、技术优势和管理理念以低成本高效能的方式合理地引导到基层医院，优化了医疗资源配置，在一定程度上解决了由于医疗资源的偏态分布而造成的看病难、看专家更难的问题；弥补了不同院际之间医疗资源的差异和不平衡，引领了现代医学发展的方向。今后，甘肃省人民医院将继续以社会公益为己任，以公平可及、群众受益为一切工作的出发点和立足点，不断探索和开拓卫生精准扶贫工作的新途径，让医疗卫生精准扶贫的硕果遍布陇原大地！

七、优点、障碍与展望

（一）优点

1. 覆盖广

形成了省－市－县－乡－村自下而上的五级会诊网络构架，网络医院总数已达 1568 家，覆盖全省所有县区级医院及 80% 的乡镇卫生院，也是国内第一个将远程医疗延伸到村卫生室的远程医疗会诊网络。

2. 功能全

通过开展远程医疗会诊、远程影像诊断、远程心电诊断、远程病理诊断、远程重症监护、远程学术交流、远程教育等多项远程医疗业务，让基层患者真真切切享受到了高效、质优、价廉的医疗服务，努力缓解基层群众因异地就医而造成的"看病难、看病贵"等问题。

3. 技术优

充分发挥三级综合医院技术优势，帮助基层医疗机构提升服务能力。甘肃省人民医院共完成网络医院提交远程会诊 3 万余例，其中急会诊千余例，点名会诊 14 072 例，多学科联合会诊 1014 例。从提交会诊病例分析，近年来常见病、多发病的会诊量日趋减少，疑难复杂病例、急会诊、多学科联合会诊逐年递增，这从一个侧面反映了远程会诊工作使基层医务人员的诊疗水平有了大幅度提升，把大多数患者留在当地获得有质量、有技术的医疗服务的目的正逐步实现。

4. 反应快

在应对突发公共卫生事件方面，甘肃省远程医疗会诊网络突显了其便捷、高效的特点，为公共卫生事件的处置探索了一条"网上网下"合力救治的新途径。截至目前，共帮助基层医院应对突发公共事件 32 起，免费会诊病例近 400 例。

在远程会诊网络充分发展的基础上，甘肃省人民医院发挥省内龙头医院人才优势，多途径、多措施、多渠道，加大基层医务人员培养力度，提升服务能力和水平，主要有以下几个方面。

一是"走下去"，每周组织专家医疗队赴医联体成员医院进行教学查房、授课、义诊、专题讲座等，近 5 年来，组织专家医疗队 180 批，专家 2380 余人次。

二是"请上来"，加大对基层医护人员免费培训力度。近 5 年来，免费培训基层医院医护人员近 2000 余名。免费接收基层医院医师进修学习 1000 余人次，并给予每人每月 1000 元的生活补助。

三是利用远程医学继续教育，拓宽基层医务人员培训渠道，避免了基层医院人员紧张，资金不足，不能满足医务人员外出学习提升的困境。

四是积极组织开展多点执业，助推分级诊疗，加强省级专家与基层医务人员"面对面"的交流。目前，甘肃省人民医院多点执业对口区域的 24 个县区中，已有 34 所医疗机构申报帮扶专业 455 个、2 所对口区域外县区医疗机构申报帮扶专业 7 个。

五是充分发挥甘肃省人民医院作为国家卫生健康委员会临床药师培训基地、国家住院医师规范化培训基地、甘肃省全科医师培养基地和护理培训基地的平台优势，对全省基层医疗机构医护人员及管理人员开展全方位、深层次的培训。

六是借助"组团式"医疗援藏、医疗卫生支农工作、"双联"行动的开展，对藏区、支农点、双联村及其所在乡乃至全县医务人员全员培训。

同时，甘肃省人民医院积极发挥省级医院学科优势，积极开展基层医疗机构学科帮建，打造专科联盟。

针对基层医疗机构学科基础薄弱的问题，依托国家级重点专科、省级临床医学中心、省级重点专科和一大批实力雄厚的特色学科，实现人员、技术、资金三个"下沉"，全面开展对基层医疗机构学科帮建。主要有以下几个方面。

一是根据基层医院和当地群众的切实需求，通过设备投放、新技术开展及人员培训等措施，开展了对全省县级医院血液透析中心、重症监护室、新生儿重症监护室、肾病科等特色科室筹建。开展了对藏区、老区儿科、检验科、病理科、妇产科、肛肠科等科室和县级重点专科帮建。

二是近年来，甘肃省人民医院相继组建了区域影像诊断中心、病理诊断中心、心电远程诊断中心、临床检验中心、医用消毒供应中心等优质资源共享平台，推动检查及诊断结果的互联、互通、互认，实现医疗服务的同质化。

三是形成了包括普外、肿瘤、脑卒中、重症医学、烧伤、检验、放射、血管外科等专科联盟。甘肃省人民医院与中国医学科学院整形外科医院和部分市、县级医院建立了"甘肃·人民医院整形美容专科联盟"，借力国家级专科医院优势，助推甘肃省特色学科发展，并实现医疗资源上下贯通。

组建"甘肃·人民医院优势学科医联体"：①以1492家网络医院组成第一层次医联体，利用信息化手段，为缓解甘肃省因地形狭长、经济发展较为滞后、医疗资源分布不均造成的群众就医难问题做出了积极的努力，促进了资源纵向流动，提高了优质医疗资源的可及性。②以甘肃省人民医院本部为核心，西有西院区，南有红古分院，北有兰州新区分院，东有正在规划筹建的和平分院的"一院四区"第二层次医联体。本部与各分院HIS、LIS、PACS系统全部对接，实时传输检查、检验结果报告，确保检查检验结果同质化；分院各科室全部为院本部科室的延伸，统一管理；在人事管理上，无论是事业在编人员、企业身份人员还是合同制人员，在全省乃至全国医疗卫生行业率先实行了全部在岗人员同工同酬同待遇，实现了管理的一体化；各分院开展家庭医生签约1万余户。③在与兰州市城关区98家社区卫生服务中心及社区卫生服务站签订双向转诊合作协议的基础上，2018年，又与城关区16家街道社区卫生服务中心进行医联体签约，进一步扩大合作范围，组成城市医疗集团，形成第三层次医联体。

甘肃省人民医院与147家市、县级公立医院签订"甘肃·人民医院优势学科医联体"

协议，组建医联体理事会，形成第四层次医联体。在现有良好协作帮扶工作的基础上，通过实现优势学科结对、促进人力资源有序流动、统一信息平台、实现区域医疗资源共享，从而组建优势互补的高层次医联体，形成补位发展模式，上下联动、内外联动，努力实现服务、利益、责任、管理共同体。

由于甘肃省医疗卫生基础薄弱，甘肃省远程医疗会诊中心建设初期，各项基本条件贫乏，组建工作困难重重。甘肃省人民医院知难而进，独自全力解决一个个难题，尤其是建设资金缺口问题和基层认识不足问题。随着远程网络建设的推进和应用，解决基层具体困难的能力和亮点逐渐突出，得到了基层医院和广大群众的热忱欢迎。

尽管目前甘肃省远程医疗工作取得了瞩目的成绩，现阶段甘肃省各县区能满足远程网络运行的必备条件依然不足，许多地区各项检查资料仍在沿用落后方式收集上传。随着全省乡镇医院的陆续入网，为保证优质服务，甘肃省人民医院在服务场地、人员、设备、资金等方面的困难和压力很大，正在积极从以下方面努力改善现存不足，使这一惠民工程不断壮大。

首先，积极引导，提高基层医院对远程医疗工作的认识，挖掘自身潜力，设法增添硬件配置，改善必备条件。

其次，强化内部管理，倡导奉献，提倡节俭，建立符合甘肃省特点的全省远程会诊网络运行机制。同时，进一步争取政府的有力支持，不断优化网络环境、软硬件设施。调整补充各专业远程诊断需求，达到国家统一标准。

再者，积极落实国家分级诊疗政策，充分发挥远程医疗在双向转诊中的优势，不断拓展学科建设内涵，积极提升基层医疗机构服务能力，为基层培养高水平的医务人员；在医联体内打破区域划分的界限，真正实现人、财、物的统一管理，梳理优化运营机制，充分带动基层医疗机构的发展。

甘肃省远程会诊网络创立了现阶段适合国情的"优质、高效、节省"的远程医疗服务模式，作为其核心组成部分——甘肃省人民医院和广大网络医院认真履行社会责任，依托远程网络优势，使全省远程医疗工作持续发展。通过远程医疗与帮扶措施共同作用，不断提升基层医院业务水平，力争为基层留下一支永远不走的医疗队伍。

第五节　植入型模式与健康扶贫：
吉林大学中日联谊医院医疗联合体

一、建设背景

　　"医疗联合体"概念是我国国民经济和社会发展"十二五"规划实施中提出的，2011年初，上海、广州等地陆续开始建立。习近平总书记提出"要把人民健康放在优先发展的战略地位""精准脱贫、健康脱贫"。李克强总理要求推进"互联网＋医疗"进程，将医联体建设纳入政府医改重要工作。为响应习近平总书记关于组织参与脱贫攻坚的号召，快速推进各地区医联体建设及健康扶贫工作；为落实《关于实施健康扶贫工程的指导意见》（国卫财务发〔2016〕26号）等文件精神，根据吉林省人民政府办公厅《关于印发吉林省推进分级诊疗制度建设实施方案的通知》（吉政办发〔2016〕55号）、吉林省卫生和计划生育委员会《关于印发吉林省建立多层次医疗联合体实施方案（试行）的通知》（吉卫医发〔2016〕57号）要求；以多重医联体建设指导思想（使医联体成为服务、责任、利益、管理共同体，区域内医疗资源有效共享，基层服务能力进一步提升，有力推动形成"基层首诊、双向转诊、急慢分治、上下联动"的分级诊疗模式；以提高基层医疗服务能力为重点；以常见病、多发病、慢性病分级诊疗为突破口；以多层次医疗联合体为载体；以调动医保支付方式为杠杆通过引导群众到基层首诊、畅通双向转诊渠道、构建急慢分治格局、改善上下联动机制，逐步构建符合国情和省情的分级诊疗制度）为基础；为了切实提高省级医疗联合体的综合诊疗服务能力和水平，稳步推进"双向转诊"和"分级诊疗"工作，2016年开始，吉林大学中日联谊医院在领导重视下，医务部建设独立的"医疗联合体"工作室，并扎实有效地开展了一系列工作。

二、运行机制

（一）组织实施

1. 制度建设

　　紧紧围绕推进分级诊疗制度建设这一主线，以提高基层医疗机构综合服务能力为重点，医院印发了《吉林大学中日联谊医院省级医疗联合体建设实施方案（试行）》。以满足省级医疗联合体总体建设为出发点，以满足基层居民看病就医需求为落脚点，以医疗卫生资源持续有序为依托，提升群众对基层医疗机构的信任度，实现"大病不出县"的目标任务。

2.组织机构

（1）吉林大学中日联谊医院成立以院长赵国庆、书记高继成为组长的"省级医疗联合体"领导小组，领导小组工作办公室设在医务部、医联体办公室，设医联体办公室主任1名。

（2）吉林大学中日联谊医院成立以张天夫副院长为组长，医务部主任王宗强，医联体办公室主任朱学伟为副组长的"省级医疗联合体"实施小组。

（二）工作进展

1.紧密型、植入型、"复制粘贴型"、同质化管理的特色医联体建设模式

以吉林省卫生和计划生育委员会医疗联合体启动会为契机，吉林大学中日联谊医院与四平地区、白山地区、双阳区的12家医疗单位确立省级医联体建设关系，并完成签约。

2016年9月18日，在吉林大学中日联谊医院赵国庆院长及院领导班子的大力支持与推进下，珲春市人民医院与吉林大学中日联谊医院正式成为紧密型、植入型、同质化管理型合作医院。通过1年半的时间，吉林大学中日联谊医院神经内二科南光贤主任带领团队言传身教使得珲春市人民医院神经内科发生了天翻地覆的变化，将先进的理念、精湛的医疗技术带给了基层医院，为地方人民的健康送去了福音。

医联体运行机制见图3-2-11。

（1）特色医联体建设具体措施：正式确定了神经内科"紧密型植入型医联体"建设方案；双赢、互惠互利共同体；确定了南光贤教授为珲春市医院神经内科主任，兼负责学科建设和管理；制定了医联体联合例会制度等工作制度；代理主任职责。

（2）紧密型植入型：24小时/365天的全天候服务，实现总部/分部亲如兄弟一家人。

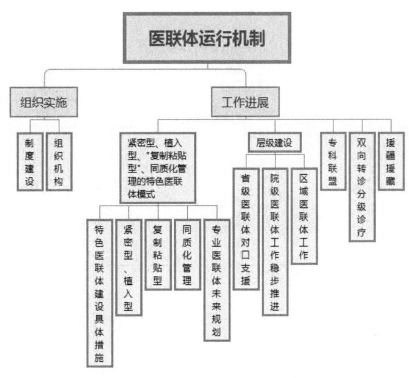

图 3-2-11　中日联谊医院医联体运行机制模式

（3）"复制粘贴型"：代理主任每天主持早交班，在南光贤主任指导下布置科室医疗和管理工作；代理主任每天查看新来患者、疑难患者、危重患者，参与日常工作的指导；每周一次大查房；坚持周六、周日及节假日查房；每周一次门诊；每天查房时小讲课及每周一次的大讲课；定期进行医疗质量检查、整改工作；科室文化、理念的宣传、宣讲工作。

（4）同质化管理：规范脑卒中的筛查；规范脑卒中诊疗流程（图3-2-12）；脑卒中相关指南解读与规范治疗；安排医护人员参加国内大型会议，回来后做收获心得分享；进行各种脑卒中相关量表和诊疗操作的培训；医护人员定期到总部轮训，知识、技术和理念与总部同步；人才培养（介入技术人员5名、血管彩超操作人员2名、神经内科医师2名、脑卒中急救医师1名、神经内科专科护士14名）。

（5）专业医联体未来规划：凸显增强科室特色诊疗项目；进一步提升区域性脑卒中筛查、防控、急救的能力，为当地百姓造福，降低转诊率；提升科研和教学实力；新的思路解决基层医院人员短缺的问题。

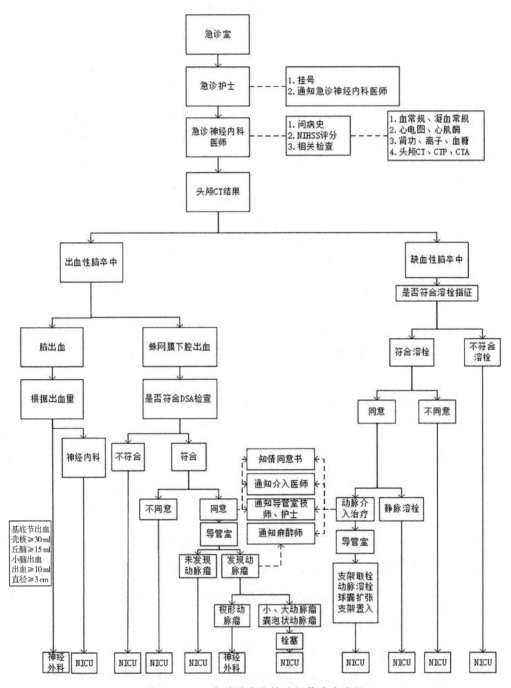

图 3-2-12　急诊脑卒中快速规范诊疗流程

2. 医联体层级建设

(1) 省级医联体对口支援工作：是医联体工作的重要内容。全面贯彻落实《吉林省2015年"万名医师支援农村卫生工程项目"实施方案》(吉卫医发〔2015〕24号)，与伊通满族自治县第一医院、双辽市中心医院、梨树县第一人民医院、江源区人民医院、靖宇县人民医院、长白县医院、抚松县医院、临江市医院、公主岭市中心医院和九台区人民医院10家医疗机构开展对口支援工作。双阳区医院是省级医联体工作中效果比较显著的医院，这1年来，医院每两周都会派出5人左右的专家团队赶赴双阳区医院，通过门诊指导、教学查房及高难度手术开展等多种形式对双阳区医院进行帮助。

根据国家卫生和计划生育委员会、国务院扶贫办、国家中医药管理局、中央军委政治工作部和中央军委后勤保障部联合下发的《关于加强三级医院对口帮扶贫困县县级医院的工作方案》，靖宇县和双辽市作为贫困县，靖宇县人民医院和双辽市中心医院也纳入了省级医联体的对口单位。

按照医联体内对应地区的要求，对医联体内相关地区进行不定期的新技术、新项目培训，协助对应地区制定医疗机构发展规划。同时，接收医联体内下级医院骨干医师45人免费培训学习，为其一对一配备带教老师，严格规范化培训。

(2) 院级医联体工作稳步推进：2017年9月14日，吉林大学中日联谊医院与安图县中医院签署院级医联体协议书。2017年9月26日，吉林大学中日联谊医院与四平市神农医院签署院级医联体协议书。2017年10月15日，吉林大学中日联谊医院与吉林省林业温泉医院签署院级医联体协议书。2017年10月20日，吉林大学中日联谊医院与白城中医院签署院级医联体协议书。2017年11月13日，吉林大学中日联谊医院与东辽县人民医院签署院级医联体协议书，准备对耳鼻喉科、妇产科等重点科室进行多层次的帮扶。2017年12月7日，吉林大学中日联谊医院与镇赉县人民医院签署院级医联体协议书。2017年12月20日，白城市医院与吉林大学中日联谊医院续签院级医联体合作协议书，白城市医院是院级医联体工作中帮扶效果明显的一个试点医院，吉林大学中日联谊医院每周都会派出3～6人的专家团队到白城市医院进行诊疗活动，对白城市医院的医疗水平提高起到了重要作用，在白城地区百姓中也获得了良好的口碑。

目前，吉林大学中日联谊医院医联体单位已经超过110家，逐步加强与医联体医院的诊疗帮扶和双向转诊是医联体建设的重要内容。

（3）区域医联体工作：2017 年 7 月 4 日，吉林大学中日联谊医院与长春经济技术开发区成立了区域医疗联合体，经开区管委会副主任王大鹏和赵国庆院长担任第一届理事会理事长。理事会是医联体的最高议事机构，在区域卫生规划原则指导下，负责对医联体发展规划提出建设性意见，拟定各医疗机构发展规划，报经开区社会发展局审批实施；探讨医联体内医疗、预防、保健、康复等多层面服务网络的发展建设模式。

长春经济技术开发区区域医疗联合体第一批协作医疗机构十五家名单包括：兴隆山镇卫生院；临河社区卫生服务中心；东方广场社区卫生服务中心；繁荣社区卫生服务中心；北海社区卫生服务中心；昆山社区卫生服务中心；世纪社区卫生服务中心；新开河社区卫生服务中心；长春圣心心脑血管医院；长春骨伤医院；吉林国健经开妇产医院；长春日坛血管病医院；民健康复医院；吉林珍爱妇产医院；长春一诺眼科医院。

吉林大学中日联谊医院正在与长春经济技术开发区管理委员会协商关于托管基层医疗机构的框架合作意向书。长春经济技术开发区管理委员会将自己投资筹建的兴隆山镇卫生院和两家社区卫生服务中心委托给吉林大学中日联谊医院进行经营管理，固定资产投资全部由经开区管委会负责。

多种形式的社区医联体也在有序开展。2017 年 12 月 4 日，吉林大学中日联谊医院还与长春北湖科技开发区夕阳红养老院签署社区卫生服务中心医疗联合体协议书。已经派出专家参与保健工作及完善转诊制度。

3. 以医联体为基础的专科联盟建设

推进医联体建设的专科化是吉林大学中日联谊医院的特色之一。2017 年 9 月 2 日，吉林大学中日联谊医院医联体帕金森病诊治联盟正式成立。2016 年 9 月 27 日—9 月 30 日，吉林大学中日联谊医院组织开展了 2016 年对口支援白山地区大型巡诊暨甲状腺外科博士讲师团义诊巡讲活动。医院率先以博士讲师团形式深入基层医院，传播新理念、新技术，践行中央号召。此次义诊活动历经 4 天，总行程 1000 余公里，覆盖白山市、临江市、抚松县、靖宇县、江源区等 5 个地区，义诊 1500 余人次，在白山地区引起强烈反响，取得了良好的社会效益。

以医联体为基础，吉林大学中日联谊医院先后成立了帕金森病诊治联盟、吉林省健康管理学会癫痫及发作疾病健康管理专业委员会、吉林省脑卒中心建设推进会议、吉林大学中日联谊医院泌尿外科诊治联盟等，进一步推进医联体建设的专科化。

4.双向转诊及分级诊疗

完善双向转诊及分级诊疗模式。为了规范医院与基层医疗机构"双向转诊"行为，建立"分级诊疗"体系，根据中共中央、国务院《关于深化医药卫生体制改革的意见》、国务院《关于发展城市社区卫生服务的指导意见》《医疗机构管理条例》和国务院办公厅《关于推进分级诊疗制度建设的指导意见》（国办发〔2015〕70号）等有关法律、法规和重要文件，结合吉林大学中日联谊医院实际情况，制定并逐步完善双向转诊制度。双方医院指定医务部等职能部门负责"双向转诊"管理工作，建立双向转诊"绿色通道"，重点提升转诊机制和流程的信息化水平。

5.援疆、援藏

吉林大学中日联谊医院在2017年度援疆、援藏及扶贫攻坚工作经过1年的努力收到了良好的效果，2018年正在继续前行。

医疗援疆工作一直是吉林省医疗工作的重要内容。根据吉林省援疆前方指挥部的要求和吉林大学党委的指示，吉林大学中日联谊医院2017年度援疆医疗队共派出10人赶赴新疆医科大学第六附属医院开展帮扶工作。医疗队临床开展工作以来全面提升了援建医院的综合医疗服务水平，开展了"月骨缺血减压＋血管重建术"等复杂手术，得到了新疆当地群众的一致好评。此外，医疗队还参与当地的扶贫工作，走进维吾尔族老乡家庭进行点对点帮扶。

西藏是包虫病的高发地区，包虫病是严重影响藏民身体健康的重要原因。根据吉林省卫生和计划生育委员会制定的《吉林省对口援助西藏自治区开展包虫病筛查工作方案》，吉林大学中日联谊医院派出超声科李吉桦副主任医师赶赴西藏吉隆县开展包虫病筛查。

三、创新性

紧密型、植入型、"复制粘贴型"、同质化管理的特色医联体建设模式；以医联体为基础的专科联盟建设。

四、建设效果评价

（一）对接工作

以吉林省卫生和计划生育委员会医疗联合体启动会为契机，吉林大学中日联谊医院与四平地区、白山地区、双阳区 12 家医疗单位确立省级医联体建设关系，并完成签约。以"贫困人口巡回医疗""服务百姓健康义诊周"两项重大活动为依托，张天夫副院长带领医疗队先后到省级医联体各合作单位调研，并实地对接工作，明确工作任务和工作目标。

（二）派驻专人管理

按照吉林省卫生和计划生育委员会工作要求，经医院党政联席会议审议，决定选派觉悟高、懂管理、善协调的管理人员王宗强、王甲天、崔永亮等多名同志兼任下级医院名誉副院长，全面负责相关事务的衔接、协调工作，并参与下级医院管理。

（三）定期下派专家和医疗队

根据吉林省卫生和计划生育委员会工作方案，经充分征求各家医联体医院的发展建设需求，吉林大学中日联谊医院全面推进医疗资源下沉工作。

1. 贫困人口巡回医疗工作

根据吉林省卫生和计划生育委员会针对全省贫困人口健康扶贫工作安排部署，吉林大学中日联谊医院连续 2 年在省级医联体范围内全面开展贫困人口"健康扶贫巡回医疗活动"，共组建巡回医疗队 11 支，完成双辽市、公主岭市、梨树县、伊通县、双阳区、白山市、靖宇县、抚松县、长白县、江源区、临江市 11 个县市第一轮贫困人口巡回医疗巡诊工作。巡诊期间，共诊治贫困人口 4 万余人次，可一次性治愈 1.8 万余人次，需长期治疗和住院手术治疗的 2 千余人次，免费发放药品 3 万余元。

2. 服务百姓健康义诊周工作

认真贯彻落实国家卫生和计划生育委员会、国家中医药管理局、中央军委后勤保障部卫生局联合下发的《关于举办 2016 年"服务百姓健康行动"全国大型义诊活动周的通知》（国卫办医函〔2016〕911 号），为"传承长征精神，义诊服务百姓"，践行"两学一做"，医院高度重视此项工作，共组建长春市、四平地区、白山（靖宇、抚松、长白）地区、白山（江源、临江）地区、九台区、双阳区、甲状腺外科博士巡诊讲师团等 8 支医疗分队，由院领导分别带队，分批次、分路线开展义诊、巡诊、教学、手术演示、查房和会诊等工作。开展"医疗质量安全管理与医疗文化建设"主题培训 2 次，培训双辽地区乡村医师业务骨干 300 名。其中仅长春市站的 12 个临床科室诊治千余人次（表 3-2-7）。

表 3-2-7　2017 年中日联谊医院医联体大型义诊工作

医疗队组建（个）	8	历时（天）	15
参与科室（个）	20	行程（公里）	4500
副高级职称以上专家（名）	80	开展义诊站数（个）	13
义诊患者人数（个）	7200	教学课时（学时）	100
院内查房次数（次）	50	手术示教（台）	5
会诊疑难病例数（例）	20	一对一帮扶结对子（个）	5

3. 常规派驻医师工作

省级医联体工作启动后，吉林大学中日联谊医院立即启动与 12 家医疗联合体对接工作，征求帮扶医院的需求和帮扶方式，制定帮扶工作方案。目前，已先后和靖宇县医院、临江市医院、抚松县医院、江源区医院、九台区人民医院、双阳区医院、梨树县人民医院、公主岭市人民医院正式开展长期帮扶工作。

4. 骨干医师培训

按照医联体内对应地区的要求，对医联体内相关地区进行不定期的新技术、新项目培训，协助对应地区制定医疗机构发展规划。同时，免费接收医联体内下级医院骨干医师的培训学习，为其一对一配备带教老师，严格规范化培训。开发实践技能中心，为医联体医院进修人员免费教学。

5. 推进"双向转诊"

医联体之间逐步建立便捷、畅通的双向转诊机制。

（1）转往上级医院：由专人负责为下级医院的转诊患者提供优先就诊、优先检查、优先住院等便利条件。

（2）转往下级医院：将术后恢复期、诊断明确无需特殊治疗、肿瘤晚期非手术治疗和临终关怀等患者，在提供详细治疗方案后，首选转至医联体内的下级医院继续治疗。

五、优点和障碍

（一）初显成效（以长春市双阳区医院为例）

1.临床诊疗水平明显提高（2015年需向上级医院转诊的13.5%病种于2017年可在当地医院诊治）。

2.收治病种大幅增加（2015—2017年增长13.5%）。

3.平均住院日下降（从2015年9.5天降至2017年7.37天）。

4.转诊患者大幅下降（从2015年10.6%降至2017年6.9%）。

5.新技术新疗法增多（从手术术式、内科治疗方法到超声下穿刺等多项技术的引入）。

6.带动辅助科室效益、医院效益增加（业务收入从2015年1.53亿增长至2017年1.66亿元人民币）。

7.进修学习费用大幅降低（2017年比2015年平均每人降低3000元人民币）。

8.医护人员工作积极性增高（在三级甲等医院培训后，医师更自信、更专业、更积极地工作在岗位上）。

9.医院声誉提高（吉林大学中日联谊医院双阳医院属二级医院，但享受三级医院的医疗服务）。

（二）存在的问题

1.医联体内下级医疗机构对医联体牵头医院的信任有待进一步加强，彼此之间上传下达存在滞后现象，执行力不足。

2.东北地区冬季较长，降雪后山区交通对医联体建设工作将造成影响，时效性无法完全得到保障。

3.省级医疗联合体建设方案需要进一步细化，全体医疗机构应共同参与，群策群力。

4.省级医疗联合体信息化建设有待进一步完善，阻碍"分级诊疗"和"双向转诊"工作的深入开展。

六、健康扶贫效果

健康扶贫和精准扶贫是医联体工作的重要内容。因病致贫、因病返贫是吉林省农村人口贫困的一个主因，帮助这部分家庭走出贫困、提高困难群众的健康水平是医疗精准扶贫工作的重要任务。吉林大学中日联谊医院扶贫医疗队 2017 年足迹遍布吉林省多个贫困县。

2017 年 9 月，派出儿科、老年病科、心血管内科等十余名专家赶赴国家级贫困县靖宇县，为当地群众开展义诊活动；陆续先后派出四批医疗队，先后赶赴内蒙古扎鲁特旗人民医院开展诊疗活动。

根据吉林省卫生和计划生育委员会《关于开展贫困人口巡回医疗救治工作的通知》（吉卫医发〔2016〕37 号）要求，为进一步做好全省卫生计生扶贫工作，有效解决吉林省贫困人口"因病致贫、因病返贫"问题，按照吉林省卫生和计划生育委员会统一安排部署，吉林大学中日联谊医院 2017 年秋季大型义诊活动暨"健康扶贫"双辽站巡诊于 8 月 11—12 日进行。

2017 年秋季大型义诊系列活动之"健康医疗扶贫 – 心脏病慈善救助项目"桦甸市巡诊活动于 2017 年 8 月 18—19 日成功举行。

2017 年 9 月 9 日，"服务百姓健康行动"大型义诊活动周，吉林大学中日联谊医院派出医务人员 8 名在长春公园开展义诊活动。

2017 年 10 月 17 日是全国扶贫日，为全面贯彻习近平总书记关于精准扶贫重要讲话精神，按照吉林省扶贫办印发的《吉林省 2017 年扶贫日活动方案》的要求，在吉林省卫生和计划生育委员会指导下，吉林大学中日联谊医院派出三组医疗队，医务人员共 11 名分别赶赴国家级贫困县靖宇县、省级贫困县双辽市和长白朝鲜族自治县组织开展全国扶贫日义诊活动，诊疗患者近 400 人。

2017 年 12 月 5—8 日，吉林大学中日联谊医院医务部派遣六组健康扶贫大型巡回医疗队走进 11 家省级医联体医院，进行义诊活动并开展手术帮扶。

2017 年 12 月 15 日，组成医疗队赶赴通榆县什花道乡光辉村进行点对点扶贫工作。医疗队走进贫困户家中，进行健康指导，并免费发放价值万余元的药品。

2018 年 6 月 9—10 日，吉林大学中日联谊医院甲状腺外科博士团队第三次赴吉林省贫困县汪清县开展义诊活动。团队发扬连续作战的精神，历时 5 个小时，共义诊 761 位患者，其中筛查出需要进一步穿刺鉴别良、恶性结节患者 61 人，真正做到精准、专业、规范。此次博士团队赴汪清县讲学、手术及义诊活动，不仅积极响应了国家医疗资源下沉的号召，并充分展现了吉林大学中日联谊医院甲状腺外科"规范化、精准化、微创化、个体化、多元化"五化一体的诊疗理念，切实帮扶基层医院提高规范化诊疗水平，可谓暖心工程，惠及百姓，不忘使命，大爱无疆。

扶贫攻坚的道路上，吉林大学中日联谊医院的医务工作者们心里满满装着对口帮扶的藏、满、蒙、朝鲜、维吾尔等各族贫困群众，把医疗扶贫当作重要使命，用自己的医疗技术，真情实意、一点一滴地为贫困群众服务，让他们最大限度告别"因病致贫、因病返贫"。

第六节　一网双模与健康扶贫：四川大学华西医院医疗联合体

一、建设背景

我国西部地域辽阔，地理环境复杂，以高原、丘陵、山地为多，土地面积占全国的 71.5%，经济基础较低、发展缓慢，优质医疗资源稀缺、分布不均，加剧了患者"看病难、看专家难"的问题。与日益增长的医疗服务需求相比，西部基层医疗机构医学人才匮乏亦是制约医疗发展的瓶颈。全国 1117 万卫生技术人员中，西部地区十二省市仅占 27%，每千人口执业（助理）医师仅 6.1 名，无法满足人民群众对医疗健康服务的迫切需求。

四川大学华西医院（以下简称"华西医院"）作为国家布局在西部地区的大型三级综合医院，医教研水平处于全国先进行列，尤其是近 20 年来各项医疗质量效率指标持续保持强劲上升态势，在群众中有着很好的口碑。

为充分彰显华西医院作为"国家医疗队"的社会担当，辐射华西医院优质医疗资源，改善患者就医体验，在新医改政策的推动下，华西医院紧紧把握住"分级诊疗是深化医药卫生体制改革的核心内容，而医联体建设是实现分级诊疗有序发展的重要抓手"这一中心思想，充分发挥医院优质医疗资源的引领辐射作用，以华西远程网络平台为基础，围绕"基层首诊、双向转诊、急慢分治、上下联动"十六字方针，积极构建共享共赢的医疗生态圈，探索出集团型医联体、领办型医联体、专科联盟、城市区域联盟、远程协作网五种模式的"医联体"，推进医疗同质化发展，让西部地区人民群众就近获得东部沿海发达地区同等水平的医疗服务。

二、建设概况

华西医院积极优化病种结构，推进优质医疗资源下沉，在国务院办公厅《关于推进分级诊疗制度建设的指导意见》（国办发〔2015〕70 号）、《关于推进医疗联合体建设和发展的指导意见》（国办发〔2017〕32 号）指引下，华西医院因地制宜，创新探索了五种类型的医联体组织模式。

（一）探索"条块结合"一体化管理，构建紧密型城市医疗集团

2012 年 4 月，华西医院全托管上锦南府医院，开始探索紧密型城市医疗集团，目前开放病床 1131 张，手术室 16 间。上锦医院与华西医院本部实行一体化运营管理模式：所有医疗和管理骨干，包括医、技、护专业技术人员和行政后勤管理人员均由华西医院选派；所有制度、标准、规范、流程均与华西医院保持一致。

5 年来，"华西 – 上锦"医疗集团积极探索深化医药卫生体制改革的新思路与新模式，不断健全和完善医院管理制度和机制，加强医疗质量与医疗安全管理，提升优质医疗服务的可及性，进一步将优质医疗资源辐射周边区域，促进区域协同医疗服务体系的形成。

近 3 年，上锦南府医院业务量每年递增 10%，累积服务门急诊患者超过 200 万人次，住院病患超过 16 万人次，完成手术超过 9 万台次。

（二）深化政府合作办医，建立跨区域分级协同医疗服务体系

华西医院通过与地方政府合作，加强了地方政府对医疗卫生领域的政策支持与财政投入，革新既定管理模式与制度，为领办型医联体建设提供了顶层战略支撑与体系化配套政策支持。

3 年来，华西医院相继领办广安市人民医院（以下简称"广安医院"）、资阳市第一人民医院、金堂县第一人民医院等多家区域核心单位，通过共享华西品牌，派驻管理团队及学科主任，在线在位并重，探索了"华西医院＋县域医共体"跨区域医联体建设，进而形成完整的"华西医院－市人民医院－县级医院－基层医疗机构"四级协同医疗服务联盟网络全覆盖，实现了患者就医有序流动、基层服务能力显著提升、医院联动协同发展的分级诊疗目标。

1. 实现医联体单位可持续发展

广安医院门急诊人次、住院患者人次、手术台次较之 2015 年（合作前）同比增幅分别为 18.72%、24.34%、82.45%，平均住院日下降 0.5 天，病床使用率提高 23%，药占比下降 3.3%。甘孜州人民医院 2017 年年门诊量 307 605 人次，出院患者为 33 743 人次，较之 2010 年（合作前）增幅为 92.89%、130.64%。

2. 提升基层医疗服务能力

广安医院开展新技术 40 余项，三级、四级手术例次同比增长 37%，三级、四级手术比例达 43%，疑难危重症患者收治比例较 2015 年同期提升 67.51%；甘孜州人民医院成功创建三甲，开展新技术 370 余项，三级、四级手术比例已占全院手术量的 50.54%。

3. 医联体下游医院外转患者明显下降

全市外转患者 662 人，同比下降 46.22%。广大广安群众足不出市就能享受到华西医院的优质医疗服务，而下游医院上转华西医院病例均以疑难危重患者为主。当地群众对广安医院的医疗服务满意度提升至 97.50%。

（三）组建学科联盟，畅通联盟内转诊绿色通道

2016 年起，华西医院以优质学科资源为支撑，充分发挥自身国家级疑难重症医疗中心、国家临床医学研究中心及医疗协同网络平台的作用，以学科协作为纽带，组建以西部地区为主，辐射全国的特色学科联盟。华西学科联盟旨在进一步加强联盟单位学科

内涵建设，围绕学科建设、临床诊疗、科室管理、人才培养、临床研究等领域进行合作，促进西部地区专科整体能力提升。

华西医院现已牵头组建脑卒中联盟、血液联盟、康复联盟、心联盟等18个学科联盟，通过医教研三位一体帮扶，进一步规范联盟内诊疗技术，提高联盟内医疗机构专科能力，完善畅通双向转诊绿色通道。以华西医院心联盟为例，目前成员机构达300余家，医师人数800余名，通过规范化诊治培训为联盟单位提供多形式学术支持活动，现已培训来自163家医疗机构共计1200人次医师。

（四）巩固拓展远程医疗协作网，探索四级协同新模式

为充分发挥医院在中国西部地区优势资源的辐射作用，提升西部地区基层医疗服务能力，提高优质医疗资源可及性和医疗服务整体效率，华西医院自2001年起，开始探索"一网双模"（"一网"是指华西远程医学网络，"双模"是指在线在位相结合的人才培养模式）的华西远程医疗模式。经过17年的建设，华西远程医学网络已覆盖以西部地区为主的全国23个省、市、自治区的650家医疗机构，其中地市级医院88家、县区级医院388家、乡镇卫生院174家，惠及3亿人口。

17年来，华西医院通过远程会诊、远程教育、服务预约与转诊、进修学习、现场指导等多种形式，与各级医疗机构协同开展人才培养和区域协同医疗服务。现已向网络医院提供远程教学培训6300学时，累计培训各级各类基层医疗机构医务人员达439余万人次，为基层医疗机构提供疑难疾病远程会诊咨询服务突破3万例。目前远程教学培训各类医务人员50万人次/年，远程疑难病例会诊5000例/年，极大提升了优质医疗资源可及性，带动了基层医务人员医疗服务水平的持续提升。

2014年，为进一步践行分级诊疗政策，提高优质医疗资源效能，华西医院将甘孜州人民医院建设成为华西远程医学分中心，向下辐射18个县级医院、84家基层医疗机构，形成"华西医院–甘孜州人民医院–县级医院–基层医疗机构"四位一体、分层分级的远程医疗服务网络，积极探索契合偏远少数民族地区发展的分级诊疗服务模式。

（五）构建华西–城市区域联盟，探索慢病管理新模式

为进一步深化分级诊疗制度建设，提高医疗资源的使用效率，2016年，华西医院

与成都市成华区人民政府合作，深度构建了"华西医院－成华区城市区域联盟"，以构建"基层首诊、急慢分治"体系为靶向，慢病防控为突破点，深化供给侧改革，建立了以"区卫生和计划生育局为枢纽，上接大型医院，下接基层医疗机构"的"N+1+n"合作办医模式。2年来，华西医院持续向社区医院派驻全科和专科医师，开展慢病管理社区适宜技术、检验质控等专题业务指导，初步实现联盟双方检验结果同质化；组建了由华西专家指导、成华社区医生参与的家庭医生团队107个，累计签约26.7万居民，签约率达39%。通过家庭医生团队服务，全区管理高血压患者9.7万，糖尿病患者4.3万。

2017年，成华区基层医疗机构诊疗量达88.2万人次，较上年同期增长30%。初步探索出了一条"首诊在基层、转诊大医院、康复回社区"分级诊疗的"华西－成华城市区域医疗服务联盟"新路径。

三、创新性（领办型医联体）

华西医院以府院合作为创新，政事分开为路径，资源下沉为核心，实施治理创新、机制创新、技术创新、服务创新"多轮驱动"，建立紧密协作、上下联动的领办型医联体模式，探索以医联体为抓手，推动医院管理模式和运行方式创新，放大优质医疗资源服务效应，构建合理有序分级诊疗体系。

（一）政事分开，探索领办型医联体运行治理新模式

以"三个不变"（即医院公益性质与基本功能定位不变、行政隶属与资产权属关系不变、职工身份和财政拨款渠道不变）为基准，实行管办分开、政事分开，推行医院所有权与经营权分离，初步形成华西医院与领办型医联体医院管理运行新模式。

1.积极落实政府办医职责

切实落实政府办医的领导责任、保障责任、管理责任、监督责任，完善政府对医院的财政投入机制，协同卫生、组织、编制、发展改革、财政、人力资源和社会保障、价格、药监等部门制定配套政策。同时，华西领办型医联体医院管理团队均由华西医院在本院干部中择优提名，经双方协商认定后，再由当地政府任命。

2. 准确定位华西医院领办角色

华西医院以"在位在线并重"的方式，全面提升领办型医联体单位管理和技术水平。一是华西医院向领办型医联体单位派出管理团队及业务骨干；二是充分利用信息技术，在医联体单位内开展在线远程协同业务（如远程会诊、远程教学、远程联合查房等）；三是合理界定领办医院运营权限。明确领办医院院长的法人资格，充分授予行政管理权、人事调配权和经营决策权。

（二）完善内部管理机制，推进协同业务常态化开展

1. 调整组织架构，落实责任主体

为切实推进医联体工作的实施推进与落实，经华西医院党政联席会讨论，明确医联体工作分管院领导，并在原有组织机构架构上增设"医联体管理办公室"负责牵头医联体内的业务组织协调、资源统筹管理、绩效考评管理等工作推行。此外，针对不同片区领办型医联体医院，设立医联体管理专员一职，专项负责与领办型医院的日常沟通协调、业务对接落实，从而形成了系统化的内部管理模式。

2. 建立常态工作联系制，形成上下联动有效机制

由华西医院分管院领导牵头，医联体管理办公室组织协调，相关职能部门参与，定期召开领办型医联体医院工作联席会，形成上下互通、实时反馈机制。同时，针对实际推进问题，按医疗技术、学科建设、人才培养、科研能力等问题，分类收集，形成专项工作方案，切实推进医联体工作有效开展。

（三）制定外派学科主任管理办法，建立系统化培训体系

1. 建规章，促进学科发展

针对外派医联体单位学科主任，华西医院制定了《外派学科主任管理办法》，明确学科主任委派流程、工作职责及管理考核方法；针对领办型医联体外派学科主任纳入后备管理人才库，并在职称晋升条件中予以认定，从而保障医务人员在医联体单位的有序流动，实现了学科资源在医联体单位内整合培育、整合发展。

2. 建体系，明确工作职责

由医联体管理办公室牵头，协同华西医院医务部、纪委办公室·监察处、科技部等

多职能部门制定岗前培训内容，形成外派学科主任岗前培训体系，保障其在医联体单位内协同业务的合理合规、高效高质开展工作。

（四）制定绩效考评指标，形成现代医院管理机制

华西医院外派领办型医联体管理团队实行双重管理制度，即当地政府与华西医院均要负责监督医院管理团队工作开展情况及医院运营状况、制定管理团队绩效考核办法，考核结果与医院绩效工资总额核定、专项财政补助资金等挂钩。同时按照华西医院管理考核办法，每年向管理团队下达经营管理目标任务，并对管理团队在领办医院工作进行年度考核，形成外派院长述职制。

四、创新性（华西远程协作网）

（一）以专业技术管理机构为依托，保障远程医疗质量安全

因基层医院架构特点，很多医院并未将科室设置细分到三级学科，客观上容易造成会诊申请过程中错误选择所需科室或专业。且受邀请方的基层医生临床能力所限，对疑难杂症认知难免不足，在会诊前对患者相关病历资料收集过少，检查项目不足以完成确诊等情况，都会影响会诊质量。

鉴于此，华西医院2002年专设医疗质量安全管理部门，且配备专职人员，负责远程医疗服务质量管理与控制工作，从管理、技术、临床三大模块，制定《华西网络联盟医院远程会诊技术要求》，规范网络医院远程诊疗行为，出台《四川大学华西医院远程会诊管理规范》《四川大学华西医院远程继续医学教学管理规范》规范医院医务人员远程医疗服务行为，以体制机制为切入点，多措并举确保远程技术的质量和远程医疗的可靠性。

制定远程医疗规范，不仅有助于解决疑难病例的诊治问题，更重要的是让专家的远程指导贯穿远程会诊"准备－实施－记录留存"全周期，有助于培养基层医生构建完整正确的临床思维及掌握规范有效的诊疗技术，进而提高基层医疗服务水平，让每一次远程诊疗活动都是一次完美的案例教学。

（二）以疑难危重远程会诊为纽带，促进优质医疗资源下沉

华西医院根据网络联盟医院的临床需求，以华西远程网络平台为基础，开展择期会诊、紧急会诊、多科会诊等多方面、多途径会诊服务，24 小时、全方位地开展视频互动疑难病例讨论，及时解决基层医疗机构在临床中的困难及问题。2017 年由华西专家认定为疑难重症的会诊病例已占总体会诊量的 63%。

为切实践行国家分级诊疗政策，提高优质医疗资源使用率，2014 年华西医院根据网络联盟医院的实际需求，在远程系统中增设转诊功能，并向华西网络联盟医院全面开通，以远程网络信息平台为支撑合理有序开展双向转诊，凡其疑难重症患者经医院专家会诊确认有转诊指标，均可借助远程网络医学平台实现平诊转诊。真正实现了将常见病、多发病留在基层，危急重症转往华西，建立了华西与基层医院之间上下联动、分工协作机制。更为重要的是，让患者在家门口享受优质健康医疗服务，节约了其就医成本，在就医过程中有更多的获得感与幸福感。

（三）以华西远程分中心为载体，创新分级协同医疗服务模式

为进一步推动华西医联体建设工作，华西医院开始探索"华西远程中心 – 华西远程分中心 – 基层医疗机构远程站"分级协同医疗服务模式。2014 年，甘孜州人民医院正式成为华西远程医学分中心，这标志着以远程网络信息技术为纽带，覆盖 1 家医联体牵头单位（华西医院），1 家医联体核心单位（甘孜州人民医院），28 家县级医院及 84 家基层医疗机构的分级协同医疗服务体系日臻成熟。

在这个体系内，华西医院负责面向甘孜州人民医院开展疑难危急重症患者的远程会诊咨询、转诊患者治疗、医护人员继续教育培训、疾病诊治指南、临床路径标准化制定、医学科学研究等。甘孜州人民医院作为华西远程分中心在整个网络体系中是承上启下的重要枢纽，其职能为向县级医院、基层医疗机构提供常见病、多发病远程会诊，开展继续医学教育；针对无法处理的疑难危急重症患者，向华西医院发起三方远程会诊。县级医院和基层医疗机构主要负责当地常见病、多发病诊治，并为当地居民提供健康教育、防疫保健等公共卫生服务。

在"华西远程中心 – 华西远程分中心 – 基层医疗机构远程站"体系内，除开展实时

互动的常规远程会诊外，还包括实时互动三方远程会诊、远程影像会诊、远程病理会诊、远程心电会诊、网络联合门诊。如 2014—2017 年华西医院向甘孜州人民医院提供远程会诊咨询服务约 1200 余例，而甘孜州人民医院为州内各县级、乡镇卫生院提供各项远程会诊咨询服务 800 余例。

（四）以远程防控指导为重点，提升区域重大疾病救治能力

按照健康扶贫工作要求，针对边远、贫困、少数民族地区，以重大专病为重点，借助华西远程医学网络，以防控诊治为导向，在医疗技术、临床示教、科研指导等多个方面进行远程在线指导，畅通双向转诊机制，建立 MDT 在线指导团队。

以"华西 – 藏区"包虫病远程防控指导为例。2014 年起，医院组建肝包虫病多学科协同团队，开设了一系列针对肝包虫病防控的在线指导课程，包括"肝包虫病的外科治疗""开放肝切除新技术进展""肝脏外科手术技术进展""腹腔镜下肝切除技术要点和视频演示"等，据统计，单次课程平均在线听课人数达 700 余人，同时在线平台实现课堂提问及互动等功能。同时通过"远程会诊 + 疑难病例讨论"方式，以医疗带动培养教学，在临床中"面对面""手把手"地进行培训实践，持续帮扶基层肝包虫疾病诊治。3 年来，开展肝包虫患者疑难病例远程会诊指导 816 例，培养了一批具有基本诊断能力的医务人员、6 位优秀的藏区肝脏外科医生和两个优秀的团队，实现了 90% 的肝包虫患者都留在州医院治疗，极大提升了区域重大疾病救治能力。

除"肝包虫病防控培养项目"外，医院还根据西部地区基层医生的实际需求，专设了远程处方点评、手术示教等内容，通过华西远程强化帮扶精准"内生动力"。

（五）以远程应急为补充，彰显"国家医疗队"责任担当

历经 2003 年的"非典"、2008 年的汶川大地震、2013 年雅安庐山地震、2017 年九寨沟地震等应急灾害性事件，医院为在位救援提供了及时补位支撑，为区域性健康维持网络提供了有力保证。

2008 年汶川地震发生后，由于地震造成重灾区医疗机构放射设备严重受损且极度缺乏，远不能满足伤病员的检查和诊治需求，华西远程医学中心 24 小时为地震灾区伤员提供远程会诊咨询服务，完成远程会诊 543 例、影像诊断 597 例。同时为灾区医务人

员举办远程讲座580余场，参加培训人员达30余万人次。这使得灾区患者得到了及时、有效的处理，减少了后续并发症，大大降低了重症伤员救治中的死亡率。

"华西远程网络系统的独特优势在地震救助中发挥了重要功效"，世界卫生组织总干事陈冯富珍于2008年11月专程前往华西医院考察华西远程网络系统，对医院借助信息化手段推进医疗服务给予了充分肯定。

2017年11月，时任国务院副总理刘延东视察医院远程医学中心，再次对华西医院远程医疗工作予以认可，并强调医院通过远程医疗和远程教育将优质资源下沉到基层，提高了基层诊疗水平，为基层医疗卫生服务体系建设做出了重要贡献。

2018年5月，华西医院成功通过世界卫生组织"国际紧急医学救援队伍（EMT）第三类队伍（Type3）"认证评估，成为全球第一支国际最高级别的非军方国际应急医疗队，华西远程作为重要的在线补位支撑，将进一步完善远程应急救援体制建设，与国际标准化接轨。

五、"华西－广安"医联体案例

近年来，华西医院围绕"基层首诊、双向转诊、急慢分治、上下联动"十六字方针，在医联体建设方面进行了新实践和新探索，尤其是携手广安市人民政府，与广安医院合作共建的领办型医联体模式取得了明显成效。2017年，广安医院门诊、急诊75.69万人次、出院6.69人次、住院手术3.26万台次，同比分别增长10.05%、13.20%和13.99%；治疗疑难重症患者9677例，同比增长14.60%；全市外转患者662人，同比下降46.22%。广大广安群众足不出市就能享受到华西医院的优质医疗服务，对广安医院的医疗服务满意度提升至97.50%。

（一）府院共建，医院治理探新法

2015年9月25日，华西医院与广安市人民政府正式签订战略合作协议，并挂牌成立"四川大学华西广安医院"，推开华西广安医院管理体制改革，探索"华西医院＋广安医院医共体"医联体新模式，即由华西医院领办广安医院，继而由广安医院向下辐射，依托华西医院资源优势及辐射作用，带动广安市医疗卫生事业总体水平提升。

按照双方战略合作协议，广安医院在保持"三个不变"（即医院公益性质与基本功能定位不变、行政隶属与资产权属关系不变、职工身份和财政拨款渠道不变）原则下，探索实行管办分开、政事分开，推进医院所有权与经营权分离，初步形成了医院管理运行新模式。

1. 积极落实广安市人民政府办医职责

切实落实政府办医的领导责任、保障责任、管理责任、监督责任，成立由市人民政府主要负责同志担任主任，组织、编制、发展改革、卫生、财政、人力资源和社会保障、价格、药监等部门和市级医院负责人，以及部分人大代表、政协委员等为成员的广安市市级公立医院管理委员会，代表政府履行办医责任，在市卫生和计划生育委员会设立医管办。完善政府对医院的财政投入机制，市财政每年给予医院1000万元经费补助。设立医院党委和行政机构，市委直接任命院党委书记、副书记。取消院长行政级别，院长由四川大学华西医院在本院干部中择优提名，由市医管委研究任命，任期3年。

2. 准确定位华西医院领办角色

华西医院在向广安医院输出品牌的同时，以"在位在线并重"的方式，全面提升广安医院管理和技术水平。一方面，华西医院选派广安医院院长和院长助理，外派副高以上职称的专家担任学科主任。另一方面，充分利用信息技术，远程培训广安医院医务人员，广泛开展远程医疗，将华西医院先进的管理经验和医疗技术全方位注入广安医院，全力把广安医院打造成川东北区域医疗中心。

3. 合理界定广安医院运营权限

明确广安医院院长的法人资格，充分授予行政管理权、人事调配权和经营决策权。医院在核定的编制和岗位总量内，自主确定人才招聘条件、时间和考试考核方式。实行人员公开招聘，招聘结果由人力资源和社会保障、卫生计生部门备案入编。医院急需的紧缺专业人才、高层次人才，在核定编制总量内直接入编，单位编制不足可按程序申报使用市人才专项事业编制。医院实行双重管理，广安市人民政府、华西医院均要负责监督医院管理团队工作开展情况及医院运营状况。市医管办制定了广安医院院长绩效考核办法，院长考核结果与医院绩效工资总额核定、专项财政补助资金等挂钩，推行落实广安医院院长年薪制。按华西管理考核模式，华西医院每年向管理团队下达经营管理目标任务，并对管理团队在广安医院的工作进行年度考核，听取外派院长述职，配合广安市对管理团队进行目标考核。

（二）完善机制，内部管理谱新篇

新一届领导班子搭建后，广安医院着力于将华西医院科学的运行管理制度与医院的具体实际有机融合，通过加强医疗质量管控、规范医院规章制度、完善运管体系、推进绩效改革、推进项目建设等举措，着力推进医院精细化管理。

1. 调架构，提升工作效率

成立医务部、设备物资部和运营管理部三大核心管理部门，提升工作效能。开展行政后勤中层干部竞聘上岗，落实目标责任。建立院领导定点联系科室机制，强化重大项目、重点工作推进力度。

2. 建规章，强化质量管理

完善查房、会诊、疑难病例讨论、病历书写等规章制度，狠抓制度落地落实。试点推行医疗组长负责制，提高医疗质量，保障医疗安全。

3. 优化流程，改善医疗服务

调整门诊诊间、工作时间和就诊流程，优化医保结算流程，减少患者往返次数，缩短排队等候时间。医技检查科室实施弹性排班，增加检查时段，努力实现患者当天就诊当天检查。深入开展优质护理服务，切实提高患者就医体验。

4. 改绩效，提高人员活力

学习借鉴华西医院绩效管理办法，完善医疗、护理、医技及行政后勤绩效考核分配体系，突出体现医务人员劳动技术价值。2017年人均收入为12.6万元，同比提高了21.5%，职工"精气神"明显提升，有效调动了职工干事创业积极性。

（三）精准帮扶，人才培养现新貌

华西医院立足"在位在线"帮扶，既"输血"又"造血"，促进地方优秀医务人员快速成长。广安医院抢抓合作机遇，大力实施人才战略，努力打造一支业务过硬、医术精湛、医风严谨的医务人员队伍，不断增强服务能力，提高群众就医获得感。

1. "请进来"，推行合作共建

采取"医院搭台子、科室结对子、医生交朋友"的办法，聘请华西医院、华西第二医院 17 名教授为学科主任，指导开展了全胸腔镜下食道癌根治术、冠脉造影及支架置入术等 100 余项新技术、新项目。自合作共建以来，已先后有 197 名华西专家到广安医院指导，门诊看诊患者 2037 人次，教学查房看诊患者 967 人次，手术指导 398 例，学术讲座 117 次。

2. "走出去"，开展人员轮训

依托合作办医，华西医院已免费为广安医院培训管理人员和医务人员 70 余名，广安医院选送在职博士研究生 4 名、硕士研究生规培学员 12 名、本科规培学员 21 名。通过对送培人员的"传帮带"，医院的医疗服务能力大幅提升。

3. "引进来"，广纳贤才良将

借助华西医院的影响力，广泛招纳优秀人才，引进 7 名高级职称博士研究生，担任重点科室主任或副主任，实现了医院博士研究生零的突破；引进硕士研究生 58 名，医院博士、硕士研究生增至 107 名，研究生占员工比例达到 6.51%，较合作共建前上升了 3.2 个百分点。

4. "抓重点"，推进学科建设

进一步加强胸心外科、骨科、普外科、肿瘤科 4 个省级重点专科建设，在建省级重点专科 5 个，组建了广安市肝癌多学科协作诊疗中心，成功创建了四川省护士规范化培训基地和住院医师规范化培训超声医学科基地，健康管理中心被评为全国健康管理示范基地。医务人员发表 SCI 论文 5 篇，医院举办国家级继教项目 6 次，均实现零的突破。美国、法国卫生代表团先后来院进行学术交流，医院影响力不断提升。

（四）畅通渠道，资源下沉添新路

以府院合作为核心、信息化建设为支撑，华西医院携手广安医院，积极探索"华西医院＋广安医共体"合作，充分发挥桥梁和辐射作用，努力推进资源共享、人才共享和信息共享，基本形成"华西医院－广安医院－县级医院－基层医疗机构"四级协同医疗服务网络。

1. 推进广安医院－华西医院同质化管理

华西医院派出医院管理和专业技术人员对医院进行全面管理。在华西远程医疗网络平台支撑下，华西医院的门诊、病房延伸至广安医院，开展在线联合门诊、桌面移动查房、影像诊断、病理诊断等服务。合作共建以来，华西医院"在线"开展联合门诊 84 次、看诊患者 243 人次，远程会诊 348 例，远程影像诊断 144 例，远程病理诊断 17 例，有效提升了医院诊疗水平，增强了医院竞争力。

2. 推进患者双向转诊

针对部分疑难重症患者需要外转华西医院阻碍多、床位难求等实际问题，华西医院为广安医院开通了疑难重症转诊绿色通道，疑难重症患者可通过华西专家现场门诊、联合门诊、远程会诊等多种途径转入华西医院，在华西医院救治后也可快捷转回广安医院进行康复治疗。

3. 推进优质医疗资源下沉基层

广安医院以信息技术为纽带，向县级医院及乡镇卫生院辐射，建立了广安市远程医疗网络平台，与区域内 30 余家医疗机构实现互联互通，现已累计开展基层医院远程影像会诊 8625 次，指导基层医院疑难及死亡病例讨论 171 次，帮扶基层医院开展新技术 55 项，免费接收各区县医院进修人员 76 人，组织基层医院开展教学查房 481 次，手术示教 161 次，有效缓解了基层医院诊治能力不足的问题。

六、健康扶贫效果

华西医院始终坚持以习近平新时代中国特色社会主义思想为指导，深入贯彻落实十九大精神，积极响应党中央、国务院脱贫攻坚要求，贯彻落实中央第六次西藏工作座谈会精神，助力健康中国战略，依托国家级区域医疗中心，聚焦西藏自治区、四川藏区的重难点地区，在"精准"上下功夫，通过精准定区域，精准攻关主要病种、贫困家庭，构筑健康精准扶贫的"华西"模式，把"输血"和"造血"相结合，充分彰显了国家级区域医疗中心的公益性和责任担当，不断发挥区域辐射及引领作用，使西藏自治区和四川藏区医疗卫生服务体系不断健全与完善。

（一）统筹城乡区域协同医疗卫生服务体系，全面促进分级诊疗——华西"甘孜"模式

2011 年 6 月，华西医院与甘孜藏族自治州人民政府签订了《医疗卫生服务战略合

作协议》，与甘孜州人民医院签订了《华西医院区域联盟中心医院合作协议》和《华西远程医学合作协议》，明确了支援帮扶甘孜藏族自治州尤其是甘孜州人民医院的医疗卫生技术提升。2014 年，甘孜州人民医院正式成为华西远程医学分中心，即以"互联网 +"医疗为契机，管理与技术输出为抓手，在线(通过远程平台进行会诊、人员培训等形式)与在位(专家坐诊、查房指导、专科培训、手术操作指导、学术讲座和学科建设规划等形式)模式并重，辐射所在地区县级医院及乡镇卫生院，进而建设形成完整的三级协同医疗服务联盟网络，积极构建分级协同的紧密型医联体，向下辐射 40 家县级医院，334 家乡镇卫生中心，惠及甘孜州 111 余万居民，极大地提高了区域医疗服务能力，实现自身"造血"功能。

1. 以深度调研为基础，明确医疗扶贫重点方向，"一县一措"助力基层卫生服务体系建设

深度调研、实地考察甘孜州所辖的 11 个县（市）的基本医疗卫生现状，考察内容主要有以下三部分。

（1）甘孜州整体医疗保障情况包括人口数及其分布情况、医疗机构数及其分布与覆盖人口情况等。

（2）甘孜州各县（市）外转率最高的病种及人数，常见病、多发病的病种及诊治水平情况，切实缺乏 / 亟待提升的诊疗技术，11 个县级人民医院的重点专科情况等。

（3）了解甘孜州各县（市）医疗系统的实际工作现状、资源配置现状、诊疗水平、切实的需求与意愿等。

2. 以问题需求为导向，推动基层医疗水平提升

将解决突出问题作为健康扶贫攻坚的主要目标，紧密围绕存在问题和实际需求，在前期详尽调研的基础上，针对医务人员医疗技术单一、能力薄弱，专业能力不足、学习热情不高，医疗管理水平较低、缺乏指导等主要问题，从实着手，以实推进。制订了医院管理、学科发展、人才培养、技术提升的"递进式"帮扶计划；同时将长期目标和近期任务相结合，进一步细化落地实施方案，分批诊治患者、分层培训骨干、分期体现成效，形成州 - 县（市）- 乡 - 村卫生医疗机构多级联动，帮助和提升对口帮扶区域的基层卫生整体服务能力。

3. 特色专业引领学科发展，调动当地参与积极性

华西医院对 11 个县（市）的医疗资源配置、疾病特点、诊疗水平等进行全面分析评估，提出帮扶对口县域基层医院打造 1 ~ 2 个特色专科的目标，结合县域医疗实际，兼顾医院发展需求，大大提高了当地医疗主体参与帮扶的积极性和主动性。科室"结对子"，面对面制定帮扶发展规划，建立点对点紧密联系机制；专家团队现场授课带教，手把手指导专项操作技能；医技科室协作加强实验室、放射科、超声科建设，提升辅助诊断水平，全方位推动贫困地区学科建设发展，用特色医疗引领医院发展，带动县域医疗水平提升。

4. "双组团"式学习机制，深度提升业务水平，拓展医疗服务的广度和深度

制订基层医务人员精准培训五年计划，开展"双组团"式技术帮扶，培训计划重在因地施教，讲基层人员听得懂、学得会、用得上的适宜技术，切实提升基层医疗卫生机构疾病诊断的能力和水平。一方面基层医院以专项技术为中心，组织医护"学习团"前往华西医院深入学习，通过华西专家团队的一对一指导和培训，目前已在腹腔镜胆囊手术、中西医结合呼吸专病、新生儿听力筛查等专业开展，努力为当地培养出一支带不走的"华西队伍"；另一方面，华西医院则以专科为平台，组织教学师资"送教团"下沉开展驻点培训，结合医护实际水平，以疑难讨论、教学查房、诊疗示范、临床示教、学术讲座、手术指导等多种形式提供指导帮扶。积极协助当地医院提升临床诊疗服务能力，截至 2018 年 6 月，诊治患者 51 000 余人次、参与手术 4980 余台次、教学查房3600 余次、培训讲座 900 余次，培训医务人员 6200 余人次，协助开展肺泡灌洗等适宜临床新技术 150 余项。为基层培养好医生，让好医生拥有好技术、让好技术为患者看好病，为基层留住患者，拓展医疗服务的广度和深度。

5. 开办医院管理培训班，提升医院核心团队的管理能力

针对民族地区资讯获取渠道比较单一、管理人员培训机会较少、医疗管理理念和水平落后的问题，参照医院管理 MBA 课程设置，对医疗卫生单位中高层管理人员开设医院管理科主任培训班、院长班，培训内容涵盖医院实务管理、医务管理、医学人文与职业素养、管理能力与工具等四个模块的课程培训，提升医院、科室整体管理水平，建立有目标、有计划、有执行、有流程、有考核的全层培训体系。

6. 全层全域集中培训，锻造当地医疗核心骨干团队

针对甘孜州临床执业医师/助理医师资格考试通过率极低的现状，整合华西诊断学和临床技能教学资源，开展临床执业医师/助理医师资格考试考前培训，强化年轻医师基本技能培训，提高考试通过率，帮助他们成为基层卫生医疗的核心成员。强化基层医疗卫生单位医护人员的基础急诊急救能力，开办急诊重症处理培训班，提高基层医务人员对急救、重症患者的处置能力。深入开展全科培训，尤其是提高对常见病、多发病的诊断、治疗、健康宣教能力，通过适宜性技术培训，全面提升业务技能、专业知识和临床思维。

7. 借助实时互动双向视频网络教学，开设边远藏区的医学课堂

通过远程医学教育、远程三方疑难病例会诊、远程会诊网络转诊、网络门诊、联合查房等方式，华西医院建立了"华西医院-甘孜州人民医院-县级医院-乡镇卫生院"的四级分级协同医疗服务联盟。借助信息互联、业务互通，为合理调配优质医疗资源、实现分级诊疗格局提供了可复制推广的经验。以"实时互动双向视频"网络课程的方式开展继续医学教育，增设远程处方点评、远程学术会议在线直播讨论，华西云课堂、华西微课等版块，形成"华西-甘孜"医联体内多家医院同步在线的交互式一体化教学课堂，进一步扩展教育培训覆盖面，惠及更多的基层医务人员。截至2018年6月，已向甘孜地区开展远程教育培训约1500课时，培训医务人员约12 000人次。

8. 定向培养、免费进修，滴灌造血培养基层医生

作为中国西部最大的医学教育培训基地，华西医院在帮扶甘孜的过程中充分利用基地优势，开展中长期免费进修和短期参观学习，内容包括专项技术培训、临床技能培训及医务管理、质控管理、病案管理、医院感染管理、设备管理等多种形式。针对受援医院的医疗水平制定详细的培训计划和培训内容，力争让受训的医务人员在华西医院得到知识面和诊疗经验的全面扩展，有效保证了受训以后其诊疗水平及技能的全面协同提升。2013—2018年上半年，华西医院共接收甘孜进修生65人，涉及科室28个，减免进修培训费用184 200元，给予生活补助97 680元。

9. 聚焦主要病种，精准攻关地方病

肝包虫病在甘孜藏族自治州病情严重，患病率为1.86%，包虫病患病总人口数约3万人，甘孜州石渠、色达等12个县患病率均超过1%，尤以石渠县为代表，全县自然人口患病率高达 12.09%，个别乡高达 80%，全球罕见。作为国家高度重视的包虫病流行区内的国家大型骨干医学中心，华西医院把包虫病防治作为健康扶贫和重要民生工程来落实。自 2013 年起，医院派出专家挂职甘孜州人民医院，全面带动包虫病防治工作，指导并实施开展全州首例自体输血技术等 10 余项新技术；充分借助互联网平台（远程会诊和微信等）指导甘孜州人民医院肝脏外科制定每一例包虫病患者适合的治疗方案，2017 年远程会诊包虫病患者 243 人次。截至 2018 年 6 月，华西医院专家团队"手把手"培训肝包虫手术 960 台次。甘孜州人民医院包虫病手术量从 2008 年前全年 20 台左右，到 2009—2014 年，全年 100 台左右手术，再到 2015—2017 年，全年平均 500 台，围手术期死亡率更是低于 0.3%。在多种形式"传帮带"的影响下，目前甘孜州人民医院已有 7 位医生，可以独立完成半肝以上复杂包虫病手术，基本做到了肝包虫病治疗不出州，被中央电视台新闻联播、朝闻天下栏目及《健康报》专访报道。此外，由华西医院牵头，以外科团队为核心，正在联合四川省疾控中心、寄生虫病教研室、微生物教研室、华西公共卫生学院、华西药学院等单位，准备筹备成立中国藏区（四川大学华西医院）包虫病防治中心。中心将逐步建成为全球最大的集医、研、学、产为一体包虫病相关多学科研究中心，以患者为中心，针对包虫病强调早期预防、早诊早治、规范治疗、术后全面康复指导和随访，打造全生命周期的包虫病防治之路。

10. 不断丰富援藏形式

通过巡回医疗、大型义诊、送医下乡等多途径、多形式给予受援区域医疗支持。先后多次组织涵盖医、技、护专家的国家巡回医疗队，分别前往甘孜藏区开展为期 2 个月的巡回医疗工作。先后诊治藏区患者 4931 人次，义诊 991 人次，发放健康宣传资料 2177 份，免费赠送药品价值 5.64 万元。开展教学查房 71 次，疑难病例讨论 60 例，全州学术讲座 31 次，培训 3500 余人次。

在"华西–甘孜"院州共建模式的探索下，甘孜州人民医院医疗业务数量与质量得以快速发展。甘孜州人民医院已成功创建为"三级甲等"综合医院，成为甘孜州及康巴藏区一流的综合医疗服务中心。

2017 年，甘孜州人民医院年门诊量 307 605 人次，出院患者为 33 743 人次，较 2010 年增幅为 92.89%、130.64%，三级、四级手术例次增长 38.87%，占全院手术比例的 39.32%。临床学科由 2010 年的 11 个扩展到 2017 年的 27 个，卫生技术人员由 2010

年的 346 人增至 2017 年 736 人,其中高级职称 10 人,副高级职称 88 人,引进博士研究生 2 名、硕士研究生 16 名,医务人员人次结构明显优化。2018 年,华西医院将以"华西 – 甘孜"院州共建为模板,积极探索"华西 – 阿坝"医联体建设新模式。

(二)聚焦西藏实际,打造具有西藏地区特色的医疗卫生服务体系——华西"西藏"模式

1. 打造紧密型医联体——"西藏成办医院"模式

西藏成办医院创建于 1971 年,是西藏卫生事业和后方基地建设的重要组成部分,自创建以来,四川大学华西医院就通过各种途径、各种方式给予帮助和支持。自 1999 年开始,四川大学华西医院与西藏成都办事处先后四次签订联合办院协议,并根据形势发展需要对合作协议不断完善,将西藏成办医院作为华西医院定点扶持医院,实行一个机构、两块牌子(成办医院、华西分院)的联合办院模式,该模式在 2005 年第四次全国卫生援藏工作会议上被确定为重点援藏项目。

(1)管理帮扶到院

自合作开始至今,华西医院先后向西藏成办医院选派包括院长、副院长在内的管理团队,将先进的医院管理理念和方法输入到成办医院,使成办医院在医疗管理、行政管理、财务管理上与现代化医院管理接轨;先后成功协助成办医院创建"国家二级甲等综合医院""国家三级乙等综合医院",现正在申报国家三级甲等综合医院,不断提高其医疗技术水平和服务能力。5 年来,成办医院年均接诊门急诊人数年均增长约 19%;出院患者年均增长约 11%,西藏患者约占患者总数的 85%,实施手术年均增长约 7%;健康体检人数年均增长约 17%。

(2)技术帮扶到科

医院的发展靠学科,华西医院和成办医院利用距离近的优势,华西专家长期坚持到成办医院开展技术指导和帮扶,帮助其加强学科建设,很多学科在华西的帮扶下实现了从无到有,如骨科、神经外科、肝胆外科、神经内科、呼吸内科、急诊科、心内科等,采用科室"结对子"的方式,常年派出知名专家到成办医院开展讲学、门诊坐诊、教学查房、手术指导等常态业务活动,对成办医院医务人员进行传帮带,有力支援了医院的人才梯队建设和临床技术的发展;帮助成办医院组建了脑外科、骨科等专业科室,开展

了脑瘤手术、髋关节置换等大型手术，极大地提升了西藏成办医疗技术水平及服务质量。通过科室与科室"结对子""团队－团队"专项培训、组建专科联盟等方式，实现诊疗技术－专科建设－医院等级－医院管理全序列支援。

（3）培训帮扶到人

长期为西藏成办医院免费培训医疗骨干和管理团队，推荐在华西医院规培、研究生毕业的医师到成办分院，帮助其引进博士、硕士优秀人才及本科学历专业的技术人员100余人，逐步形成了初、中、高专业技术人员科学配备、较为合理的人才梯队。2013—2017年间共免费接收医护人员进修120余人次，回院开展新技术20余项，填补了医院技术空白，培养了大批专业技术人才，有力支援了成办医院人才梯队建设；累计会诊800余人次，组织专家查房1000余次，疑难病例讨论300余次，完成双向转诊1000余人次，开展大型学术交流及讲座培训30余次，持续提升医疗服务及技术水平。

（4）探索双向转诊，落实分级医疗

在华西医院和成办医院通过医院政策支持，将部分常见病、多发病符合成办医院收治标准的患者引导至成办医院就诊，增加患者对成办医院的了解。同时，对成办医院的疑难重症患者，按四川大学华西医学中心附属医院的标准建立会诊和转诊绿色通道，及时解决，增强患者对成办医院的信任，落实符合华西－成办实际的分级诊疗。

（5）给予设备和资金支持

在对口支援过程中，华西医院每年免收成办医院50余万元管理费，用于成办医院改善医院设施；先后免费赠予成办医院单排螺旋CT一台、病床数十张等医疗设备和财务收费管理软件等，改善西藏成办医院医疗条件。

（6）注重医院能力的全面提升

持续提升成办医院干部保健服务水平，健全了西藏干部服务的窗口，有效解决西藏干部在成都治病的问题，使成办医院在服务西藏干部保健工作中发挥特殊重要作用。通过举办科研教学讲座等多种方式，持续提升科研教学水平。5年间组织申报省部级科研项目8项，市级科研项目5项，发表论文近300篇；成办医院先后成为西藏大学医学院实习基地、教学医院和附属医院，接收来7个学校实习生共计300余名；顺利完成接收、安排西藏日喀则地区谢通门县、乡、村级医务人员来成办医院培训、学习、工作任务，为区内培养基层医疗卫生人才，为推动西藏医疗卫生事业的蓬勃发做出了积极努力。

2. 打造具有西藏地区特色的医疗卫生服务体系

（1）聚焦人才培养，构建"本科培养－规范化培训－进修生培训"全方位立体式的西藏医学人才培养体系

①本科教育：从 1989 年开始，举办临床医学西藏大专班，并在临床医学专业本科班中穿插招收西藏生源学生，前后 10 年累计为四川省藏区、西藏自治区培养教学骨干 220 余人，毕业后成为包括西藏大学医学院、西藏自治区人民医院等医疗教学单位骨干。1998 年，在美国中华医学基金会（CMB）资助项目支持下，华西医科大学与西藏大学医学院启动了"远程医学教育项目"，2000 年对西藏大学医学院专科生进行远程教学，并从 2002 年开始向西藏大学医学院开通 5 年制的本科医学远程教育。截至 2006 年，230 余名华西教师通过华西－西藏远程医学教育系统共计完成 15 门课程、3000 多学时的课程教学。自 2003 年以来，华西临床医学院在西藏地区招收的本科生、硕士研究生毕业后 95% 返回西藏就业，成为西藏地区医疗卫生系统的生力军。

②规范化培训专项计划：华西医院于 2015 年 9 月与拉萨市卫生局签订了 5 年委托培训协议。2015—2017 年已累计招收定向规培学员 500 人。

③西藏地区专科进修生培训。2013 年至今共计接收西藏地区专科进修生 130 人次；2017 年举办"西藏医院管理高级研修班"，培训西藏地区学员 100 余名。

（2）聚焦财务管理和信息化建设，"常驻＋组团"提升西藏地区医疗卫生机构财务和信息化水平

自 2016 年起，华西医院财务部及信息中心每年派出常驻人员，在西藏进行为期半年的对口帮扶。协助"西藏自治区包虫病监测信息系统建设项目"和"西藏自治区藏医平台项目"建设，提出系统的技术架构方案，并在系统功能需求、安全保障建设等方面提出有效建议。协助"西藏自治区统筹区域全民健康信息平台建设项目"建设，参与该项目的前期调研、方案设计和论证，在数据中心机房建设、服务器部署形式、灾害预备及安全保障、远程医疗建设内容等方面提出建设性意见，有效协助项目的推进。

在常驻人员对口帮扶的基础上，华西医院还阶段性地开展"组团式"培训帮扶。

（3）聚焦科技援藏，着力支撑健康扶贫

"十三五"以来，华西医院共申报组织 4 项援藏科技项目，包括四川省科技厅、四川省卫生和计划生育委员会项目各两项，涉及总经费达 321.5 万元。2018 年 6 月，在四

川省科技厅的支持下，华西医院启动科技援藏协同医疗技术创新与应用示范项目，该项目从西藏实际出发，坚持围绕目标，坚持问题导向，坚持精准施策，坚持合力攻坚，以技术、人才和管理协同援藏为主要框架，从专科能力提升、适宜技术推广、适宜人才培养、慢病分级防治新模式、医院管理提升及模式效果评价等六个方面，以西藏自治区第二人民医院、拉萨市中心医院、山南市曲松县人民医院3家医院为主要援助方，充分发挥华西医院在临床、护理、药学、远程医疗、慢病防治、人才培养、医院管理等学科综合优势，聚焦西藏自治区及类似贫困薄弱地区，聚焦基层医疗卫生服务能力全面提升，把"输血"和"造血"相结合，力争用3年时间从自治区、市、县三个层面探索打造依托国家级区域医疗中心的健康精准扶贫模式。

（4）聚焦藏区医疗保健专项任务

华西医院党政班子历来高度重视西藏干部保健工作。

①自20世纪90年代开始设（指）定部门和专人负责西藏医疗对口服务工作。建立了保健对象就医绿色通道，为重点保健对象安排特殊医疗服务，及时了解和掌握重点保健对象的健康状况，把会诊、住院、重大病情报告、病情跟踪评估等纳入制度化管理。

②根据西藏自治区的医疗需求，派遣医疗骨干到当地指导工作。

③做好西藏重大活动的医疗保障任务。华西医院作为四川省干部保健基地，一直以来承担着西藏重大活动的医疗保障任务。

④进一步做好西藏自治区保健服务。

（5）聚焦长效机制建设，强化构建"内生动力"，对口帮扶西藏尼玛县人民医院

根据国家五部委《关于加强三级医院对口帮扶贫困县县级医院的工作方案》的要求，华西医院对口帮扶西藏尼玛县人民医院。尼玛县人民医院目前已开设外科、内科、妇产科、放射科、检验科、B超室、麻醉室，床位50张，有DR、彩色B超等设备，全院职工共24人，其中卫生技术人员共计19人。

对尼玛县人民医院的帮扶的核心重在"因地制宜"。结合县医院现有的医疗服务水平，制定实事求是的帮扶方案；结合当地的疾病谱、死因谱拟定出尼玛县的常见病、多发病种目录，制定和细化切实可行的帮扶方案。加强医疗技术培训，最终实现"小病常见病不出县，现有的医技人员和资源得到很好利用"的扶贫目标，切实提升尼玛县人民医院整体医疗服务水平，满足广大人民群众的就医需求。

（三）对甘孜藏区和西藏地区医疗卫生精准扶贫的总结和建议

（1）坚持因地制宜，精准施策。充分考虑扶贫地区的医疗现状，用科学研究的方法，结合扶贫地区的社会、环境、需求，精准制定符合扶贫地区实际的方案。

（2）尊重医学发展规律，充分认识医疗服务模式、医学人才发展的内涵和规律。

（3）充分与医保服务和人事绩效改革联动，激发内生动力，构建适宜扶贫地区的医疗卫生服务体系。

（4）立足现实，充分考虑扶贫地区的长远发展。

精准扶贫、富民兴藏是党中央、国务院高瞻远瞩，从党和国家战略全局出发做出的重大决策，是促进贫困地区和谐稳定、实现长治久安的战略举措，是缩小区域发展差距、全面实现小康社会的重要途径，也是发挥社会主义制度优越性、巩固和发展各民族大团结的重要体现。决胜"十三五"，打赢扶贫攻坚战，实现到2020年建成小康社会，西藏及四川藏区的医疗卫生工作任务非常艰巨，还有很多工作要做，必须结合西藏自治区及四川藏区的实际情况，抓紧时间探索和建立适合西藏及四川藏区自身的医疗卫生体系和服务模式。提高西藏自治区及四川藏区医疗卫生服务水平，精准扶贫，不仅是眼前面临的问题，更是维护藏区长期稳定、促进发展的大事。四川大学华西医院将继续贯彻落实党中央、国务院扶贫工作精神，贯彻落实中央第六次西藏工作座谈会精神，扎实推进协同医疗技术创新与应用示范医疗项目，为藏区医疗卫生事业发展做出应有的贡献。

第七节　半紧密型医疗联合体模式与健康扶贫

一、围场模式

（一）建设背景

围场县隶属河北省承德市，位于承德市最北部，地域面积较大，县境东西长138公里，南北宽118公里，总面积9219平方公里，全县总人口54万人，下辖36个乡镇，农业农村人口数量多、居住分散，作为国家级贫困县，该县地域广阔，医疗资源缺乏，乡镇卫生院较为分散，个别乡镇距离县城百多公里，有限的县域医疗资源制约着医疗服务水平。

全县共有各级各类医疗机构515个，其中乡级以上医疗机构39个（局直医疗卫生机构3个，分别为县医院、中医院、妇幼保健院；乡镇卫生院36个），村卫生室312所，民营医院8个，社区卫生服务中心（站）7所，社会办医疗机构149所。2015年全县万元以上设备937台，总价值9530万元，10万～50万元设备115台，50万元以上19台，100万元以上设备17台。全县卫技人员总数2610人，其中注册执业医师（含助理执业医师）1099人；乡村医生705人，注册执业护士806人。每千人口拥有卫技人员5人，全县年门诊2 319 901人次；年住院76 734人次；住院病床日511 183天，出院者平均住院日数为7天。

基层医疗机构设备陈旧落后，医务人员数量不足、水平不高，且先进设备和优秀医务人员主要集中在县直医疗单位，在36所乡镇卫生院工作的执业医师(含助理执业医师)人数为155人，具有医学影像学执业资质的仅2人（执业医师与执业助理医师各1人）。医疗卫生资源配置的不均衡严重制约了全县卫生事业的健康发展，存在较大的医疗安全隐患，分级诊疗制度难以落实。

县局领导班子高度重视移动医疗带来的发展契机，经过充分协商，确定中关村华医移动医疗技术创新研究院作为合作对象，规划构建农村医疗服务保障平台，有效地促进了优质医疗资源下沉，减轻了群众就医负担。

（二）运行机制

2016年3月，围场县卫生和计划生育局与中关村华医移动医疗技术创新研究院签定协议，开始影像诊断服务试点，围场县卫生和计划生育局为此颁发专文，形成了以李宝志局长为总指挥的领导班子，出台系列试点方案文件，确定了县人民医院影像专科专家及专科医务人员相关服务的责权利、服务岗位定位等，并联合相关试点乡镇卫生院具体实施，开始了"北京－围场－乡镇"医学影像三级诊断服务。

1. 利用互联网技术构建远程影像分级诊疗平台

与政府合作，中关村华医移动医疗创新研究院通过搭建乡镇医疗机构－县级医疗机构－上级医疗机构（省市级及北上广顶级医疗机构）的影像三级诊断模式，为基层医疗机构提供影像设备、智能硬件系统、软件系统、医疗服务及规范化培训的整体解决方案，实现医学影像基层检查、上级诊断、疑难病例申请会诊的诊断模式。该模式由乡镇医疗机构发起诊断申请，县级综合医院远程诊断，诊断结果由县级综合医院返回乡镇医疗机构打印出具。遇到疑难病例的诊断，县级综合医院通过影像平台传输给上级医疗机构发起需求，由上级医疗机构专家进行会诊后发回县级医院，再传到乡镇医疗机构。

（1）乡镇－县－北京的三级诊断网络

建立依托各县县级医疗机构（县人民医院或县中医院）的县域影像中心，该中心连接县辖区内各乡镇卫生院，实现由乡镇卫生院拍片，县域影像中心医生提供远程诊断，县域影像中心无法解决的疑难病例再转到华医全国影像大数据中心请求高端专家会诊支持（图3-2-13）。

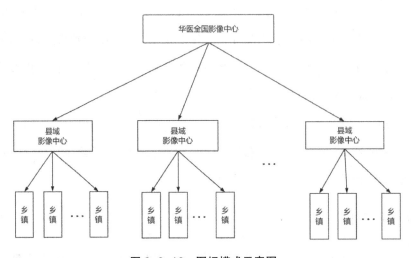

图 3-2-13　围场模式示意图

（2）影像项目运营情况

影像项目连接39所医疗机构，包括3所县级医疗机构，36所乡镇医疗机构（卫生院），其中围场县医院作为影像的诊断端，其余医疗机构为影像采集端。各医疗机构与围场县医院连接设备类型以DR设备为主，仅两家县直医疗机构连接了CT和MR设备（各1台）。

围场县人民医院参与影像诊断服务的医生共有 20 人，包括诊断医生 14 人、审核医生 6 人。第一例病例完成时间为 2016 年 8 月 1 日，截至目前（2018 年 9 月 11 日）已经完成病例 18 763 例。共有 10 例病例判定为不合格，病例合格率为 99.95%。总病例中男性病例 9239 例，占患者总数的 49.24%，女性病例 9524 例，占患者总数的 50.76%。各类型影像病例中，DR 为 18 759 例、CR 为 1 例、CT 为 2 例、MR 为 1 例。急诊病例为 372 例，占总病例比为 1.98%。平均报告下发（诊断完成）时间为 5.5 小时。合格病例中（18 763 例）影像位置分布情况见表 3-2-8。

表 3-2-8　病例类型分布

类型	数量（例）	比例（%）
胸部	10 193	54.32
四肢	3061	16.31
脊椎	2674	14.25
其他	1096	5.84
颈部	1177	6.27
腹部	355	1.89
头部	207	1.10

以心电项目为例，围场县医院作为牵头单位，在 2017 年 12 月 1 日共接入 10 个地区，2018 年 4 月 25 日共接入 21 个地区，目前共有 32 个地区都在正常运行，分别为 2 所县级医疗机构（围场县医院、围场县妇幼保健院），25 所乡镇卫生院，5 所村卫生室。其中围场县医院作为诊断端，其余医疗机构为采集端。围场县参与诊断服务的医护人员共计 2 人。第一例病例完成时间为 2015 年 11 月 16 日。截至目前（2018 年 9 月 11 日）已经完成病例 9807 例。共有 20 例病例判定为不合格，被诊断端打回，病例合格率为 99.8%。总病例中，男性病例 3859 例，占患者总数的 39.35%，女性病例 5948 例，占患者总数的 60.65%。急诊病例为 62 例，占比 0.63%。总病例中阳性病例为 5017 例，阳性率为 51.16%。心电诊断相关情况见表 3-2-9 ～ 表 3-2-12。

表 3-2-9　诊断报告用时情况

报告时间（小时）	例数（例）	比例（%）
≤ 0.5	9099	92.78
0.5 ~ 1	168	1.71
1 ~ 3	224	2.28
3 ~ 6	168	1.71
6 ~ 12	130	1.32
12 ~ 24	18	0.18

表 3-2-10　诊断报告用时情况

年龄（岁）	例数（例）	比例（%）
5 ≤ 7	16	0.16
7 ~ 17	103	1.05
18 ~ 40	585	5.96
41 ~ 65	4816	49.11
≥ 65	4287	43.72

表 3-2-11　阳性病例情况

疾病类型	数量	比例（%）
冠心病	190	3.79
心肌病	428	8.53
心律失常	1712	34.12
复合型疾病	72	1.42
异常心电图表现	2615	52.13
总计	5017	100

表 3-2-12　心电图异常表现未明确诊断情况

序号	心电图表现	数量（例）	比例（%）
1	J 点压低	4	0.15
2	ST-T 改变 QTc 间期延长	4	0.15
3	T 波异常 ST-T 段异常	4	0.15
4	顺钟向转位	8	0.30
5	早期复极	8	0.30
6	PR 间期缩短	11	0.42

序号	心电图表现	数量（例）	比例（%）
7	可见 U 波	11	0.42
8	胸导低电压	11	0.42
9	异常 q 波	15	0.57
11	逆钟向转位	23	0.88
12	QTc 间期改变	30	1.15
13	T 波异常 QTc 间期改变	49	1.87
14	肢导低电压	72	2.75
15	电轴左（右）偏	166	6.35
15	ST-T 异常	958	36.63
17	T 波异常	1241	47.46
总计	-	2615	100

（三）信息技术平台

1.执业医生电子签名制度，一人一账户，严格对卫生局多点执业备案的医生进行授权，保证医生合理合法多点执业，责任到人，数据安全。

2.二级审核制度，即由低年资医生出具初始报告，由高年资医师出具审核报告，提高诊断正确性及符合率。

3.通过互联网实现县域医学影像诊断基地与乡镇医疗机构影像数据同步，并且数据完全一样，不被压缩，避免由于数据改变而导致的漏诊、误诊。

4.系统的所有信息扭转节点均有消息提醒功能，保证各方面工作人员及时完成任务。

5.数据长期存储功能，可提供随时查询。

6.每条信息均记录修改时间及操作人员，保证责任到人，有据可查。

7.参与的医务人员可随时调阅真实病例进行学习，提升水平。

8.可实现随时随地，多终端查阅，包括电脑、手机及 PAD 端，无时空限制。

9.该系统支持连接多种类型影像设备，如 CR、DR、CT、MR 等，包括数字化心电设备。

10. 系统中具有由多位顶级专家共同研发制作的结构化的医学诊断知识库，减少诊断医生工作时间，提高效率。同时，结构化的医学影像数据库，为影像大数据分析提供基础保证，为各医疗机构学术科研提供数据支持。

11. 为卫生监管部门提供数据监控分析端口，让监管部门随时可查看分析全地区数据及各医疗单位、各医务人员工作情况，为考核奖惩等提供依据，同时为全地区医疗卫生防控管治等若干方面提供数据支持。

在以上基础之上，华医也将不断提供系统优化、技术升级，全力满足用户需求。

（四）创新点

1. 创新要素及优势

本次试点，是我国基层医疗机构以移动医疗推进分级诊疗的创举，体现出如下核心竞争力，具体有以下几个方面。

（1）顶层设计方面

该项目由学术社团、民间社团组织、运营公司、实体医院和政府等共同打造，具有完美的顶层设计，集科研、转化、应用、推广、学术、应用为一体，实现科、教、研、社、政、用的完美结合，为具有开创性的移动医疗服务模式。依托学术平台——中国研究型医院学会移动医疗专业委员会的优势，组织专家，针对三级影像诊断发布行业标准（包括影像诊断标准、医疗保险标准、网络医院标准等），占领影像诊断技术标准的制高点。

（2）市场需求方面

以县级公立医疗机构为中心，以乡镇卫生院为目标，利用现有公共卫生资源服务于最基层地区，市场需求足够大，同时能全面发挥县域现有的医生资源，能低成本、高效率地缓解大医院大专家资源不足的问题。

（3）专家资源方面

研究院与中国研究型医院学会移动医疗专业委员会、放射学专业委员会达成落地转化平台合作，形成了一流全国性专业级专家团队，确保服务能力，也为未来全国布局联网打下了基础；同时在专家多点执业方面，华医·围场模式基于目前现实也作出了大胆创新：

①与医疗行政主管部门合作，以其公文形式，实现影像诊断医生的区域内资源的共享，首创本区域内自由执业范例；同时也使华医研究院专家为非医疗机构的专家学术社团成员的服务指向通过移动互联网得以实现。

②执业的方式，以网络诊断为主流形式出现，系开创性举措，依据卫生和计划生育委员会对网络问诊的"咨询"定位，形成创新经验，值得推广。

③执业安全保障方面，以卫生和计划生育局公文形式确定分级诊断的要求，并适应移动互联网要求，华医研究院严格遵循诊疗规范，设计了以医生登录权限认证、诊断内容二级审核、电子签名等为代表的数字安全保障机制，能够确保医疗安全和患者利益。

④在利益机制方面，各级医务人员据其职责与权属，有相应的执业回报，确保了模式的良性运转。相信随着网络的普及及专科服务的延入，在共同的努力之后，能够探索出移动医疗助力执业自由的成功范式。

（4）平台建设方面

在北京大学信息科学技术学院、北京大学医学部、北京协和医院、中国人民解放军总医院等多家高校、三甲医院专家的指导下，华医研究院与华医民生合作，用1年余时间，打造了专业化影像三级诊断平台，并在半年多应用过程中，及时反馈需求，升级软件，优化服务，目前已上线2.0版本，于北京、河南、河北等地应用成熟，核心技术说明如下：

①系统实现了影像采集、传输、存储、阅片、转诊、报告等功能，是一个从拍片到报告的完整闭环系统。

②系统运行在基于公网的私有云（VPC）网络中，网间采用隧道隔离技术，在数据链路层进行二层隔离，完全满足政务、金融的安全需要，安全级别远超医疗行业的需求。

③系统的云架构采用统一运维、监控的全托管模式，接入系统的影像中心，前期不需要巨额硬件设施的投入，后期无需运维人员；整个系统按需使用，按量收费，安全、稳定、可靠。

④系统采用B/S架构，适用于电脑、平板、手机系统，不存在平台限制，真正实现了有网的地方就能做诊断。

⑤系统内部实现了二级审核和数字签名机制，整个流程完全合法合规，完全满足行

业标准。

⑥系统在初期采集阶段预设了各种接口，为后续扩展设备的接入做了铺垫。

⑦系统在诊断流程中，为后续的大数据分析做了预处理，等满足了一定的数量条件，即可着手开始做更深层次的数据挖掘，引入人工智能的算法，开展智能阅片等大数据处理。

⑧3.0版本将通过Hadoop打造一个分布式计算框架，对各种各样的复杂数据处理分解为的基本元素，实现基于机器学习的自动智能化。对确定性数据分析，探索性数据分析，预测性数据分析，随着可获得的数据越来越多，未来大数据平台的价值更多取决于其计算人工智能的程度。

（5）运营机制方面

已建立项目推进各参与环节的各种运营机制、费用机制、利益分配机制、管理考核、第三方专家评估机制等，实现了各参与方的多赢局面，确保该项目的快速推进和推广。

（6）落地实施方面

该项目前端实施简单、快捷、方便，过程易操作、可控制，适合国内乡镇医疗卫生发展现状。

（7）国家政策方面

项目主要服务于最基层乡镇级医疗机构，已联合国家相关扶贫部门共同参与国家医疗精准扶贫：华医已向中国扶贫开发协会捐赠500套软件系统，将用于国家级贫困县该项目的建设；同时，该项目获得中国老区建设促进会与中国研究型医院学会联合发文，面向国家1599个老区县开展项目建设。

此外，在国家"十三五"大力发展"互联网＋中医药"的战略下，该项目经过国家中医药管理局调研考察，已下发项目文件〔国中科（44号）〕，于"十三五"期间覆盖全国65%以上地区。

再者，在推动京津冀协同发展过程中，中关村科技园区管理委员会、社会组织联合会对该项目调研考察，已将其列入《中关村国家自主创新示范区京津冀协同创新共同体建设行动计划（2016—2018年）》中，作为京津冀一体化重点项目推进建设。

2. 整体解决方案

该项目为基层提供整体解决方案，包括与数字化硬件、采集终端、软件系统、医疗服务(专家)、特殊地区的资金支持、线上线下学术研讨及规范化培训、基层医生进修、继续教育、疑难患者转诊绿色通道以及高端特殊患者的医疗私人定制服务等。

该项目由中国研究型医院学会移动医疗专业委员会、中国研究型医院学会放射学专业委员会、中关村华医移动医疗技术创新研究院、北京大学医学部等提供线上与线下相结合的学术及医疗技术支持，实现学术研讨、科研指导、临床帮扶、进修教学等为一体的学术资源支持；与军工国有企业——山东新华医疗器械股份有限公司（SH：600587）捆绑合作，为华医所扶贫地区提供质优价廉的数字化影像采集设备，同时与其他国产数字化影像采集设备商深圳蓝韵、南京普爱等达成深度合作协议。此外，与国内知名融资租赁公司达成深度合作关系，为贫困地区项目建设提供资金支持等。

（五）效益分析

1. 社会效益

中关村华医移动医疗技术创新研究院围场三级影像诊断项目，以创新性举措实现了该项目各参与方共同遵循的良性机制、服务惠民的社会效果。

（1）区域影像医生多点执业

我国基层影像医师极度缺乏，在乡镇卫生院，无执业证上岗现象较为普遍，规范化诊断难于落实，导致误诊率、漏诊率居高不下，超范围执业现象普遍存在；围场模式的专家在线分级诊断服务，把县级医疗机构影像医生统一调配，以卫计局统一备案的形式形成了多点执业模式，共同加入华医诊断服务平台，在线服务于各个乡镇，解决了基层诊断人才长期缺乏的问题。

（2）分级诊疗从医学影像科得以实现

以影像诊断服务切入，借助网络服务，实现了县域内的分级诊疗局面。围场模式，从影像诊断入手对接精准服务，在科室层面解决了上级医院的会诊压力，以影像诊断平台作为带动，再加入临床诊疗移动医疗服务，优质资源下沉与对接，分级诊疗可望全面落实。

（3）全面提升区域基层服务能力和参与热情

基层乡镇卫生院有资质影像诊断服务，同时可通过网络进行相关培训，服务水平全面提升；基层县级医疗机构影像医师长期以来价值不被认可、收入较低的问题得以解决，参与热情全面提高。在县域内借此实现"大病不出县"，高端专家在线传帮带和培训、继续教育形成新的服务业态；疑难病例会诊、转诊通道因确定性的增强而更加清晰通畅。

（4）影像资料互认及数据共享

由于长期形成的机制体制因素，患者医学影像检查结果异地无法互认，导致重复拍片、增加医疗成本，或者基层医疗机构完成拍片，但是阅片质量存在疑问、患者影像存储管理较为困难、转院需再次拍片几乎成为常态，无形中加重了患者医疗成本。围场模式以云服务模式实现了影像资料的全面云服务、云共享，免除了远途前往上级医疗机构就医且面对低医保报销额度的问题；同时，也为未来以患者个人订制为中心的个人大数据服务奠定了基础。

（5）缓解三甲医院和市级医院人满为患的局面

据统计，医疗资源高度集中的北京市，2015年来京就医人数达2.1亿人次。大型都市三甲医院人满为患的局面长期难于缓解，原因在于分级诊疗难于落实。围场模式带动医疗资源下沉的方式，有望彻底改变医疗资源集中的都市大型三甲医院人满为患的局面。

（6）真正体现高端专家价值

当前，分级诊疗不落实会导致专家把大量的时间用在基层本可实现的疾病的确认、会诊、治疗上，反而难以集中精力处理疑难病。以围场模式为肇始，推动常见病和慢性病在基层医疗机构得以解决的同时，也使疑难病和高端需求得到了精准的筛选和对接，真正使高端专家参与疑难疾病的诊治，总体上也使其获取碎片化时间，并充分利用碎片化时间服务基层，从而双向提升和体现专家价值。

（7）全面契合基层医疗发展需求

华医影像三级诊断项目的最大优势，是其提供了可供基层自主选择的整体性解决方案，全面适应医疗发展需求。通过综合调研，研究院充分了解最基层需求，才得以不断修正和优化服务模式，紧跟基层需求，及时追踪相关数据，升级相关软件，全面深入对接。而基层的需求是多样的，专家、设备、服务均作为可选项仍不够。在调研中，广大基层发展的愿望均很强烈，但由于缺乏资金，一些基层单位影像采集设备不足，难以开展业务，成为制约发展的主要因素；以县为代表的基层医疗行政主管部门与基层联动、带动基层全面发展的计划长期以来受制于资金问题。为此，华医团队通过整合资源，形成了融服务和数字化诊疗设备投放、采购和金融支持于一体的整体性解决方案，尤其适合边远地区、革命老区为代表的贫困基层发展需求，因而也成为医疗精准服务、精准扶贫的典范。铸就这一典范，是密切联系和反馈基层需求的无数细化工作累进而成的。

2. 经济效益

截至 2018 年 9 月 10 日，围场三级影像平台连接的 38 个乡镇已联网运行 25 个月，收到病例总数 18 773 例，均为乡镇 DR 拍片，其中有效病例 18 763 例，综合统计和分析这些病例结果显示，以 DR 为例的三级影像项目为基层带来了显著的实惠。

（1）经济效益显著，降低居民就医成本

围场县人口 54 万，农村人口 44 万，在乡镇卫生院患者每个病例 DR 拍片比在县域拍片节约 17 元 / 例，按照 0.2 人次 / 年计算。全县需要拍片人数为 8.8 万人次 / 年，由此可节省费用 149.6 万元，这些节支都是居民的就医成本，也是医疗资源下沉的直接效果。

（2）基层医疗机构收入显著增加

由三级影像诊断项目带来的基层收入增加，体现在以下几个方面。

①乡镇卫生院：按照每乡镇卫生院平均拍片 1500 例 / 年计算，目前乡镇拍片收费 56 元 / 部位，一年拍片收入为 8.4 万元。已联网的 38 个乡镇年拍片收入为 319.2 万元。通过三级影像模式，县级医院由影像诊断高效对接患者，同步引发医院的其他检查收入等。

②县级医院：由于镇级医疗机构影像诊断的实现和水平提高，轻症患者在县级医院减少，无可避免会导致这部分收入下降；同理，由北京等城市的上级专家提供的支持，本地疑难病症得以留存，转诊率全面下降，结合华医推出的临床专科专家线下支援模式，卫生和计划生育委员会推进的"大病不出县"要求将可全面实现。未来，县级医疗机构将承担本地区全部疑难疾病的诊治，医疗资源将实现均衡配置，县级医院的相关收入将大幅度提升。

（3）患者就医效率大为提高

围场县人口 54 万，其中农村人口 44 万，就医需求按照 0.2 人次 / 年的平均值计算，乡镇一级仅影像拍片人数需求即为 8.8 万人次 / 年。平均看病时间以 1 天 / 次计，总体预计节约时间达 8.8 万天，由此充分体现三级影像项目全面提高就医效率；患者得到及时就医和高效服务，由此带来的社会贡献和相关经济效益更是难以估量。

（4）节约患者就医费用

①节约门诊费用。需要县级会诊人数按照 50% 计算，国家卫生和计划生育委员会统计全国平均门诊费用 188.20 元，节约门诊费用 828.08 万元。需要省级会诊人数按照 10% 计算，国家卫生和计划生育委员会统计全国平均门诊费用 289.6 元，节约费用 254.85 万元。共计节约门诊费用 1082.93 万元。

②节约交通费、误工费。按照需要县级会诊人数的 50%，交通费、误工费按照 100 元计算，节约交通费、误工费 440 万元。按照需要省级会诊人数的 10%，交通费、误工费按照 150 元计算，节约交通费、误工费 132 万元。共计节约交通费、误工费用 572 万元。

总可节约费用 1654.93 万元，而这是患者传统就医成本必不可少的组成部分。

（5）减少医疗财政支出

围场县级医疗财政每年支出巨大，大约为 500 万元 / 年，人均 120 元 / 年。华医三级影像平台的引进，减少基层乡镇影像诊断医师配置费用约 150 万元 / 年。同时，由于患者精准诊治和治疗的实现，使疾病的总体处理效率提升，降低了医疗费用，医保的支出随之下降。

（6）县域影像医生和北京专家工作收益

根据目前数据统计，围场县级医院医生承担平台上 95% 左右的常规诊疗服务，通过医改资金给县医院影像医生增加诊断补助，5% 患者由北京专家服务，可给高端专家带来可观的会诊收入。

（六）优点和障碍

1. 受到了基层医疗机构的普遍欢迎

基层患者得到影像为主的疾病的确诊，带动相关服务，使患者得到各相关成本节约带来的实惠，从而形成了对服务模式的认可，这是项目落地扎根的基础。同时，项目也得到了基层技师的普遍欢迎，表现为对提升其业务能力有巨大帮助和高度认可。这方面，华医平台将继续完善，并将组织专家、设备厂商等进行定期系统化培训，满足基层具体需求。在培训内容上，为基层医生提供常见疾病诊断思路，与相关全科医生、乡村医生培训项目结合；为基层技师提供设备规范化操作培训、软硬件系统操作与基本维护培训等，提升其常见疾病规范化操作技能。在培训节奏上，将首选运用华医既有网络，以在线方式形成系统化培训方案，同时，结合设备维护周期，辅以线下相关培训。

2. 全面实现了影像医疗资源下沉

在前述设备下沉意义的基础上，本项目最重要的意义，在于完全解决了基层影像医师缺乏这一普遍存在的问题。相关数据表明，随着项目的不断推广，有助全面提升乡镇卫生院首诊率，从而大大加强了基层医院的服务能力水平。人才与服务意义上的医疗资源对接最基层，是医疗资源下沉的本质。

3. 服务平台存在完善提升的空间

（1）在项目推广初期，在向患者主动介绍项目内容方面仍未做到100%实现群众选择乡镇首诊就医。不仅就近、低成本、高效率解决常见疾病和急诊需求，更提升了乡镇卫生院的综合性诊疗服务能力，使其相关收益提升与模式推广呈正相关，这样才有助提升基层医务人员推广的积极性，同时，应该加大宣传推广力度，与政府惠民政策密切结合，把项目推送到村一级单元，使广大百姓全面了解项目优势。

（2）在服务效率上，可提升的空间仍很大。从基层每月拍片量的数据中可以看出，在诊断医生配比与服务模式上还可以进一步优化。

（3）在机制创新上，仍要加大人性化程度，合理区分轻重缓急，当前目标是保证普通病例在1小时内做出诊断，急诊半小时内做出诊断；同时，随着农村医疗服务保障大平台的建设，将相关服务全面数字化，与相关疾病的防治知识科普、诊断服务（如医药终端）联结等相关内容相结合，同步精准推送到医患（移动端），有望最终彻底解决相关问题。

二、淮滨模式

淮滨县县域医疗服务共同体（简称为"淮滨医共体"），是淮滨县卫生和计划生育委员会指导、淮滨县人民医院牵头组织，基层医疗卫生机构全部参与，县直医疗机构积极协作、鼓励民营医疗机构自愿加入的医共体体系。淮滨医共体立足淮滨是国家扶贫开发工作重点县、大别山片区扶贫开发工作重点县的实际，贯彻落实健康中国目标，深入落实改善医疗服务行动计划，创新工作机制，利用互联网＋，依托中关村华医移动医疗技术创新研究院提供搭建的医学影像三级诊断系统，构建淮滨县智慧医疗信息平台，上联市级三甲医院，下接乡镇卫生院（村卫生室），形成了"乡村做检查、县级做诊断、市级（北京）做会诊"的新型分级诊疗模式，促进了医疗资源下沉，缓解了基层群众"看病难、看病贵"问题，运行1年多以来，取得了显著的阶段性成效，得到社会各界的广泛认可，新华网、人民网、央视网、央广网等主流媒体给予了宣传报道，被誉为"淮滨模式"广为推广。

（一）建设背景

习近平总书记在十九大报告中指出，实施健康中国战略，人民健康是民族昌盛和国家富强的重要标志，没有全民健康，就没有全面小康！脱贫攻坚决胜小康是党中央的庄严承诺，是全面建成小康社会最艰巨的任务，健康扶贫则是打赢脱贫攻坚战的关键战役。要打好健康扶贫这一关键战役，必须正视我国优质医疗资源总量不足、结构不合理、分布不均衡，特别是当前面临的基层人才缺乏的短板，这些是当前保障人民健康和深化医改的重要瓶颈所在。突破这一瓶颈，必须深化改革，积极创新，调整优化医疗资源结构布局，促进医疗卫生工作重心下移和资源下沉，实现医疗资源上下贯通，提升医疗服务体系整体效能，更好地满足群众健康需求，推动优质医疗资源向基层和边远贫困地区流动。在此背景下，淮滨县县域医疗服务共同体应运而生，"乡村做检查、县级做诊断、市级（北京）做会诊"的"淮滨模式"在健康扶贫中发挥着积极作用。

众所周知，2017年是我国扶贫工作进入攻坚决胜之年。健康扶贫被国家提升到极其重要的位置，要求将实施健康扶贫工程作为重要政治任务，进一步完善政策体系，加大落实力度，攻坚克难，保障农村贫困人口享有基本医疗卫生服务，防止"因病致贫、因病返贫"，坚决打赢脱贫攻坚战。围绕让贫困人口"看得起病、看得好病、方便看病、少生病"，健康扶贫方面积极探索、创新，取得的突出成效，不断增强了农村贫困人口的获得感。2017年，又是我国的医联体建设之年。3月5日，国务院总理李克强作政府工作报告时指出，"全面启动多种形式的医疗联合体建设试点，三级公立医院要全部参与并发挥引领作用"。医联体建设正式上升为一项国家层面的政策。之后，李克强总理在国务院常务会议上，对推进医疗联合体建设进行了部署，指出破除行政区划、财政投入、医保支付、人事管理等方面存在的壁垒，因地制宜探索医联体建设，并提出了四种模式的医联体：城市医疗联合体、医共体、专科医联体、远程医疗协作。国务院办公厅印发了《关于推进医疗联合体建设和发展的指导意见》，要求 2017 年 6 月底前各地要明确工作方案，2017 年 10 月底前所有三级公立医院启动，探索对纵向合作的医联体等分工协作模式，实行医保总额付费等多种方式，引导医联体内部初步形成较为科学的分工协作机制和较为顺畅的转诊机制。到 2020 年，在总结试点经验的基础上，全面推进医联体建设，形成较为完善的医联体政策体系。所有二级公立医院和政府办基层医疗卫生机构全部参与医联体。不同级别、不同类别医疗机构间建立目标明确、权责清晰、公平有效的分工协作机制，建立责权一致的引导机制，使医联体成为服务、责任、利益、管理共同体，区域内医疗资源有效共享，基层服务能力进一步提升，有力推动形成"基层首诊、双向转诊、急慢分治、上下联动"的分级诊疗模式。在国家层面的要求框架下，2017 年，全国的医联体建设被列出了日程表，各地多种形式的医联体如雨后春笋般涌现，希望借此撬动医改发展瓶颈、破解健康扶贫困难，让资源与技术"多跑"，让患者少跑，引导有序医疗，推动优质医疗资源向基层和边远贫困地区流动。淮滨也积极创新，立足实际，对县域医共体建设进行了探索实践。

淮滨县位于河南省东南部，淮河中上游，大别山地区，是鄂豫皖革命老区的重要组成部分。县域面积 1209 平方公里，总人口 78 万，是国家扶贫开发工作重点县、大别山片区扶贫开发工作重点县。全县有 97 个贫困村，建档立卡贫困人口 21 181 户、80 251 人，其中"因病致贫、因病返贫"情况占贫困人口达 40%，是脱贫攻坚中必须扫除的第一障碍。显然，淮滨实施健康扶贫工程是打赢脱贫攻坚战、防止群众因病致贫因病返贫的重大举措，对于保障农村贫困人口实现脱贫目标具有重要战略意义。

2017 年初，中国老区建设促进会（下文简称为"国家老促会"）为贯彻落实习近平总书记关于"人民身体健康是全面建成小康社会的重要内涵"的战略思想、《关于加大脱贫攻坚力度支持革命老区开发建设的指导意见》（中办发〔2015〕64 号）和《关于实施健康扶贫工程的指导意见》（国卫财务发〔2016〕26 号）等文件精神，为促进革命老区健康扶贫工作，与中国研究型医院学会联合，动员社会团体和爱心企业，积极展开支援大别山信阳老区健康扶贫行动。6月，在前期调研的基础上，由国家老促会推荐、中关村华医移动医疗技术创新研究院负责实施的健康扶贫项目——医学影像三级诊断项目在淮滨顺利实施运行，以该项目为抓手，成立了淮滨医共体，并全面构建和实施了淮滨县"1355"健康扶贫模式，打造了"全国看信阳，信阳看淮滨"老区健康扶贫样板工程。

同年8月10日，国家老促会会长王健在淮滨县人民医院考察健康扶贫医学影像三级诊断项目时，非常高兴地说："这次来淮滨看健康扶贫项目，没想到你们做得这么好！做得这么快！符合国家健康扶贫和医疗改革的要求。你们的模式，远远超越了其他地方的做法，是一个升级版，堪称老区健康扶贫的样板，要进行总结向全国推广"。

1年多来，淮滨医共体积极探索，勇于创新，立足工作实际，创新工作机制，以医学影像三级诊断平台为抓手，对接互联网＋，促进分级诊疗制度的落实，提升基层医疗服务能力，助力健康扶贫工作，收到阶段性效果。

（二）运行机制

淮滨医共体是淮滨县卫生和计划生育委员会指导、淮滨县人民医院牵头组织、基层医疗卫生机构全部参与、县直医疗机构积极协作、鼓励民营医疗机构自愿加入的医共体体系。其构成组合为"1+2+N"模式：1所县人民医院牵头、2类性质（公立、民营）的基层医疗机构为成员单位、N个村卫生室加入（图3-2-14）。目前医共体成员已达1+（19+12）+97=129个。医共体以中关村华医移动医疗技术创新研究院提供搭建的医学影像三级诊断平台为抓手，依托"互联网＋"，搭建智慧医疗信息平台，医共体系统上联信阳、郑州、北京等三甲医院，下接乡镇卫生院和村卫生室，形成了"乡村做检查、县级做诊断、市级（北京）做会诊"的分级诊疗模式。

淮滨医共体是县人民医院牵头、乡镇卫生院、民营医院和村卫生室加入、由体制不同、类别不同、级别不同的多个医疗机构组成的混合型聚集体。在运行过程中，积极探索和实践，建立了一系列运行机制。

1.政府主导多方合作的投入机制

淮滨医共体建设立足基本县情、健康扶贫和医改工作实际，由政府主导、社会力量参与，多方合作，共同实施。

坚持政府主导，落实投入责任。充分利用统筹整合涉农资金扶贫政策，提取资金建

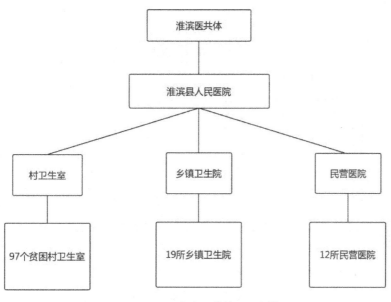

图 3-2-14　淮滨医共体组织架构

立健康扶贫基金库，健全和完善贫困人口医疗保障、"五个一"标准化建设、大型医疗设备购置配备、项目系统平台建设及运营维护、医务人员学习培训等财政投入机制，夯实经费保障。从统筹整合健康扶贫基金库中提取部分资金，对乡镇卫生院现有的 CR 进行数字化升级改造，对尚未装备 DR 的乡镇卫生院进行采购添置予以填平补齐，实现数字化医学影像设备乡镇卫生院全覆盖。为乡镇卫生院解决 DR 平台建设和运营维护费用，为 97 个贫困村卫生室远程心电项目解决初装费及运营维护费用。政府的主导和投入为医共体的建立和运行打下了坚实的基础。

社会力量参与，发挥行业优势。淮滨县联手中关村华医移动医疗技术创新研究院，发挥研究院的行业优势，负责搭建了医学影像三级诊断平台和远程心电诊断平台，建立智慧医疗信息中心，为乡镇卫生院升级 CR、采购 DR 给予了技术指导，为贫困村免费投入 97 台 12 导联心电图机设备，安装并实现互联互通，实现了医学影像三级诊断平台乡镇卫生院全覆盖、远程心电诊断平台贫困村卫生室全覆盖（表 3-2-13）。

利用现有资源，充分发挥作用。医共体牵头单位和各成员单位积极参与，县级医院自行承担系统建设费用和医师远程诊断会诊费用，充分利用和挖掘现有医疗资源，对医疗人力资源、医疗设备、技术平台、信息化系统、工作区布局等进行科学整合、充分利用、提高运行效率、降低运行成本。

表 3-2-13　项目建设投入情况

投入主体	投入内容
政府方面	数字化医学影像设备采购，现有设备数字化升级改造 项目平台建设运营维护费用
华医研究院	搭建医学影像诊断信息平台，建立智慧医疗信息中心 为设备升级、采购提供指导配备 97 台 12 导联心电图机 系统安装并实现互联互通
县级医院	项目县级系统建设费用、医师远程诊断会诊费用 县级平台信息化系统，配套智慧医疗信息中心布局

2. 合作共赢利益共享的分配机制

为增强运行动力，保持发展可持续性，根据运行平台及县、乡、村医疗机构所承担的作用，建立合作共赢利益共享的分配机制，确保运行平台及县、乡、村医疗机构三方利益（表 3-2-14）。

表 3-2-14　远程心电诊断系统各方分配情况

分配主体	承担工作	分配类别	分配比例（%）
运行平台方	机器配备平台搭建 运行维护	运行维护费用	50
乡村卫生室	心电检查信息采集	检查信息采集费用	30
县人民医院	远程诊断结果报告	远程诊断费用	20

注：运行平台方，负责平台的搭建和运行维护，在一定期限内收取相应的运行维护费用。乡村医疗机构，负责医学影像、心电等检查及信息采集，按一定比例收取相关费用。县级医院负责远程诊断及会诊，收取远程会诊诊断费用。收取比例由各方协议商定。

目前，河南省远程医疗服务价格标准尚未出台，也未将远程会诊费纳入医保报销范围，这是工作推进的瓶颈。淮滨医共体一方面积极向人社部门争取政策，期望尽快出台远程医疗服务价格标准，一方面结合工作实际，在兼顾多方利益共享方面进行了一些尝试。

医学影像三级诊断系统，平台方运营维护费用按每所医院每年度定额收取，由县财政统筹解决，费用由淮滨县卫生和计划生育委员会统一拨付到县人民医院汇总支付。远程会诊诊断费用由县人民医院自行解决。乡镇卫生院在为患者检查时按医疗服务收费价格收取费用,收入全额归乡镇卫生院所有(图3-2-15)。

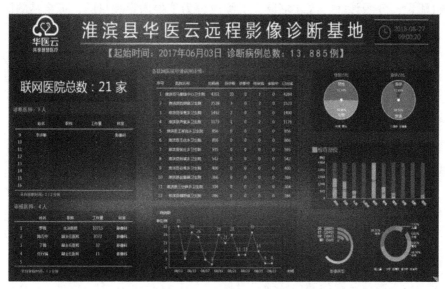

图 3-2-15　医学影像三级诊断运行情况监控信息(彩图见彩插 2)

远程心电诊断系统,收费的实现方式是由人社局医保中心在农合医保网络平台为县人民医院专列一个远程心电收费账户,各村卫生室均可在该平台凭用户名和密码登录,村卫生室视同医院心电检查的采集端,检查时依照县医院收费标准,在平台从患者门诊账户收取检查费用进入医院账户,也可凭微信、支付宝等移动支付形式支付进入医院账户,每月底医院会同人社局医保中心核对结算,然后根据当月心电病例检查数量,按比例向村卫生室支付心电采集费用,向心电平台提供方支付运维费用,向临床诊断医生支付远程诊断费用。具体各方分配比例,按照医共体利益共享的原则,由各方共同协议商定。

3. 智慧医学影像中心的运行管理

在医共体牵头单位淮滨县人民医院设立智慧医学影像诊断中心,配备软件、硬件操作系统,对医学影像三级诊断系统运行情况实时监控,兼有系统运行实时监控、远程诊断、远程教育、现场集体阅片、病例会诊讨论等功能,是系统运行的监控中心、诊断中心、会诊中心、培训中心。

4. 成立县域专科联盟的有益尝试

在淮滨医共体框架下，淮滨县人民医院首先成立了医学影像专科联盟，以加强医学影像学科建设、分级诊疗、人才培养、继续教育为主要内容和目的，把全县的医学影像科医生和技术人员联合起来组成医学影像专科联盟。开展分级诊疗、双向转诊、医疗设备资源共享、基层人员培训、适宜技术推广、基层专科建设帮扶等工作。定期举办学习培训会、集体阅片会和相关的学术交流活动，提高了基层医务人员专业技术水平，缓解基层医务人员和技术设备匮乏的问题，促进医疗资源下沉，提高基层诊断水平。

在医学影像专科联盟成立之后，又相继成立和筹备成立心血管专科联盟、护理专科联盟、妇儿专科联盟、卒中中心专科联盟、检验病理专科联盟等。这样，将医共体框架内构成多个"医疗专科网络"，医疗资源和信息共享，使得患者在乡村医疗机构就能够得到县级专家的诊断和治疗意见。在统一质控标准、确保医疗安全的前提下，在医共体内积极推进检查检验及病理结果互认，减少重复检查。

5. 线上线下有机结合的双向联动

在淮滨医共体运行过程中，以医学影像三级诊断平台和远程心电诊断平台为抓手，实现"乡村做检查、县级做诊断、市级做会诊"的同时，各个专科联盟建立专科联盟微信群，县、乡、村医务人员入群互动，实时双向交流沟通远程诊疗信息及临床病历资料，并邀请市级以上专家入群给予技术带教指导，参与会诊讨论，分享学科进展信息。

同时，专科联盟定期组织医务人员到乡镇卫生院、村卫生室进行义诊会诊、现场带教、技术咨询、学术讲座。现场查看医学影像三级诊断平台和远程心电诊断平台运行情况，解决存在困难，规范运行操作。线上线下的有机结合，使得工作常态化运行得到保障。

6. 以质量效率为核心的绩效管理

为加强运营管理，推进规范化、标准化、持续性运转，调动医务人员的积极性，必须建立运营的绩效考核与分配机制。

淮滨医共体按照健康扶贫和公立医院改革工作的有关要求，以工作质量、工作数量和客户满意度为重要指标，建立了以服务质量和运行效率为核心的远程诊断医生绩效管理体系，促进临床医生积极参与远程医疗工作，使得远程诊断工作的持续、顺利实施。

成立专门的绩效考评组织，负责绩效考评的时间安排、结果汇总、资料归集、经济核算等日常工作。考评内容根据医学影像三级诊断项目和远程心电诊断项目的运营情况，与日常医疗质量监管工作紧密结合、互相衔接，包括工作数量、工作质量、满意度评价、运行管理等方面。每月汇总月度考评结果，核定考评分值，提出奖惩意见，纳入绩效薪酬核算（表3-2-15）。年度考评以月度考评与年终考评相结合，分值权重各占50%，考评结果与评优评先、晋职晋级和个人薪酬相挂钩。

表3-2-15 远程诊断工作绩效考核项目表

项目	权重	考核指标	考核周期
工作数量	30	基层诊断人次	月
		上级会诊人次	月
		门诊转诊人次	月
		住院转诊人次	月
工作质量	30	报告书写规范	月
		病例诊断准确	月
		报告回复及时	月
		患者转诊合规	月
工作满意度	20	患者满意度	月
		基层满意度	月
运行管理	20	工作纪律	月
		工作环境	月
		学习培训	月
		指令性任务	月

7. 诊断医生准入退出的管理机制

为加强对远程诊断医生的管理，严格依法执业，保证医疗质量与安全，淮滨医共体对参与远程诊断的医生，实行了准入和退出机制。

准入条件：①具有医学影像、心血管内科专业执业医师资格。②具有三级甲等医院学习培训经历。③具有中级以上专业技术职称（或高年资住院医师）。④积极主动参与远程诊断工作。

本着符合条件、个人申请、医务科审核同意并备案的原则，聘任为承担远程诊断任务的医师，由县人民医院颁发聘用证书。

退出条件：①远程诊断工作绩效考核不达标。②工作满意度不达标。③出现延误诊断、误诊漏诊影响治疗。④其他不适合继续承担远程诊断工作的情形。

对以上人员，予以批评教育，收回聘书，解除聘任，退出远程诊断的医师名录。

淮滨医共体智慧医疗信息中心，现有医学影像诊断医生12人，其中诊断医师8人，审核医师4人；远程心电诊断医师8人。分别承担着19个乡镇卫生院的CR、DR、CT、MR的远程诊断和97个贫困村卫生室的远程心电图诊断工作（图3-2-16）。

8. 建立施行量化管理的质控体系

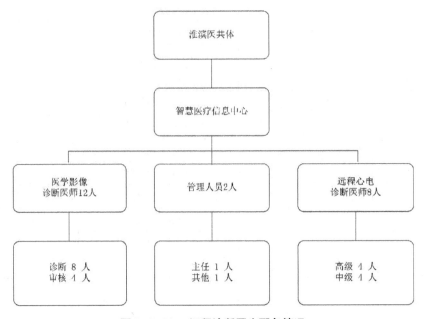

图 3-2-16　远程诊断医生配备情况

为保障医共体医学影像三级诊断平台和远程心电诊断平台的高质量运行，必须采取多种措施，建立健全医疗质量控制体系，淮滨医共体从制度建设、质控考核、临床危急值管理等方面做了一些探索，以保障远程医疗服务中医疗质量与医疗安全。

（1）建立健全质量管理制度：制定了医学影像三级诊断 DR 摄影技术常规、X 线片影像标准、临床危急值报告流程和管理制度、运行质量考评办法等质量管理制度。

（2）开展工作质量考核并纳入绩效管理：从报告书写规范、病例诊断准确、报告回复及时、双向转诊合理等方面作为质量考核的指标，赋予一定权重，进行月度考核，并将考核情况纳入绩效管理（表3-2-16）。

表 3-2-16　远程医学诊断质量考评表

序号	考核指标	权重	考核内容及标准
1	报告书写规范	20	报告单书写规范、不缺项、诊断意见明确、放射诊断需双签名，一处达不到扣 2 分
2	病例诊断准确	20	无误诊漏诊，疑难病例及时会诊，一项做不到每次扣 2 分
3	报告回复及时	20	回复时间平诊 60 分、急诊 30 分，一次做不到扣 2 分，导致延误诊治者记 0 分并按制度处理
4	双向转诊合理	20	上转、下转、外转患者需符合转诊规定，控制外转、鼓励下转、合理上转，一例不符合扣 2 分

（3）加强医学影像和远程心电的"危急值"管理：制定了危急值报告制度、报告流程和临床干预措施，保障医疗安全。

医学影像三级诊断、远程心电的"危急值"，是指在诊断过程中，当出现这种医学影像、远程心电检查结果时，患者可能处于生命危急的边缘状态，需要临床采取紧急处理措施进行有效的干预。加强"危急值"管理的目的，是第一时间将某一患者的某一项目或几项检查"危急值"通知到临床医务人员，引起医务人员的足够重视，积极采取相应的临床干预措施，以达到保障医疗安全、维护生命安全的目的。

结合临床工作实际及远程医疗工作特点，制定的医学影像和远程心电的"危急值"项目（表 3-2-17）。

表 3-2-17　医学影像、远程心电"危急值"项目

序号	医学影像	远程心电
1	中枢神经系统 （1）严重颅内血肿、脑挫裂伤、蛛网膜下腔出血急性期 （2）硬膜下 / 外出血急性期 （3）脑疝、急性脑积水 （4）大面积脑梗死（范围一个脑叶或全脑干范围或以上） （5）脑出血或脑梗死复查加严重，与近片对比超过 15% 以上	致命性心律失常 （1）心室扑动、颤动 （2）室性心动过速 （3）多源性 RonT 型室早 （4）频发室早并 Q-T 间期延长 （5）预激综合征伴快速心室率房颤 （6）心室率 > 180 次 /min 的心动过速 （7）二度 Ⅱ 型及其以上房室传导阻滞 （8）心室率 < 40 次 /min 的心动过缓 （9）大于 2s 的心室停搏

序号	医学影像	远程心电
2	严重骨关节创伤 （1）脊柱骨折伴脊柱长轴成角畸形，椎体粉碎性骨折致椎管狭窄、脊髓受压 （2）多发肋骨骨折伴肺挫裂伤及或液气胸 （3）骨盆环骨折	心脏停搏
3	呼吸系统 （1）气管、支气管异物 （2）液气胸、张力性气胸（压缩比例≥50%） （3）肺栓塞、肺梗死 （4）一侧肺不张 （5）急性肺水肿	急性心肌缺血
4	循环系统 （1）心脏压塞、纵隔摆动 （2）主动脉夹层动脉瘤 （3）心脏破裂、纵隔血管破裂及出血 （4）冠状动脉重度狭窄	急性心肌损伤
5	消化系统 （1）消化道异物、穿孔、梗阻 （2）急性胆道梗阻 （3）急性胰腺炎（胰体周围渗出，积液） （4）肝、脾、胰、肾等脏器出血 （5）肠套叠	急性心肌梗死
6	颌面五官急诊 （1）眼眶内异物 （2）眼眶及内容物破裂、骨折 （3）颌面部、颅底骨折	

注：医学影像、远程心电"危急值"的处理流程：

（1）诊断医师发现"危急值"情况时，首先要排除伪差和设备异常所致，立即电话通知上级医生"危急值"结果，核实信息，作好登记记录。同时保持与乡村医疗机构检查人员沟通，提供咨询指导治疗，必要时进一步检查确定诊断。

（2）上级医生接报告后，应立即甄别确认，结合临床情况直接与乡村医疗机构检查人员沟通，指导采取相应措施，做好转诊接诊准备，以便及时快速有效的临床干预，力求良好的临床治疗效果。

（3）乡村医疗机构根据县级医务人员的在线指导，给予必要的现场及时处置，同时利用转诊绿色通道将患者及时安全上转治疗。

2017年12月—2018年8月间，共完成远程心电检查6506例，报告"危急值"116例，发生率1.78%。"危急值"项目分别为急性心肌缺血30例、急性心肌损伤20例、急性心肌梗死 13 例、致命性心律失常 53 例。排除假阳性 17 例，其余均及时得到了临床干预治疗，获得满意效果。

9. 基层首诊分级诊疗的转诊机制

淮滨医共体以医学影像三级诊断平台和远程心电诊断平台为抓手，通过线上线下信息互动，建立双向转诊绿色通道，力求县、乡、村医疗机构无缝对接，逐步形成基层首诊的分级诊疗的转诊机制。

乡村医疗机构按照服务能力和技术条件，开展一般病和常见病诊治，并可进行医学影像、远程心电检查及远程会诊，对经过检查和会诊，需上转的患者转至县人民医院，县人民医院提供优先接诊、优先检查、优先住院、优先手术等"四优"服务。对诊断明确、治疗方案确定、病情稳定的慢性病及经治疗病情稳定的康复期患者，下转至乡镇卫生院或村卫生室进行后续治疗与康复。为患者提供一体化、连续性诊疗服务。对需要请上级医院会诊的疑难病例，县人民医院通过医学影像三级诊断平台和远程心电诊断平台请市级医院会诊，形成了"乡村做检查、县级做诊断、市级做会诊"的分级诊疗模式，在此基础上，形成了基层首诊、分级诊疗的转诊机制（图 3-2-17）。

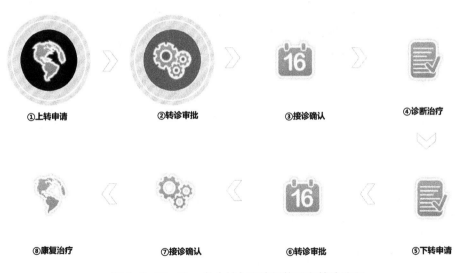

①上转申请　　②转诊审批　　③接诊确认　　④诊断治疗

⑧康复治疗　　⑦接诊确认　　⑥转诊审批　　⑤下转申请

图 3-2-17　县、乡（村）医疗机构双向转诊流程

10. 强化乡村医务人员的学习培训

为了切实提高全县、乡、村医生队伍的业务素质和服务水平，促进农村卫生事业的

健康发展，紧紧围绕"保基本、强基层、建机制"要求，以实用技能和全科医学基本知识为重点，强化乡、村医务人员的学习培训，注重基层医疗机构服务能力提升，对全县乡、村医务人员分类分期分批进行全科医学、医学影像、心电知识、传染病管理、健康教育、新农合基本医疗制度、卫生法律法规及政策等方面的培训，满足农村群众日益增长的医疗服务和公共卫生服务需求。

学习培训的形式包括业务学术讲座、开办理论学习班、临床技能观摩、技术操作训练、现场指导带教、远程学术讲座等，2017—2018 年度学习培训情况见表 3-2-18。通过培训，提高其基层首诊能力，规范其掌握采集、上传影像与心电诊断信息的工作技能，使项目可操作、可持续、接地气，让远程影像、心电"连起来、用起来"，让医共体"联起来、动起来"。

表 3-2-18 2017—2018 年度乡村医务人员学习培训情况

序号	课程名称	培训情况				培训内容
		类别	对象	人数	学时	
1	村级医生能力提升培训班	理论	村卫生室	422	40	全科医学知识、传染病管理、新农合制度、卫生法律法规等
2	村级医生能力提升培训班	观摩	村卫生室	422	40	学员分组在医院各临床科室轮转、观摩，专职人员临床带教
3	医学影像三级诊断运行分析	理论	影像联盟	36	3	介绍医学影像三级诊断平台运行的基本情况，分析运行数据
4	心电图理论与心电图机实操培训	理论操作	心电联盟	116	8	组织配备远程心电的 102 个成员单位，学习理论并逐人实操培训
5	MR 在基层医疗机构的临床应用	讲座	影像联盟	33	3	医学影像专科联盟学术活动
6	CT 检查的基础理论与临床	讲座	影像联盟	32	3	医学影像专科联盟学术活动
7	"心"联盟、"心"动力、"心"愿望	年会	心电联盟	48	4	心血管专科联盟年会
8	远程心电运行情况调研	现场	心电联盟	102	2	组织专业技术人员赴 97 个贫困村调研，现场培训，指导操作
9	急救技能培训	理论实践	护理联盟	26	4	护理专科联盟学术活动，培训急救技能、护理专科学术进展

（三）信息技术平台

淮滨医共体所采用的信息技术平台由中关村华医移动医疗技术创新研究院牵头研发，凝聚了北京大学医学部、北京大学信息科学技术学院及中国研究型医院学会移动医疗和放射学专业委员会数十位专家的智慧，融合了医学影像三级诊断、远程心电诊断等功能，后续逐步接入远程医学会诊、远程超声诊断、远程病理诊断和化验检验等项目，临床功能完善，服务模式创新，可以助推医疗资源下沉、提升基层服务能力。

该平台利用互联网技术，实现乡（村）医疗机构、县人民医院、市级医疗机构的互联互通，向下联通19所乡镇卫生院和97个贫困村卫生室进行远程诊断，向上联通信阳市中心医院等三甲医院进行疑难病例会诊。

1.平台技术实施

技术实施过程中，针对数字化设备简陋的乡村医疗机构，实施软件系统＋授权＋运维服务。技术实施前，各级医疗单位做好以下条件配置：

（1）乡镇卫生院、村卫生室：以病例采集、报告打印为主。

硬件方面：

● 数字化采集设备（如CR、DR、CT、MRI、ECG等），开放数字化医学设备数据接口，设置好管理员账户密码。

● 准备20M以上宽带及4口无线路由器，如已具备，无需再额外准备。

● 办公桌上预留70cm×50cm的空间，用于放置远程影像、心电工作站。

● 一台USB接口的打印机。

● 一套普通的办公桌椅。

资料准备方面：

● 提供基层医生的相关个人信息（身份证复印件、医师资格证复印件）。

● 提供基层医院的营业执照复印件，负责人身份证复印件。

● 医生开通个人微信账号，准备加入远程诊断交流群。

（2）县人民医院：报告诊断、审核与疑难资料上传、报告打印相结合。

硬件方面：

● 数字化采集设备（如CR、DR、CT、MRI、ECG等），开放数字化医学设备数据接口，设置好管理员账户密码。

- 医用灰度显示器。
- 准备 20M 以上宽带及 4 口无线路由器，如已具备，无需再额外准备。
- 办公桌上预留 70cm×50cm 的空间，用于放置远程影像、心电工作站。
- 一台 USB 接口的打印机。
- 一套普通的办公桌椅。

资料准备方面：

- 提供科室医生的相关个人信息（身份证复印件、医师资格证复印件）。
- 提供医院的营业执照复印件，负责人身份证复印件。
- 医生开通个人微信账号，准备加入远程诊断交流群。

（3）市级及以上医院：以疑难病例会诊为主。

硬件方面：

- 医用灰度显示器。
- 准备 20M 以上宽带及 4 口无线路由器，如已具备，无需再额外准备。
- 办公桌上预留 70cm×50cm 的空间，用于放置远程影像、心电工作站。
- 一台 USB 接口的打印机。
- 一套普通的办公桌椅。
- 有条件可配备专业会诊室、大屏幕电视用于监测市内情况。

资料准备方面：

- 提供科室医生的相关个人信息（身份证复印件、医师资格证复印件）。
- 提供医院的营业执照复印件，负责人身份证复印件。
- 医生开通个人微信账号，准备加入远程诊断交流群。

2. 平台主要优势及技术先进性

（1）主要优势

①执业医生电子签名制度，一人一账户，严格按照准入制度对诊断医生进行授权，保证医生依法执业，责任到人，确保医师执业合法性。

②二级审核制度，即由低年资医生出具初始报告，由高年资医师出具审核报告，提高诊断正确性及符合率，确保医疗安全。

③平台每条信息均记录修改时间及操作人员，保证责任到人，信息可追溯。

④平台的所有信息扭转节点均有消息提醒功能，保证各方面工作人员及时响应，及时完成任务，确保平台运转迅速、快捷、可靠。

⑤平台可实现随时随地、多终端查阅、诊断，包括电脑、手机及PAD端，且数据长期存储功能，参与工作的医务人员可随时登录平台进行，诊断、调阅病例信息资料，总结学习，提升水平，不受时空限制。

⑥平台具有由多位专家共同研发制作的结构化医学诊断知识库，可简化诊断医生工作，提高工作效率。

⑦平台为卫生监管部门提供数据监控分析端口，监管部门随时可查看分析本地区数据及各医疗单位、医务人员工作情况，为考核奖惩等提供依据。同时可为本地区医疗卫生防控管治等方面提供有关数据支持。

（2）技术先进性

①系统将影像、心电、血糖、血压等数据融入统一平台，全方位深度分析患者的健康状况。

②系统运行在基于公网的私有云（VPC）网络中，网间采用隧道隔离技术，在数据链路层进行二层隔离，完全满足医疗、政务、金融的安全需要，安全级别远超医疗行业的需求。

③系统的云架构采用统一运维、监控的全托管模式，接入系统的影像中心，前期不需要巨额硬件设施的投入，后期无需运维人员；整个系统按需使用，按量收费，安全、稳定、可靠。

④系统在初期采集阶段预设了各种接口，支持连接多种类型医学影像设备，包括：CR、DR、CT、MR、ECG等，为后续扩展其他设备的接入做了铺垫。

⑤系统在诊断流程中，为后续的大数据分析做了预处理，等满足了一定的数量条件，即可着手开始做更深层次的数据挖掘，引入人工智能的算法，开展智能分析等大数据处理。

在以上基础之上，平台将持续优化，技术升级，全力满足用户需求。

3.平台运行流程

平台的建立，实行了乡（村）→县→市三级医疗机构的互联互通、信息共享，其运行流程（图3-2-18）：

（1）患者首诊在乡镇卫生院、村卫生室检查，医生将采集的检查资料上传到平台。

（2）县人民医院医生接到手机短信提醒。

（3）县人民医院医生登陆平台，在线实时获取检查信息资料。

（4）县人民医院医生进行在线诊断、审核、签发诊断报告并将电子签名回复至乡村检查工作站点。

（5）乡、村检查工作站点即时获取并打印诊断报告给患者。

（6）遇有疑难病例，县人民医院医生通过平台上传至市级以上三甲医院专家进行会诊，专家在线会诊后，会诊意见书实时发回县人民医院及乡、村检查工作站点。

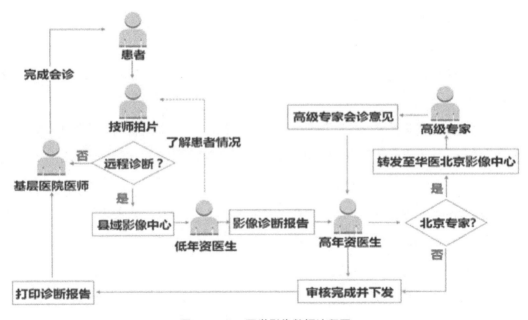

图3-2-18 医学影像数据流程图

（四）创新性

1. 医疗模式创新

淮滨医共体利用互联网技术，实现市、县、乡、村各级医疗机构互联互通、信息共享，让信息跑起来，让患者少跑路，促进医疗资源下沉，打破传统固有的医疗模式，实现了"乡村做检查、县级做诊断、市级做会诊"的新型医疗模式，促进了"基层首诊、双向转诊、急慢分治、上下联动"分级诊疗制度的实施。

2. 技术平台创新

采用的技术平台可针对不同品牌、不同参数、不同类型的数字化医学影像设备的数据进行采集、无损压缩、传输、解压、调阅及存储，实现多级别、跨区域、不同类型的医疗机构之间的医学影像诊断、医学远程会诊等工作协同。

平台可实现基于基层需求的多个经分级的医疗机构自由组合，实现患者与医疗机构、医疗机构之间诊疗数据共享、结果互认。同时执行诊断报告双签制度、电子签名制度（获有专利权），并经公安部系统安全检测和国家药监局（CFDA）备案。

该技术平台操作简单、功能齐全、安全可靠、实用性强。

3. 扶贫模式创新

淮滨县以医学影像三级诊断项目为抓手，创新实施了健康扶贫"1355"工程，即建立1个智慧医疗信息中心，构建乡村检查、县级诊断、市级会诊3级诊断平台，完善诊断、治疗、康养、医保及能力提升5大体系，筑牢基本医保、大病保险、大病补充保险、医疗救助、政府财政补助5道防线。淮滨县健康扶贫"1355"工程的施行，立足让基层群众看得上病、看得好病、看得起病、少生病，缓解了因病致贫、因病返贫问题，收到显著的健康扶贫效果（图3-2-19）。

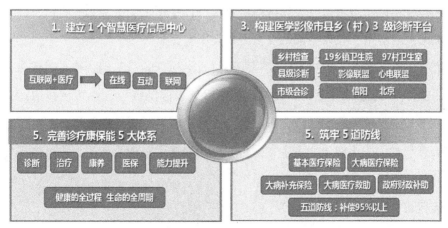

图3-2-19 淮滨县健康扶贫"1355"工程

4. 投入机制创新

积极创新投入机制，立足基本县情、健康扶贫和医改工作实际，由政府主导、社会力量参与，多方合作，共同实施。坚持政府主导，落实投入责任，充分利用统筹整合涉农资金扶贫政策，提取资金建立健康扶贫基金库，用于人员培训、设备配备、平台初装及运维费用。社会力量参与，发挥行业优势，联手中关村华医移动医疗技术创新研究院，搭建了医学影像三级诊断平台和远程心电诊断平台，投入97台12导联心电图机设备，安装并实现互联互通，实现了医学影像三级诊断平台乡镇卫生院全覆盖、远程心电诊断平台贫困村卫生室全覆盖。县级医院自行承担系统建设费用和医师远程诊断费用，充分利用和挖掘现有医疗资源，对医疗人力资源、医疗设备、技术平台、信息化系统、工作区布局等，科学整合，充分利用，提高运行效率，降低运行成本。

5. 分配机制创新

为增强运行动力，保持运行可持续性，根据运行平台及县、乡、村医疗机构所承担的作用建立合作共赢利益共享的分配机制，确保运行平台及县、乡、村医疗机构三方利益。运行平台方负责平台的搭建和运行维护，在一定期限内收取相应的运行维护费用。乡村医疗机构，负责医学影像、心电等检查及信息采集，按一定比例收取相关费用。县级医院负责远程诊断及会诊，收取远程会诊诊断费用。收取比例由各方协议商定。

在河南省远程医疗服务价格标准尚未出台的情况下，立足实际，兼顾多方利益。医学影像三级诊断系统，平台方运营维护费用按每所医院每年度定额收取，由县财政统筹解决；远程会诊诊断费用由县人民医院自行解决；乡镇卫生院在为患者检查时按医疗服务收费价格收取费用，收入全额归乡镇卫生院所有。

远程心电诊断系统，把村卫生室视同医院心电检查的采集端，检查时依照县医院收费标准，在平台从患者门诊账户收取检查费用进入医院账户，也可凭微信、支付宝等移动支付形式支付进入医院账户，医院会同人社局医保中心核对结算，然后根据当月心电病例检查数量，按比例向村卫生室支付心电采集费用，向心电平台提供方支付运维费用，向临床诊断医生支付远程诊断费用。

6. 运行机制创新

①成立医学专科联盟，以加强学科建设、分级诊疗、人才培养、继续教育为主要内容和目的，把全县的专业技术人员联合起来，通过举办学习培训会、集体阅片会和多种

形式的学术交流活动，提高基层人员专业技术水平。

②在统一质控标准、确保医疗安全的前提下，在医共体内积极推进检查检验及病理结果互认，减少重复检查。

③线上线下有机结合，双向联动，使得工作常态化，运行得到保障。

④设立智慧医学影像诊断中心，配备软件、硬件操作系统，兼有系统运行实时监控、远程诊断、远程教育、现场集体阅片、病例会诊讨论等多种功能，是系统运行的监控中心、诊断中心、会诊中心、培训中心。

7.质控体系创新

为保障工作的高质量运行，必须建立健全完备的质量控制体系。一是诊断医生准入、退出机制，制定准入、退出条件，实行聘任制，加强对远程诊断医生管理。二是建立质量管理制度，制定了 DR 摄影技术常规、X 线片影像标准、危急值管理制度、质量考评办法等质量管理制度。三是开展工作质量考核，从报告书写规范、病例诊断准确、报告回复及时、双向转诊合理等方面作为质量考核的指标，考核情况纳入绩效管理。四是加强检查"危急值"管理，制定了危急值报告制度、报告流程和临床干预措施，保障医疗安全。

8.绩效管理创新

为加强运营管理，推进规范化、标准化、持续性运转，调动医务人员的积极性，按照健康扶贫和公立医院改革的有关要求，以工作质量、工作数量和客户满意度为重要指标，建立了以服务质量和运行效率为核心的远程诊断医生绩效管理体系。成立专门的绩效考评组织负责绩效考评工作，考评与日常医疗质量监管紧密结合互相衔接，考评内容包括工作数量、工作质量、满意度评价、运行管理等，每月汇总考评结果、核定分值，提出奖惩，纳入薪酬核算，考评结果与评优评先、晋职晋级和个人薪酬相挂钩。

（五）建设效果评价

淮滨医共体立足县域实际，依托互联网＋，汇集多方合力，创新工作机制，引领医疗资源下沉，显现了便民惠民效果，缓解了基层群众"看病难、看病贵"问题，使群众身在家门口即可享受到高品质的医疗服务，改善了县、乡、村医疗服务水平，加快了落实分级诊疗制度的步伐，化解"因病致贫、因病返贫"难题，促进了健康扶贫工作，取得了显著的阶段性成效。

但是，鉴于仅历经近2年的探索与实践，取得的是初步经验和阶段性数据，限于时间因素，数据量有限，尚有诸多政策性瓶颈有待突破，这里作一初步分析，旨在抛砖引玉，与同道一起探讨。

1. 社会效益方面

（1）缓解了基层群众"看病难、看病贵"问题

2017年6月12日淮滨县王岗乡卫生院和2017年6月29日淮滨县人民医院分别上传第一例影像诊疗报告到县、市医院。2017年7月6日上午，淮滨县董空村村民李某某在淮滨县芦集乡卫生院拍了一张髌骨检查的片子，先后上传到淮滨县人民医院和市中心医院，仅仅半个小时，就把县、市专家会诊的影像诊疗报告反馈到乡卫生院。这是淮滨模式的一个缩影。

淮滨医共体已实现了市、县、乡（村）线上线下、互联互通，以县人民医院为"龙头"，以乡镇卫生院为枢纽，网络覆盖全县，终端深入到基层群众身边。平台运行以来，共14000余名医学影像检查患者和6000余名远程心电检查患者通过该平台得到了准确及时的诊断，形成了"乡村做检查、县级做诊断、市级做会诊"的诊疗模式，让困难群众能够看得上病、看得起病、看得好病，缓解了基层群众"看病难、看病贵"问题。

（2）促进了优质医疗资源下沉

"以前可没这么多病号，人家老百姓知道我们技术不行，在我们这看了，看不明白，还是要去县医院。所以人家有点小毛病就直接去大医院了。现在好了，复杂的病情在乡里可以直接让县里的医生看，患者们就不愿再多跑路去县城了"。这是芦集乡卫生院副院长李凤学的亲身感受。

通过构建医共体，促进医疗资源下沉，把基层医疗机构做强做实，解决困难群众"看病难、看病贵"的问题，实现"基层首诊、双向转诊、急慢分治、上下联动"的分级诊疗模式，这是县域医共体建设的目的所在。

2017年初，淮滨县人民医院以医学影像三级诊断平台为切入点，与全县乡、村医疗机构建立医疗共同体合作关系，并上联市级以上三甲医院，随之淮滨县人民医院牵头的多个医学专科联盟应运而生，作为医联体牵头单位为基层医疗机构提供多方面的支持和帮助进行了有益尝试。1年余以来，组织医疗服务队走进乡镇卫生院和村卫生室，进

行管理下沉、人员下沉、技术下沉，将县级医院的医院优质医疗资源下沉到乡、村基层医疗机构，通过专家坐诊、业务查房、教学培训、运用远程会诊平台等手段，促进了优质医疗资源下沉。据统计借助优质医疗资源下沉，同时提升乡村医生服务能力，自平台运行、专科联盟建立以来，基层医疗机构患者就诊人次增长16%，畅通了双向转诊渠道，患者上转率和下转率均有提升，患者满意度随之提高，基层群众在自己家门口能够得到县级以上医院专家的诊治。

（3）提升了基层医务人员服务水平

从医33年的淮滨县芦集乡董空村卫生室医生高志和怎么也不会想到，在职业生涯的后半段，他居然在村里的卫生室用上了心电图机。"这个机器厉害着呢，连着网线，能让县里的、市里的医生，甚至北京的专家给咱村里人看病"，高志和逢人便自豪地说。与高志和有同样感受的是芦集乡卫生院放射科的姬医生："有些片子我们拿不准，以前的话，就需要患者到上级医院，现在我们可以通过网络，把X线片传到县医院，县医院的医生马上就能在网上把诊断报告传过来"，姬医生说。

基层乡镇卫生院有诊断资质影像医生匮乏，业务水平亟待提高。通过实施医学影像三级诊断项目，结合线上线下的紧密融合，提升了基层医务人员服务水平。曾选取施行医学影像三级诊断项目前后乡镇卫生院影像学检查临床病例进行对比分析，显示乡镇卫生院影像学检查的拍片数量、拍片质量、拍片阳性率和临床诊断率均有明显提高（表3-2-19）。

表3-2-19　乡镇卫生院项目实施前后影像检查数据对比

年度	拍片数量	阳性率（%）	合格率（%）	诊断率（%）
项目实施前	1743	59.29	70.18	80.17
项目实施后	2016	71.66	86.57	95.01
提升（%）	15.66	12.37	16.39	14.84

2. 经济效益方面

（1）降低了基层群众就医经济负担

"多亏了国家的好政策，前段时间我来住院，没有交一分钱医生就帮我办理了住院手续，还记得以前住院时得到处筹钱交押金，而现在只需要出院时交几百块治疗费就行了"，2017 年 6 月 27 日，因风湿性心脏病、心功能衰竭入住到淮滨县人民医院的徐大娘高兴地说道。徐大娘口中的好政策，正是该院针对全县贫困人口实施的"先诊疗、后付费"服务政策。在淮滨县，像徐大娘这样花小钱看大病的治疗模式已经成为新常态。

针对贫困群众的一系列惠民利民举措，真正为老百姓带来实惠，改善了群众的就医体验。平台运行至今，为 14 000 余名医学影像检查患者和 6000 余名远程心电检查进行了远程诊断。据测算，根据现行物价标准，农民前往县城看一次病，影像检查上的差价及花费的路费、餐费，要比在乡级卫生院多花 100 元左右，这还不包括误工费。按此标准，受益的近 2 万名患者，大约省下了近 200 万元。

（2）提高了县、乡、村医疗机构的经济效益

由于医疗资源的下沉，越来越多的患者首诊在基层，"基层首诊、双向转诊、急慢分治、上下联动"的分级诊疗模式，在方便患者就医的同时，提高了县、乡、村医疗机构的经济效益。

据统计，医学影像三级诊断项目运行 1 年余，乡镇卫生院累计上传诊断患者 14 000 例，收费价格约每部位 50 元，该项目的总收益为 70 万元，若计入通过影像诊断带来的住院、诊疗、用药等其他收入，为乡镇卫生院带来的经济效益可观。

实施远程心电项目 1 年来，为乡村医生提供远程心电诊断 6000 余例，按照拟定的收入分配比例，为乡村医生带来的经济效益是 4.2 万元，同时还会为乡村医生带来治疗、观察、用药和康复的间接效益。

对于县人民医院，医共体的运行和"基层首诊、双向转诊、急慢分治、上下联动"的分级诊疗模式的形成，疏通了上下转诊通道，加之自身医疗服务能力的提高，县级医院的经济效益也将明显提升大幅度提升。通过项目运行前后数据对比，县人民医院 DR 拍片量前后持平，CT 拍片量和 MR 拍片量分别增长 12% 和 26%，心内科患者量明显增加，建立了导管室的，开展了心脏介入诊疗，心内科的业务收入增长 30%，整个医院的经济效益也有明显的提升。

（3）降低了基层医疗机构的运行成本

乡村基层医疗机构人员、技术、设备等医疗资源匮乏，医学人才的培养周期长、投入大、留不住，严重影响基层医疗机构的发展。通过医共体的运行和远程医疗项目的开展，缓解了这些问题。乡镇卫生院不需要配置有执业资格的影像医师、仅需配备医学

影像技术人员即可通过医学影像三级诊断平台开展医学影像诊断工作，影像诊断由县级医院承担。既可以解决乡镇无资格执业问题，同时也将患者留在首诊的基层医疗机构治疗，加之医共体内的资源共享、学习培训、对口支援、双向转诊、检查结果同质互认等，一系列的运行机制降低了基层医疗机构的运行成本。

3. 健康扶贫方面

"没有全民健康，就没有全面小康！"健康扶贫是打赢脱贫攻坚战的关键战役。淮滨县建档立卡贫困人口中，"因病致贫、因病返贫"约占40%，是脱贫攻坚中必须扫除的第一障碍。淮滨立足工作实际，创新工作机制，打造出"依托互联网＋，构建市县、乡、村三级诊断平台，完善诊断、治疗、康养、医保及能力保障五大体系，筑牢基本医保、大病保险、补充保险、医疗救助和贫困人口医疗保障政府财政补助五道防线"的健康扶贫"1355工程"。

（1）利用"互联网＋"，建立智慧医疗信息中心：依托"互联网＋"，以县人民医院牵头，建立集医学影像、远程心电及后续超声、病理、检验等一体的智慧医疗信息中心，上联三甲医院，下接乡、村医疗机构。

（2）强化载体创新，构建三级诊断平台：①构建乡村检查网络，实现了97个贫困村卫生室心电诊断和19所乡镇卫生院影像诊断与上级平台的互联互通。②构建县级诊疗中心，依托县医院成立健康扶贫智慧诊疗信息中心，组建医学影像、心电、超声、检验、病理等专科联盟，提升县级诊断能力。③构建三甲会诊平台，依托信阳市中心医院等三甲医院，以健康扶贫智慧诊疗信息中心为纽带，向基层医疗机构提供远程医疗服务，促进资源纵向流动。

（3）强化能力提升，完善五大体系建设：包括建立县、乡、村一体的智慧医疗诊断体系，建立突出"三个一批"的科学有效救治体系，建立健全减少个人负担为重点的医疗保障体系，建立医养康结合的康复养老服务体系，夯实突出财政投入和人才管理的服务能力保障体系。

（4）强化医疗保障，筑牢五道医保防线：做精基本医疗保险筑牢第一道防线，采取个人缴费和政府补贴相结合，为城乡居民建立统一的居民基本医保。做实大病医保筑牢第二道防线，严格落实大病医保补助标准。做细大病补充保险筑牢第三道防线，对贫困对象住院个人负担的合规费用由大病补充保险再次报销。做好大病医疗救助筑牢第四道防线，对因病致贫重病患者经三种医保报销后个人负担的合规费用直接予以救助。做全政府财政补助筑牢第五道防线，贫困患者经以上四项报销后的自付合规费用再按县级95%、市级90%的比例补偿、并对医保目录外费用按60%比例补偿。经以上报销仍然负担较重可能致贫的，对剩余合规自付费用和目录外费用分别再按90%、80%比例补助。

截至目前，全县居民参保率达99%以上、完成9种大病集中救治413人、贫困人口家庭医生签约服务数84 611人、贫困人口家庭健康档案建档84 611人、贫困家庭妇女"两癌"免费筛查671人、实施先诊疗后付22 401人、免收住院押8154万元、贫困患者住院报销比例达95%以上，贫困患者县域内就诊率接近90%。

淮滨的医共体建设和健康扶贫工作取得了良好的社会和经济效果，获得了各级领导和广大群众的赞誉和支持。被喻有"十大好处"：①看病由难到易。②花钱由贵到省。③诊断由慢到快。④问医由疑到信。⑤水平由低到高。⑥投医由乱到准。⑦患者由跑到等。⑧大病由转到留。⑨检查由滥到精。⑩感受由烦到爽。

4. 运行数据分析

截至2018年8月26日，医学影像三级诊断平台共完成医学影像远程诊断13 886例、远程心电诊断6600例。淮滨医共体运行过程中，注重运行管理，改善运行质量，健全运行机制，力求运行实效。对医学影像三级诊断平台形成的运行数据进行了统计分析。

（1）各乡镇卫生院上传病例数量分析：对各乡镇卫生院上传连续形成的4878例数据进行了统计分析，结果见图3-2-20。

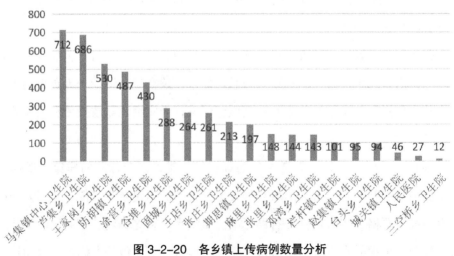

图3-2-20　各乡镇上传病例数量分析

上图可见，乡镇卫生院上传病例占比高的为14.60%，占比低的不足1%，量差达数十倍。其原因包括乡镇区域人口差别、乡镇卫生院与县医院的距离差别和乡镇卫生院人员对平台使用的熟练程度及主动性。通过加强宣传、积极引导、注重培训，可进一步提升上传数量，提高基层首诊率。

（2）接受检查诊断的患者性别及年龄结构分析：综合统计平台上传数据，患者性别构成为：男50%，女49%，未标注1%，男女比率几近相同。

患者年龄分布为：40岁以下人群占23%，40～65岁人群占46%，65岁以上人群占29%，尚有2%未标明具体年龄。可见医学影像检查对象集中于中老年群体，这与农村空巢老人居多、中老年人属疾病高发群体因素相关联。

随着操作熟练程度的提高，未标注性别、年龄的现象基本不再发生。

（3）不同的医学影像设备检查占比分析：不同的医学影像设备检查占比见图3-2-21。

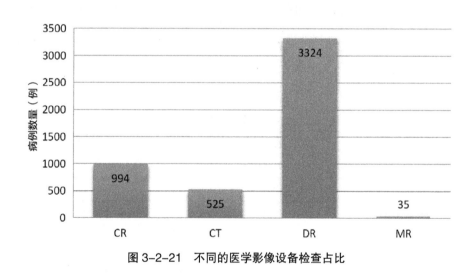

图3-2-21　不同的医学影像设备检查占比

统计数据显示，不同的医学影像设备检查占比分别为：CR 994例、占比20.38%，DR 3324例、占比68.14%，CT 525例、占比10.76%，MR 35例、占比0.72%。乡镇卫生院的医学影像设备配备种类齐全，使用频度高的以DR、CR为主，占比达88.52%。有2所乡镇卫生院配备有CT和MR，其上传比率为11.48%，检查病例数量有560例，可以看出患者在基层检查的数量和项目渐次增多，县域医共体引导医疗资源下沉，首诊在基层的效应突显。

（4）急诊与非急诊病例占比分析：乡镇卫生院上传的医学影像检查病例中急诊与非急诊病例占比见表3-2-20。其中急诊占比5.45%，普通占比94.55%。说明基层首诊病例以常见病、多发病普通患者居多。

表 3-2-20　急诊与非急诊病例占比

类型	例数	占比（%）
急诊	1623	11.69
普通	12261	88.31
合计	13 884	100

（5）医学影像检查拍片部位构成占比分析：对4878例医学影像检查拍片部位构成占比见表3-2-21。数据显示，患者的医学影像检查部位以胸部和四肢、脊柱为多，这些部位属于常见病、多发病的好发部位，符合流行病学规律。有接近三成的检查，乡镇卫生院医生选择检查部位为"其他"，说明基层医生在医学影像检查操作时不规范、不明确，有待通过加强培训加以规范和提高。

表 3-2-21　医学影像拍片部位构成占比

拍片部位	病例数量（例）	比例（%）
胸部	1330	27.27
四肢	924	18.94
脊柱	591	12.12
头部	479	9.82
腹部	221	4.53
其他	1333	27.33
合计	4878	100

（6）医学影像拍片诊断需要后续检查病例构成分析：随机获取医学影像拍片诊断有效病例4234例，其中需要进行后续检查者300例，占7.08%，后续检查类型见表3-2-22。

表 3-2-22　医学影像拍片诊断需要后续检查病例构成

检查类型	例数	比例（%）
CT	144	48.00
增强 CT	84	28.00
彩超	36	12.00
MR	36	12.00
合计	300	100

　　数据表明：92.92% 的基层首诊患者通过医学影像三级诊断平台得到了明确诊断，体现了县域医共体资源下沉、信息共享的效果。后续检查病例的检查类型包括 CT、彩超、MR，以 CT 和增强 CT 为主，占 76.55%，突显县级医疗高端设备在医共体中发挥资源共享的作用。

　　（7）项目运行前后影像科拍片质量比较分析：随机抽取项目运行前后年度同期影像科拍片数据，统计分析项目运行前后影像科的拍片质量，结果见表 3-2-23。项目运行后拍片合格率明显高于项目运行前，两者差异有统计学意义（$P < 0.05$）。

表 3-2-23　项目运行前后影像科拍片质量比较

组别	例数	合格	不合格	合格率（%）
项目运行后组	2316	2005	311	86.57
项目运行前组	1982	1391	591	70.18

　　（8）项目运行后影像科拍片不合格病例的主要原因分析：医学影像三级诊断项目运行后 311 例拍片不合格病例的主要原因见表 3-2-24。

表 3-2-24　影像科拍片不合格病例主要原因

病例类型	病例数量（例）	比例（%）
未加拍正 / 侧位	101	32.48
上传图像质量缺陷（曝光、伪影、图像质量差）	90	28.94
未标明图像左右部位	78	25.08
未能提供完整病史	42	13.50
合计	311	100

　　表 3-2-24 显示，影像科拍片不合格病例的主要原因中，按发生概率多少依次为未

加拍正侧位、上传图像质量缺陷、未标明图像左右部位、未能提供完整病史，为乡镇医务人员未能准确掌握投照技术、未按标准操作、未规范书写医疗文书而致，需加强基层医务人员学习培训，增强业务能力，同时加强系统的模式化改良，以标准化选项方式强化平台功能。

（9）项目运行前后影像科拍片阳性率比较分析：项目运行前后影像科拍片阳性率比较见表 3-2-25。项目运行后影像科拍片阳性率 72.32%，项目运行前影像科拍片阳性率 58.88%。项目运行后影像科拍片阳性率明显高于项目运行前，两者差异有统计学意义（$P < 0.05$）。

表 3-2-25　项目运行前后影像科拍片阳性率比较

组别	例数	阳性	阴性	阳性率（%）
项目运行后组	2316	1675	641	72.32
项目运行前组	1982	1167	815	58.88

（10）项目运行前后影像科拍片诊断准确率比较分析：项目运行前后影像科拍片诊断准确率比较见表 3-2-26。

表 3-2-26　项目运行前后影像科拍片诊断准确率比较

组别	例数	明确诊断	未明确诊断	诊断准确率（%）
项目运行后组	2316	2213	103	95.55
项目运行前组	1982	1589	384	80.17

项目运行后影像科拍片诊断准确率 95.55%，项目运行前影像科拍片诊断准确率 80.17%，项目运行后影像科拍片诊断准确率明显高于项目运行前，两者差异有统计学意义（$P < 0.05$）。

（六）问题及建议

县域医共体建设是基层医疗卫生服务体系的一次整合、优化、提升，是供给结构性改革，对形成分级诊疗制度、优化服务体系、转变服务模式、提升服务能力和群众获得感具有重要意义。淮滨医共体运行 1 年来，立足工作实际，依托互联网＋，对接医改政策，致力健康扶贫，让资源与技术"多跑"，让患者少跑，引导优质医疗资源下沉，收到了初步效果。同时，医共体作为一种新生事物，从诞生、成长、成熟到完善，尚面临许多困难和问题，需要社会各界的关心支持和共同努力。

1. 政府主导方面

县域医共体建设是政府工程，卫计委等政府部门即是指挥员又是战斗员，需要多方合作，勠力同心，做好政策顶层设计、综合资源统筹、运行机制建设、日常运行管理等。突出政府投入，做好"四个一"标准化建设，为根本改善县、乡、村医疗机构现状打下坚实基础。

2. 政策瓶颈方面

县域医共体是一个新生事物，需要国家政策的配套、对接和完善，方可健康持续发展。诸如医保支付问题、价格管理问题、多点执业问题、利益分配问题、医疗风险问题等，这些瓶颈约束了县域医共体的运行和发展，亟待在国家政策层面予以突破和改善。

3. 信息化建设方面

由于历史原因，国家、行业、县级医院及县域医共体成员单位，信息化建设程度参差不齐，软件模块多少不一，系统供给来源不同，这些不同厂家、不同版本、不同功能、不同标准的信息化系统，做到信息共享、互联互通十分困难，"信息孤岛""烟窗"问题严重，信息安全也难以得到保障。

4. 基层能力方面

基层医疗机构普遍存在医务人员缺乏、医疗技术有待提高、医疗设备陈旧、标准化建设尚有差距等问题，在面临"基层首诊、双向转诊、急慢分治、上下联动"的分级诊疗模式下，基层存在是否有能力接得住下转患者的问题，基层医疗机构的医疗服务能力亟待提高。

5. 基层热度不高

由于过去大医院以医疗联合体的形式与基层互动，挖掘病源，跑马圈地，虹吸患者，给基层该来负面感受；同时医共体内部的激励利益机制不够健全、利益共享的机制有待探讨，基层医务人员动力不足。这些导致医共体内部基层热度不高。部分乡村医务人员对政策理解不够到位，仍然存在向县外转诊现象，导致县外住院患者降幅缓慢。

6.体制障碍方面

由于县域医共体面临市县、乡、村多个层次、公立私立两种体制、综合专科多种性质的成员单位相互融合，参与形式多样、隶属关系不同、办医体制不同，在管理体制方面面临诸多问题和障碍，打通体制瓶颈，多极有机融合，优化外部环境，势在必行。

县域医共体建设的目标已达成共识，实行县、乡、村一体化管理，构建县、乡、村三级联动的县域医疗服务体系，应该从以下4个方面逐步完善、扎实推进。

①形成"服务共同体"，完善畅通的双向转诊机制。要以群众的健康需求为中心，实现就诊转诊的无缝衔接，构建医院与基层结合、医疗与医保结合、医疗与预防结合的医疗健康服务新模式。

②形成"责任共同体"，完善权责一致的引导机制。明确政府、医院、基层医疗卫生机构等各个方面在医联体建设中的职责定位，形成权责清晰、公平有效的分工协作机制。

③形成"利益共同体"，完善利益分配机制。通过医保支付、财政投入、人事薪酬等机制创新，在医联体内建立利益共享与分配机制，激发医疗机构相互协作的内生动力。

④建立"管理共同体"，完善区域医疗资源整合与共享机制。通过制定医联体章程、建立理事会等方式，完善组织管理架构，促进建立紧密型协作关系。

总之，通过多方努力，把县域医共体建成一个服务共同体、责任共同体、利益共同体、管理共同体，促进"基层首诊、双向转诊、急慢分治、上下联动"的分级诊疗制度的落实，让90%以上的患者在县域内治疗。

路漫漫其修远兮，县域医共体建设和健康扶贫工作任重道远。在当前国家实施的脱贫攻坚战略中，"因病致贫、因病返贫"是群众脱贫的"拦路虎"，健康扶贫是脱贫攻坚的"压舱石"。淮滨在医共体建设和健康扶贫方进行了积极、有意义的探索和实践，立足县域实际，汇集多方资源，紧扣医改政策，落实分级诊疗，对接互联网＋，着眼惠民利民，引领了医疗资源下沉，改善了医疗服务水平，让更多的老百姓真正享受到智慧医疗的高品质服务，为促进全民健康、决胜全面建成小康社会做出了积极贡献。

三、衡水模式

（一）建设背景

1. 衡水市医疗卫生现状

截至2017年末，全市医疗卫生机构6221个，其中医院126个，乡镇卫生院114个，社区卫生服务中心（站）46个，妇幼保健院（所、站）15个，卫生监督所（中心）11个，疾病预防控制中心12个，其他（包括村卫生室、诊所等）5897个。卫生技术人员22 684人，其中执业医师及执业助理医师11 011人，注册护士7504人。医疗卫生机构实有床位20 530张，其中医院15 941张，乡镇卫生院3621张。

2. 衡水市医联体、医共体试点情况

分级诊疗是深化医药卫生体制改革的关键，而医联体建设是推进分级诊疗制度落地见效的重要抓手。2017年9月9日，许勤省长视察衡水对医改工作做出重要指示，要求衡水"在分级诊疗和医联体建设上，先行一步，出亮点、出精品"。衡水市委、市政府高度重视，明确"试点先行、以点带面、全面推开"的工作思路，选取市人民医院开展医疗集团建设试点，在故城县、武强县开展医共体建设试点，同时，对专科联盟和远程医疗也积极进行有益探索，力争实现县、乡、村一体化发展，不断提升基层医疗服务能力。

（1）市域专科联盟建设

衡水市以综合医院特色专科和专科医院牵头，强强联合、优势互补，积极探索专科联盟建设。目前共建成专科联盟6个，分别是由河北医科大学第一医院与哈励逊国际和平医院联合组建的烧伤专科联盟、由哈励逊国际和平医院牵头组建的衡水市胸痛中心联盟、由衡水市第三人民医院牵头组建的衡水市感染性疾病专科联盟、由衡水市第四人民医院牵头组建的衡水市骨科联盟、由衡水市第二人民医院牵头组建的衡水市肿瘤医院联盟、由衡水市精神病医院牵头组建的衡水市精神卫生专科联盟。

各专科联盟以区域协同服务为核心，以技术支持为支撑，充分发挥区域龙头、上引下联的作用，进一步加强联盟内部及跨区域专科联盟建设。鼓励特色科室，通过"上引"，与域外医疗机构建立高层次合作关系，搭建"挂大靠强"提升实力的平台；通过"下

联",加强联盟内学科间的交流合作,形成区域内若干特色专科中心,不断提升区域内专病诊治能力和诊疗技术水平。截至目前,通过"上引",与首都医科大学附属宣武医院等十余家国内知名医院建立协作关系。通过"下联",开展专科帮扶,培训带教,上下转诊,基层出诊、查房、远程医疗等多种合作形式,推进优质医疗资源向基层延伸发展,提升联盟单位技术水平和服务能力,实现了联盟单位优势互补、互利共赢、协同发展,推动了"基层首诊、双向转诊、急慢分治、上下联动"的分级诊疗模式的进一步落实。

(2)中医体系医联体建设

2017年3月初,衡水市政府研究室、市卫计委组织相关县市区卫生计生局长、县级公立医院院长20余人赴安徽天长市参观学习,随后部分县市区再次组织相关人员赴天长等地考察学习成功改革经验。衡水市委全面深化改革第二十二次会议,要求故城县、武强县要大胆探索,先行先试,其他县市也要积极稳妥全面推进。按照会议指示精神,衡水市中医医疗联合体以衡水市中医医院为龙头,与饶阳县中医医院、安平县中医医院、故城县中医医院、景县第二人民医院、枣强县中医医院、赵家圈中心卫生院、郑家河沿中心卫生院、魏屯镇卫生院等医联体成员单位签订了《对口支援帮扶协议书》,达成对口支援帮扶关系;与所有医联体成员单位签订了《双向转诊协议书》,建立了自主对口支援合作关系;以提高中医药服务水平为目的,联合县、乡中医医疗机构,定期坐诊、义诊和技术帮扶,县、乡中医药服务能力明显提升。

(3)武强县打造紧密型医共体

2017年8月底,被列为医共体建设市级试点县后,武强县坚持问题导向,通过考察学习、反复研讨,仅用20余天时间,就实现了紧密型医共体挂牌运行。武强县医共体建设得到了各级领导的支持和肯定,并得到省医改办的大力推广。

①建立了"三个一"的管理体系:A.组建一个机构。成立了由书记、县长担任"双组长"的医改领导小组,定期研究重大问题、惠民政策,保证了医共体的公益性质。B.整合一项职权。成立医共体建设和管理委员会,将部门涉医、办医权力集中管理。C.形成一套机制。成立了医共体理事会,明确各成员职责权限,并通过利益纽带和绩效考核分配,实现医共体良性运转。

②发挥了"三医联动"的杠杆作用:坚持把医疗、医保、医药"三医联动"作为推动医疗改革的杠杆和引擎。A.医疗"双头监管"。人社局对医疗机构政策执行情况、运

行质量等进行监管，医共体对医生处方、检查化验、用药等进行规范。B.医保"总额管理"。建立"总额管理、结余奖励、超支自负"的医保基金管理机制，将医保基金变为"医院成本"，倒逼医共体主动控费。C.医药"统筹使用"。实行统一采购，县级医院处方在乡镇卫生院执行，有效扩大了乡镇卫生院的用药权限和收治病种。

③形成了"三紧密"的发展模式：A.资源紧密。人员双向交流，设备全面优化，并利用总医院平台进行远程会诊，有效提升了医疗和管理水平。B.运行紧密。探索了县乡"共诊"新模式，双向转诊、分级诊疗初见成效。截至2018年6月底，基层上转患者326人，总医院下转患者22人。C.利益紧密。通过"双向转诊、医师驻点执业、科室共建、医师会诊、托管服务、远程会诊"6种方式，实现了医疗机构、医护人员绩效薪酬的紧密联系。

④采取了"三结合"的服务措施：坚持与基本公共卫生、"万名医师支援农村项目"、健康扶贫工作相结合。A.调整支援计划。总医院分科室按月排出支援计划，卫生院保持2～3名县医院专家坐诊。B.开设"暖心社讲堂"。组织专家团队面向乡村医务人员，就多发病、常见病进行培训。目前已开办24期，受众700余人次。C.开展健康咨询和讲座。由总医院牵头，针对贫困人口、老年人、残疾家庭，开展健康咨询和健康知识讲座。

⑤实现了"三成效"的多方共赢：A.服务体系更加优化。就诊环境、接诊能力、服务水平全面提升，2017年县外转诊率下降超过3%，基层门急诊、住院量同比分别增长5.6%和3.5%。B.医护人员更加积极。通过全员参与医共体建设，医务人员收入平均增长6%，而且主动请缨支援基层。C.健康保障更加有力。优质医疗资源下沉，既方便了群众，又降低了费用。截至目前，共为基层住院患者提供检查、化验337人次，减收医疗费用7.38万元。

（4）故城县医共体建设

2017年12月，故城县被确定为河北省第一批医共体建设试点县。故城县从增强"四个意识"的政治高度出发，着眼探索和破解广大群众意见相对集中的"看病难、看病贵"和"全民健康"等问题，在运行模式、分级诊疗、资源优化配置、医保基金改革等方面积极进行探索，医共体建设取得明显成效。

①科学谋划，突出特色，解决医共体建设路径问题：故城县充分借鉴安徽天长等地

先进经验，明确了"五位一体"（方便群众、降低费用、提升水平、用好基金、全民健康）的目标导向，厘清了探索创新的原则和基本方向，确立了"六个以"（以县级医院管理提升、乡镇卫生院能力提升、村级卫生室服务提升3个提升为基础；以责权利一体为纽带；以信息化建设为支撑；以政策价格调整为导向；以提质降费、控外转为当前目标；以提高居民大健康水平为长远方向）工作思路；分批开展、试点推进。同时，着眼于故城县实际，按照既支持纵向发展，又鼓励横向竞争的思路，创新"三驾马车"建设模式，即：县医院、中医医院、妇幼保健院牵头组建3个具有自身特色的医共体，县医院抓好重症诊疗、中医院突出中医康养、妇幼保健院侧重妇幼保健，广大群众自愿选择，"三驾马车"同步建设、竞相发展。

②"统一管理＋独立经营"，解决三大医共体协调发展的问题：A.全县统一管理。县医改领导小组实行县委、县政府主要领导双组长制，主管副县长牵头负责医共体建设。成立县医共体办公室，负责全县医共体总体协调、发展及人员调配、重要人事任免、资金管理等各项工作。医共体建设在县级层面实现了统一管理、有序推进。B.各医共体独立运转。三大医共体实行"五联五统一"：靠自愿联接、靠理事会联接、靠责任联接、靠利益联接、靠信息化联接，统一人事管理、统一行政管理、统一财务制度、统一医疗质量管理、统一绩效管理。医共体以牵头县级医院为龙头，成立医共体理事会，具体负责医共体所属机构的总体规划、运营方针、人员管理、上下联动、双向转诊等事务。C.医共体之间紧密联系。通过信息共享、人员交流、技术研讨等方式增强三个医共体的沟通和协作。检查结果实现互认，避免重复检查。不同医共体的患者就医可通过平台最后进行结算，实现分工不分家。

③创新分级诊疗模式，解决县级医院人满为患、群众就医难的问题：A.医共体内。确定县级医院下转病种12类，乡镇卫生院确保收治病种10类。基层首诊：一般健康问题，在乡镇卫生院进行初诊。双向转诊：医共体确定了双向转诊病种目录。乡镇卫生院初诊后需要上转的，上转到县级医院；经县级医院接诊治疗，患者病情平稳的，引导下转到乡镇卫生院诊疗。急慢分治：制定了急性病、慢性病分类清单，急性病及时安排患者到县级医院救治；慢性病，经县级医院诊疗，在乡镇卫生院进行管理照护。上下联动：县乡医疗机构明确分工、功能互补，发挥各自优势，形成定位明确、权责清晰、系统顺畅、分工协作的医疗服务链条。B.医共体之间。加强沟通交流，三个医共体各

牵头医院申请建立了城乡居民医保报销平台账号，通过平台可查询患者的医共体范围，最后由医共体之间进行结算，为群众在其他医共体就医提供了便利。C. 就医外转。对病情严重，确需外转的，统一由装备和技术水平相对先进、经验较为丰富的县医院签字备案后，引导群众转至外地医院检查治疗，既控制外转，又避免延误病情。

④合理配置资源，解决乡镇诊疗服务水平亟待提升的问题：A. 建立远程诊疗系统。在全市率先建成了相对完备的远程诊疗系统，县级医院设立远程心电中心、远程会诊中心、影像中心，乡镇卫生院添置专业设备。患者在乡镇卫生院检查，可即时接收、出具县级医院诊断报告，接受县级医院问诊，以信息跑路代替医患流动。截至2018年6月底，3个牵头县级医院共接收基层心电信息10 198例、影像信息1392例，发现20余例急性心肌梗死患者，通过绿色通道及时手术，挽救了患者生命。B. 实行骨干医师下沉。制定了医共体县级骨干医师坐诊机制，县级医院共挑选277名科室主任、业务骨干等精干力量到乡镇卫生院坐诊。县乡医生相互流动，中医院派出医生出任卫生院副院长，全县20名乡镇医生到县级医院长期跟班学习。目前，下乡医师共诊治4026人次，开展适宜技术381次。C. 落实签约医生制度。全面落实家庭医生签约服务，送医上门、随叫随到，签约服务覆盖率48.96%，建档立卡的贫困人口家庭服务签约覆盖率100%。

⑤以医保基金预付为核心，解决监督、考核、激励机制不完善的问题：制定出台了《县域医共体医保基金按人头付费管理实施意见》，对医共体进行有效管理、监督、考核和激励。A. 医保基金使用总原则。医保基金使用的总原则是：总额预付、分块结算，结余留用、超支不补，分期预拨、定期考核，适当调控、奖惩并重，整体推进，稳步过渡。B. 完善考核奖惩机制。由医共体办公室组织卫计、人社、财政等部门组成考核小组，实行季度考核和年终考核，考核得分直接和医保基金的分配挂钩。C. 建立监督投诉核查制度。设立举报电话、举报中心，对参保居民投诉的，由医保中心扣除一定数额医保基金。同时，实行一票否决制，对套取医保基金、民生工程考核不达标、媒体负面曝光等均予以一票否决，不参与年终考核，直接视为不合格。

同时，故城县积极谋划对未办理转诊转院手续或转往非定点医疗机构患者适当降低报销比例，提高报免起付线；将外请专家的费用、慢性病和未病预防纳入城乡居民医保报销范围；调整医疗服务价格；完善人员考评激励机制等各项制度机制，最终实现医共体各单位公益性质不变、医共体可持续健康发展和减轻人民群众医疗负担的共赢目标。

（二）信息技术平台

1. 华医云医学三级诊断平台

华医云医学三级诊断平台以打造全国基层医疗共享医疗服务平台为目标，运用移动互联网技术，创新共享智慧医疗服务模式，为基层医疗卫生机构提供整体解决方案。

该平台以地市级三甲医院为医联体牵头单位或核心，上联北京（省）医院、下联各区（县）、乡（村），依托市三甲医院建立市级医疗大数据中心，全面负责市域各县医学影像、心电等监测、监控、管理、质控及疑难病例的会诊，快速建立半紧密型的医联体；同时，依托各县人民医院建立县域的医学影像、心电等诊断基地，其将连接辖区乡镇卫生院（或卫生服务中心）的医学影像、心电数字采集设备，向乡镇卫生院（或卫生服务中心）提供医学影像、心电等诊断服务，快速建立半紧密型的医共体；依托各乡镇卫生院（社区卫生中心）建立乡镇医学影像、心电等工作站，为各乡镇卫生院（社区卫生中心）配置医学影像、心电等三级申请系统，实现影像数据拍片、上传等功能。依托村卫生室建立心电工作站，为村卫生室配置心电申请系统，实现心电数据上传等功能。三甲医院为其提供疑难病例的会诊及线下技术支持及诊疗服务；在区域医联体成员单位实现"基层检查、上级诊断、高级会诊""数据共享、信息互认、结果互认，避免信息孤岛""基层首诊、双向转诊、急慢分治、上下联动"的综合性区域医疗信息平台。

平台系列产品包括远程医学影像、远程心电、在线转诊、远程会诊、慢病管理、家庭医生签约、远程病理等。详细如下：

（1）华医云医学三级诊断平台——远程医学影像工作平台

适用于北京（省）-市-县-乡（村）多级医疗机构之间。

平台以区域医疗机构为中心，构建区域影像传输、阅片系统与影像数据中心，支持区域影像协同业务开展（远程影像诊断、远程培训教学、移动医疗等业务），最终实现区域内所有医疗机构间的检查信息交换、共享和业务协同的信息化平台。

在基层医院安装影像采集申请系统连接数字影像设备或通过前置服务器连接院内PCAS系统，在诊断/会诊医疗机构安装影像诊断系统。实现基层影像检查、打印诊断报告，诊断医院进行影像诊断、出具诊断报告，会诊医院提供疑难病例的会诊、出具会诊意见的模式。同时平台提供多种在线交流方式。

（2）华医云医学三级诊断平台——远程心电平台

适用于省－市－县－乡（村）多级医疗机构之间。

平台是基于云存储和云技术，实现区域内不同医院，甚至不同区域的不同医院之间心电信息的互通、共享，从而实现医技检查的远程申请、远程诊断、移动诊断、在线调阅、统一管理的信息化平台。

在基层医疗机构安装数字心电图机和心电采集申请系统，在上级诊断／会诊医院安装心电诊断系统。实现基层心电检查、打印诊断报告，诊断医院进行心电诊断、出具诊断报告，会诊医院提供疑难病例的会诊、出具会诊意见的模式。同时平台可以提供多种在线交流方式。

（3）华医云医学三级诊断平台——在线会诊平台

适用于北京（省）－市－县医疗机构之间。

平台通过远程技术手段和同一开发平台数据资源共享的优势实现远程会诊申请，受邀医院开展远程会诊并出具诊断意见及报告的信息化平台。

在基层医院安装会诊申请系统和摄像头，有一定规模的医疗机构安装视频会议系统客户终端和会诊申请系统，上级会诊医疗机构安装视频会议系统和会诊诊断系统。实现基层发起会诊申请、打印诊断报告，会诊医院进行会诊、出具会诊意见或会诊报告的模式。

（4）华医云医学三级诊断平台——双向转诊平台

适用于北京（省）－市－县多级医疗机构之间。

平台是通过远程技术手段根据上下级医院的不同转诊需求实现医院之间的科室合作诊治，下级医院将超出本院诊治范围的患者或在本院确诊、治疗有困难的患者转至上级医院就诊；反之，上级医院将病情得到控制、情况相对稳定的患者转至下级医院继续治疗、康复。从而实现双向转诊的在线远程信息化平台。

在上下级医疗机构安装双向转诊系统。下级医院对于符合转诊条件的患者在线填写转诊上传单、接收转诊下传单、接收上级转来患者的继续治疗和康复。上级医院接收转诊上传单、接诊、安排住院治疗、填写转诊下传单及治疗意见和建议。同时实现在线远程复查、康复指导建议等。

（5）华医云医学三级诊断平台——慢病管理和家庭医生签约平台

适用于县－乡－村级医疗机构医生与慢病患者之间。

平台根据政府对慢病管理的要求及基层医疗机构医生、慢病患者对慢病管理的实际情况，通过 APP、PC 端等方式，把家庭医生、护士、患者、家属等集于一个平台，形成针对慢病患者自我管理、健康评价、患者生活状态、健康指数实时监测、健康教育等全方位、多角色、动态、互动型管理。

平台以云计算模式，由家庭医生、护士、患者、家属进行平台注册、身份认证，并实现在线签约绑定，通过各项健康档案及生活信息的跟踪、结合 GPRS 可穿戴设备对主要健康数据的实时传输监控，结合随访医嘱、信息互动、健康教育、评价统计等方式，实现对慢病患者的动态在线管理。平台已可监控管理心脑血管疾病、呼吸系统疾病、消化系统疾病、骨关节疾病、内分泌及代谢营养疾病等多种慢病。

(6) 华医云医学三级诊断平台——远程病理平台

适合于北京（省）－市－县级医疗机构之间。

平台以区域医疗机构为中心，依托数字切片扫描仪，通过互联网传输病理图像并进行远程诊断、教学和研究，支持区域病理协同业务开展（远程病理诊断、远程培训教学、移动医疗等业务），最终实现区域内所有医疗机构间的检查信息交换、共享和业务协同的信息化平台。

在基层医院安装病理切片采集申请系统连接数字切片扫描仪，在诊断／会诊医疗机构安装病理诊断系统。实现基层病理切片扫描上传、打印诊断报告，诊断医院进行病理诊断、出具诊断报告，会诊医院提供疑难病例的会诊、出具会诊意见的模式。平台满足术中冷冻远程病理及常规远程病理运用需求，同时平台提供多种在线交流方式。

2. 平台特点

华医云医学三级诊断平台将影像、心电、血糖、血压等数据融入统一平台，全方位深度挖掘患者的健康状况。

系统运行在基于公网的私有云（VPC）网络中，网间采用隧道隔离技术，在数据链路层进行二层隔离，完全满足政务、金融的安全需要，安全级别远超医疗行业的需求。

系统的云架构采用统一运维、监控的全托管模式，接入系统的影像中心，前期不需要巨额硬件设施的投入，后期无需运维人员；整个系统按需使用，按量收费，安全、稳定、可靠。

系统采用 B/S 架构，自适用电脑、平板、手机系统，不存在平台限制，真正实现了有网的地方就能做诊断。

系统内部实现了多级审核和数字签名机制，整个流程完全合法合规，完全满足行业标准。

系统在初期采集阶段预设了各种接口，为后续扩展其他设备的接入作了铺垫。

系统在诊断流程中，为后续的大数据分析做了预处理，等满足了一定的数量条件，即可着手开始做更深层次的数据挖掘，引入人工智能的算法，开展智能分析等大数据处理。

3. 六大机制

制度建设和执行作为分级诊疗、医联（共）体建设、远程诊断等政策推行的关键因素，决定着政策落实的效果。华医研究院始终致力于完善分级诊疗的过程管理，着重软实力的提升。在往期成功项目基础上，提炼出六大核心机制，规范项目运行，不断推动平台高效、健康运转。主要如下：

（1）医生绩效管理机制：诊断端医生绩效管理、质量控制、医生聘任及进退机制。采集端医生上传病例数量、质量等。建立医生绩效管理机制，保证医生工作积极性：由诊断端医疗机构针对院内提供远程服务的医生建立绩效管理机制或激励机制或具体根据医院实际情况，将此项费用纳入医院正常绩效考核。

（2）医生服务排班制度：建立医生排班服务机制，保障服务及时性等。建立医生服务排班制度，保证远程服务及时性：为保证对下服务质量，由诊断端对本单位提供诊断服务的医生建立服务值班制度，保证急诊半小时内出结果，普诊 1 小时内出结果，住院疑难病例 24 小时出结果。

（3）专科联盟合作机制：质量控制、学术线上线下培训等。建立市、县专科联盟制度，缓解医生资源缺乏问题：为缓解医生资源缺乏的现状，联合各县医院具有相应资质的医生共同成立影像、心内科、呼吸科、骨科等相关科室专科联盟，联盟内定期开展学术交流、针对远程医生服务质量开展质控工作、同时培养培训下级医生提高水平；以各县级医院牵头，联合各乡镇卫生院相关医生共同成立影像、心内科、呼吸科、骨科等相关科室专科联盟，定期开展学术交流工作，提示基层医生水平。

（4）双向转诊合作机制：上级医院提供转诊绿色通道、免挂号费等相关减免措施。下级医院筛选上转患者、转诊申请合作机制、接收下转患者等。建立双向转诊合作机制，保证上下转诊通道畅通。为保证医联体单位双向转诊工作顺利开展，建立上下两级医院之间的双向转诊合作机制，上下级医院应指定专人进行上下转诊对接，同时上级医院应为下级医院转诊患者提供转诊绿色通道服务（包括北京），根据医院实际情况，减免转诊患者挂号费用，实现片子互认，减少重复检查，避免过度医疗。同时，针对不能解决问题的患者，应进一步寻求上级医院的会诊支持；对于康复期患者，应及时提醒向下转诊的医院接收患者，并将相关资料提交给下级医院，方便为患者提供延续性诊疗服务。

（5）各方利益分配机制：依据不同地区情况定制利益分配机制。建立各方合作分配机制，保证平台常态化运转（根据服务内容，应明确服务方、需求方及平台方的合作分配机制）。根据国家相关政策，该费用一方面整合扶贫资金，由当地财政负担，一方面由牵头的医联体（医共体）单位义务负担，保障平台实现常态化运行。

（6）宣传及长效运营手段：主要包括适用于公立医疗机构宣传运营手段，提高群众知晓度及医生使用率。开展多方位宣传，提高项目平台知晓率及利用率，根据项目不同阶段，开展线上、线下全方位多种形式的宣传及培训工作，提高平台在群众中的知晓率，同时提升各级医院医生使用率，充分发挥平台价值。

（三）运行机制

1. 项目简介

中关村华医移动医疗技术创新研究院医学三级诊断平台项目（以下称"本项目"）由中关村华医移动医疗技术创新研究院（以下简称"华医研究院"）联合北京大学信息科学技术学院、北京大学医学部历时1年共同研发。

本项目通过搭建市级医疗机构（市人民医院/市中医医院）、县级医疗机构（县医院/中医院）、乡镇医疗机构（卫生院）、村级医疗机构（卫生室）的医学分级诊断平台，实现医学影像、心电技术"基层检查、上级诊断、疑难病例申请会诊"的诊断模式，打通基层医疗机构与上级医疗机构的医疗信息通道，实现区域内医疗资源共享，促使优质资源下沉，提升基层医疗机构服务能力，成为市域医联体、县域医共体的信息共享纽带；进而方便群众就医、降低百姓看病成本，增强百姓医改政策和信息化发展的获得感，有效促进健康扶贫工作落实。

影像业务以搭建市、县、乡为主要连接模式，心电诊断业务以搭建县、乡、村为主要连接模式。

本项目已经在全国近 500 家医疗机构试点成功，服务人口覆盖 3000 余万人。作为科技成果立足于转化应用，先后在京津冀、大别山等地区开展了以健康扶贫医学三级诊断项目的试点，期间，得到了各级政府相关部门的大力推荐和支持。

先后被国务院扶贫办、中国老区建设促进会、国家中医药管理局推荐为健康扶贫优质项目，是中国研究型医院学会推荐的医联体（医共体）建设项目。

2. 成长历程

2017 年 1 月 11 日，衡水市卫生和计划生育委员会为更好落实健康扶贫工作，在华医研究院的指导和帮助下，引入了本项目。初步尝试构建以衡水市中医医院为诊断端的影像分级诊断网络，连接全市 15 所医疗机构，包括市内医疗机构 2 所、县级医疗机构（主要是中医院）8 所、乡镇卫生院 5 所。其中衡水市中医医院作为影像系统诊断端，其余医疗机构作为影像系统采集上传端。平台建立后，2 个月内完成 2071 例诊断，运行效果良好。

2018 年 3 月 8 日，正值"两会"召开之际，中国研究型医院学会移动医疗专业委员会方伟岗主任委员、刘丰梅秘书长等一行 6 人前往河北衡水市开展医联体（医共体）建设与健康扶贫调研工作，肯定了衡水模式。

衡水市中医体系医联体建立后，为了检验县内分级诊疗模式，在故城县试点建立了以故城县人民医院和中医院为诊断端，4 家卫生院为采集端的县内影像分级诊断模式，自 2017 年 3 月 3 日开始运行，运行 1 年，完成影像诊断 1407 例，效果优异。

鉴于已取得的良好成果，在经过广泛的调研分析后，2018 年 5 月 7 日，衡水市卫生和计划生育委员会与华医研究院进行深度合作，双方签订战略合作协议。衡水市卫生和计划生育委员会签发《衡水市医学三级诊断平台建设实施方案》，选取武邑、饶阳、深州等 6 个县区作为先期试点，开始在衡水全市范围内搭建以衡水市人民医院（哈励逊国际和平医院）为疑难病例会诊端，以各县（区）级医疗机构的为诊断端，以乡镇卫生院及村卫生室等基层医疗机构为采集端的医学三级诊断平台（影像、心电）。

2018 年 6 月，项目第一阶段取得成功的基础上，开始在饶阳县试点运行健康扶贫市县、县乡（村）双向转诊系统。

3. 平台当前完成病例情况

截至 2018 年 8 月 24 日数据见表 3-2-27。

表 3-2-27 平台当前完成病例情况

平台	影像病例完成数量（例）	心电病例完成数量（例）
衡水市中医体系	3440	未联通
故城县体系（中医与县医院）	1487	未联通
衡水市人民医院体系	501	2965
总计	5428	2965

4. 病例分析（影像）

（1）病例合格率：影像病例完成数量中，共有 66 例病例判定为不合格，被诊断端打回，占总病例数量的 1.22%（总病例数量为 5428 例）。

（2）合格病例中（5362 例），男性病例 2438 例，占患者总数的 45.47%，女性病例 2924 例，占患者总数的 54.53%。

（3）合格病例中（5362 例），急诊病例为 366 例，占比 6.82%。

（4）影像诊断结果中（合格病例 5362 例），诊断报告用时情况见表 3-2-28。

表 3-2-28 影像诊断结果报告用时情况

报告时间（小时）	例数（例）	比例（%）
≤ 0.5	281	5.24
0.5 ~ 1	1032	19.24
1 ~ 3	2692	50.21
3 ~ 6	815	15.20
6 ~ 12	381	7.12
12 ~ 24	161	2.98

（5）影像诊断患者年龄分布情况见表 3-2-29。

表 3-2-29　影像诊断患者年龄分布情况

年龄（岁）	例数（例）	比例（%）
≤ 7	4	0.08
7 ~ 17	36	0.68
18 ~ 40	835	15.56
41 ~ 65	1919	35.78
≥ 65	2568	47.90

（6）影像诊断结果中（合格病例 5362 例），影像采集类型情况见表 3-2-30。

表 3-2-30　影像诊断采集类型情况

类型	数量	占比（%）
CR	832	15.52
DR	3526	65.75
CT	929	17.34
MR	75	1.39

（7）合格病例中（5362 例）影像位置分布情况见表 3-2-31。

表 3-2-31　合格病例中影像位置分布情况

类型	数量	占比（%）
胸部	2912	54.32
四肢	875	16.31
脊椎	764	14.25
其他	314	5.84
颈部	336	6.27
腹部	102	1.89
头部	59	1.10

5.衡水模式病例分析（心电）

（1）病例合格率：心电病例完成数量中，共有30例病例判定为不合格，被诊断端打回，占总病例数量的1.02%（总病例数量为2965例）。

（2）合格病例中（2935例），阳性病例为1312例，阳性率为44.7%。

（3）合格病例中（2935例），男性病例1204例，占患者总数的41.02%，女性病例1731例，占患者总数的58.98%。

（4）合格病例中（2935例），急诊病例为44例，占比1.5%。

（5）心电项目诊断结果中（合格病例2935例），诊断报告用时情况见表3-2-32。

表 3-2-32　心电项目诊断结果报告用时情况

报告时间（小时）	例数（例）	比例（%）
≤ 0.5	2476	84.33
0.5 ~ 1	168	5.74
1 ~ 3	153	5.22
3 ~ 6	69	2.35
6 ~ 12	31	1.04
12 ~ 24	38	1.31

（6）心电项目诊断结果中，患者年龄分布情况见表3-2-33。

表 3-2-33　心电项目诊断患者年龄分布情况

年龄（岁）	例数（例）	比例（%）
≤ 7	3	0.10
7 ~ 17	21	0.72
18 ~ 40	168	5.72
41 ~ 65	1391	47.39
≥ 65	1352	46.06

（7）心电图表现异常病例情况见表 3-2-34 和表 3-2-35。

表 3-2-34　心电图阳性病例情况

疾病类型	数量	比例（%）
心肌病	43	3.28
冠心病	46	3.51
其他混合型疾病	18	1.37
心律失常	512	39.02
其他异常心电图表现	693	52.82
合计	1312	100

表 3-2-35 心电图异常表现未明确诊断情况

序号	心电图表现	数量	比例（%）
1	J 点压低	1	0.14
2	ST-T 改变 QTc 间期延长	1	0.14
3	T 波异常 ST-T 段异常	1	0.14
4	顺钟向转位	2	0.29
5	早期复极	2	0.29
6	PR 间期缩短	3	0.43
7	可见 U 波	3	0.43
8	胸导低电压	3	0.43
9	异常 q 波	4	0.58
11	逆钟向转位	6	0.87
12	QTc 间期改变	8	1.15
13	T 波异常 QTc 间期改变	13	1.88
14	肢导低电压	19	2.74
15	电轴左（右）偏	44	6.35
15	ST-T 异常	254	36.65
17	T 波异常	329	47.47
总计	-	693	100

6.架构

目前，衡水模式已覆盖180个医疗机构，其中市级医疗机构2个，县级医疗机构22个，乡镇卫生院51个，村卫生室105个。衡水模式的架构见图3-2-22。

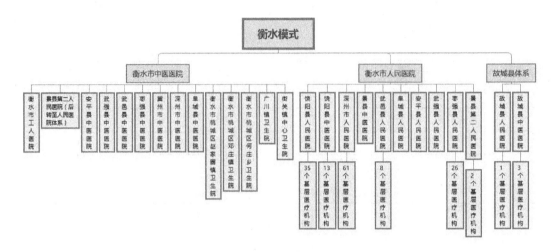

图 3-2-22　衡水模式架构

（四）建设效果评价

1.社会效益

衡水市医联体建设按照试点探索、有序推进、规范运行的工作思路，由点到面逐步展开。截至目前，衡水市已搭建起医联体建设基本框架，其中，市级医院共建立医联体4个、专科联盟4个，各县市区共建立医共体7个，以此促进了优质资源下沉和分级诊疗制度的建立，让群众看病更方便、更省钱。极大地促进了衡水市优质医疗资源下沉，方便了百姓就医，解决了长期以来困扰基层医疗机构的技术储备和人才发展问题，提高了基层医疗服务能力，减轻了群众就医负担，降低了医保基金使用风险，保证了医保基金使用安全。通过分级诊疗平台，部分区县建立了绿色转诊通道，部分患者病情得以及时发现并快速实现转诊（如饶阳县就发生过类似案例）。

截至2018年4月，衡水市乡镇卫生院就医人数较改革前增长10%，群众县外转诊率下降了2%，医护人员收入平均增长了8%，乡镇卫生院诊疗水平不断提升，家庭医生签约服务能力逐步提高，群众满意度大幅提升。

2. 经济效益

（1）远程影像诊断

①省时。按照就医需求按照 0.2 人次/年的平均值计算，平均看病时间以 0.5 天/次计，衡水模式已完成影像诊断 5428 例，节约时间 2714 天，节约 258 644.2 元（衡水市 2017 年人均 GDP 为 34 782 元）。

②节约门诊费用。国家卫计委统计全国平均门诊费用 188.20 元，项目为患者累计节约 1 021 549.2 元（衡水模式已完成 5482 例）。

③节约交通费。患者交通费按照 100 元计算，项目已为患者累计节约 548 200 元。远程影像诊断已累计为患者节约 182.84 万元。

（2）远程心电诊断

①省时。按照就医需求按照 0.2 人次/年的平均值计算，平均看病时间以 0.5 天/次计，衡水模式已完成心电诊断 2965 例，节约时间 1482.5 天，节约经济价值 141 272.1 元。

②节约门诊费用。县级会诊人数按照平均 50% 计算，国家卫生健康委员会统计全国平均门诊费用 188.20 元，项目为患者累计节约 558 013 元（衡水模式已完成 2965 例）。

③节约交通费：患者交通费按照 100 元计算，项目已为患者累计节约 296 500 元。远程心电诊断已累计为患者节约 99.6 万元。衡水模式自运行至今，累计节约 282.44 万元。

（五）健康扶贫效果

2018 年以来，衡水市委、市政府坚持以问题为导向，协调组织各级各部门广泛参与，全面推进健康扶贫领域各项政策落实落地，取得了明显成效。

1. 衡水市委、市政府高度重视，为健康扶贫工作开展提供坚实保障

（1）衡水市政府主要负责同志高度重视健康扶贫工作。吕志成市长多次亲自过问并听取健康扶贫工作情况汇报，指出解决"因病致贫、因病返贫"是扶贫"硬骨头"的主攻方向，各级各部门要落实一把手负责制，坚决彻底推动健康扶贫政策落实落地。

（2）组织成立了市级健康扶贫攻坚工作领导小组。为充分发挥政府主导作用，加强对全市健康扶贫工作的领导，衡水市组织成立了由主管副市长崔海霞任组长，政府办、卫计、扶贫、人社、民政等部门相关负责同志为副组长，发改、财政、科技、残联等

10个部门相关负责同志为成员的衡水市健康扶贫攻坚工作领导小组，全面加强了对健康扶贫工作的领导。

（3）由政府主导制定了《关于进一步完善农村建档立卡贫困人口门诊慢性病医疗保障救助政策和健康管理的意见》。在健康扶贫工作推进过程中，发现贫困慢性病患者日常门诊医疗费用支出较大，但因够不上慢性病认定条件，无法纳入医疗保障救助范围，增加了因病致贫风险。衡水市政府主要领导对此高度重视，迅即组织卫计、人社、民政等有关部门2次召开专题会议研究制定具体解决措施。2018年5月初，衡水市政府办公室印发《关于进一步完善农村建档立卡贫困人口门诊慢性病医疗保障救助政策和健康管理的意见》，对患有高血压、糖尿病、风湿类风湿和心脑血管病4类慢性病的贫困患者给予政策倾斜，可凭二级以上医院确诊情况直接予以认定。同时，为全市建档立卡贫困人口每年开展一次免费健康体检与生活方式和健康状况评估，根据体检情况，及时将相应贫困慢性病患者纳入医疗保障救助范围。

（4）组织召开全市健康扶贫工作推进大会。为坚决彻底推动健康扶贫领域各项政策全面落实落地，2018年5月22日，衡水市政府组织在衡水市阜城县召开了全市健康扶贫工作推进大会。各县市区副书记、主管副县长、市县两级卫生计生、扶贫办、人社、民政等部门主要负责同志共计190余人参加了会议。会上，市委常委、组织部长赵志强、市政府副市长刘玉华、崔海霞分别就扎实推动健康扶贫工作落实讲了具体意见，做出了具体安排部署。河北省卫生和计划生育委员会副主任徐春芳到会指导工作并对衡水市各级政府高度重视健康扶贫及发现的亮点工作给予了充分肯定。

2. 聚焦问题整改，全面推动健康扶贫政策落实落地

2018年以来，针对省、市巡查、考核、审计发现反馈的问题，为全面加强整改，研究制定了《衡水市健康扶贫专项整改工作方案》，将解决健康扶贫政策落实不到位问题作为首要任务来抓。在专项整改工作中，衡水市卫生和计划生育委员会建立了领导班子定期研究健康扶贫工作机制，落实由各班子成员及相关科室负责人分包联系13个县市区。各包联小组每周抽出1～2天时间，对包联县进行督导检查，每周一召开健康扶贫专题会议，针对督导检查发现情况，集中分析问题成因和具体解决措施，把健康扶贫工作作为一项重大政治任务摆上重要议事日程，层层压实责任，一级对一级负责，有效保证了专项整改工作深入扎实推进。针对省、市巡查、考核、审计发现反馈的问题进行认真梳理，逐一建立了问题清单、责任清单、进度清单、效果清单，一项一项列出时间表、路线图、责任人，实施台账管理，限期整改，严格落实"一账（问题整改台账）、一书（整改督办通知书）、一表（整改工作进度表）、一挂钩（整改与考核挂钩）"制度，对照问题逐一进行整改，做到整改不达标、问题不解决，不销号、不撤账，全力推进问题整改、政策落实。

3. 集中开展健康扶贫政策宣传活动，不断提高群众知晓率

2018 年 4 月以来，衡水市卫生和计划生育委员会在全系统组织开展了健康扶贫集中宣传培训活动，市、县两级卫生计生部门分别组织开展了健康扶贫政策和动态系统管理培训班，对健康扶贫工程"三个一批"行动计划、先诊疗后付费、大病专项救治、家庭医生签约服务等有关政策及健康扶贫动态管理数据填报工作进行了重点培训；配合扶贫办开展全市乡镇干部和驻村工作队员健康扶贫政策宣讲。同时，组织各级医疗卫生人员组成政策宣传队，深入乡村广泛宣讲；因地制宜利用农村"大喇叭"、板报海报、展牌展板、宣传栏等形式多样、群众喜闻乐见的方式，广泛宣传解读健康扶贫相关政策、知识，着力提高群众知晓率，发动群众参与、赢取群众信任；制作健康扶贫宣传画，在定点医疗机构、贫困户中广为张贴；通过集中开展政策宣传活动，切实做到健康扶贫政策"医生熟、群众明、驻村帮扶干部清"。

4. 扎实推动以"三个一批"为重点的各项健康扶贫政策落实

2017 年以来，在全市范围全面推进落实了贫困人口县域内住院"先诊疗后付费"、免交住院押金、各定点医院设立综合窗口实行"一站式"结算服务等工作。按照"三个一批"行动计划要求，2018 年以来累计对罹患胃癌、食管癌、白血病、先天性心脏病、直肠癌、结肠癌、终末期肾病、乳腺癌、宫颈癌 9 种大病的 1084 名贫困患者实施了集中救治。目前，全市共组建家庭医生服务团队 627 个，对全市建档立卡贫困人口签约服务实现了全覆盖，按照应签尽签原则，总计签约 78 194 人。积极开展"光明扶贫工程"，今年已累计对 234 名患老年性白内障的贫困人口组织实施了救治。根据《衡水市政府关于进一步完善农村建档立卡贫困人口门诊慢性病医疗保障救助政策和健康管理的意见》（市政府办〔2018〕52 号）要求，2018 年 5—6 月，组织各乡镇卫生院对全市建档立卡贫困人口集中开展了免费健康体检活动，总计体检 72 793 人，新发现并确认高血压、糖尿病、风湿类风湿、心脑血管病 4 类慢性病贫困患者 15 700 人，全部及时

纳入了慢性病医疗救助保障范围。同时，落实了从 2018 年 1 月 1 日起，慢性病医疗救助起付线由 1000 元降至 500 元，进一步减轻了贫困群众经济负担，提升了贫困群众获得感。

5. 加强费用管控，切实减轻贫困患者看病就医负担

2018 年专项整改工作推进以来，衡水市卫生和计划生育委员会制定了规范临床诊疗行为、降低贫困患者住院医疗费用系列措施，杜绝各县定点医院不合理和过度医疗行为，明确贫困患者住院自付医疗费用不得超过总费用的 10%，超出部分由医院负担。通过加强管控，建档立卡贫困患者县域内住院自付医疗费用已稳步控制在 10% 以内。在抓好基本医疗保险、大病保险、医疗救助"三重保障"的基础上，积极推动落实商业补充保险"第四重保障"，进一步减轻贫困患者经济负担。目前，全市已有 11 个县市区落实了商业补充保险或财政专项资金"第四重保障"。通过以上措施，目前衡水市贫困患者自付医疗费用比例已由 2018 年初的 24.63% 下降至目前的 7.67%。

6. 利用平台开展健康扶贫"暖心活动"

三级诊断平台为衡水市卫计委统筹全市医疗机构，推动健康扶贫工作开辟了模式。2018 年 8 月 3 日衡水市卫生和计划生育委员会利用三级诊断平台，开展了健康扶贫"暖心活动"，在节约经费，实现快速动员，减轻医务人员工作负担的同时，取得了良好的扶贫效果。

7. 创新思维精准扶贫

阜城县是国家扶贫开发工作重点县。2016 年以来，阜城县贯彻落实全市健康扶贫各项工作部署，把健康扶贫融入精准扶贫工程，建立完善帮扶体系，探索开展健康扶贫新模式、新路子。2017 年阜城县减少因病致贫返贫人口 3834 人，同比下降 75%，被列为"河北省健康扶贫工程示范县"，并被省卫生和计划生育委员会申报为"国家健康扶贫工程示范县"。

（1）提高政治站位，严格落实健康扶贫政策：①坚持党政主抓主导，强化顶层设计。专门成立健康扶贫领导小组，由县委书记任组长、县长任第一副组长。制发《阜城县健康扶贫工程实施方案》等文件，明确健康扶贫基本思路、路径和重点。②坚持分批分类，扩大救助覆盖面。严格落实健康扶贫"三个一批"总要求，出台《阜城县农村贫困人口大病专项救治 9+X 工作方案》，实现建档立卡贫困人口 9 种大病集中救治全覆盖。实行县乡医生签约到村、村医签约到户，组建服务技术团队，开展"一对一"签约服务，家庭医生签约全覆盖，签约服务率达到100%。③坚持便民惠民，提高服务精准度。严格落实先诊疗后付费制度，简化入院手续，将建档立卡贫困人口信息全部纳入县健康扶贫动态管理系统，县域内医疗机构入院实行网上"一键式"筛选认定，设立"绿色通道"和扶贫专用病房。投资10余万元建设贫困人口医疗保障救助"一站式"服务大厅，设置报销联合窗口，实现"一站式"服务和出院即报。扩大减免幅度，城乡居民医疗保险管理中心对贫困人口就医单独建账、单独核算，看病不交押金，挂号费全免。

（2）创新工作机制，全面提升健康扶贫工作水平：①建立"五位一体"保障机制。县财政投入1300万元，在全省率先设立健康扶贫专项基金，县人寿保险公司设立贫困人口医疗商业补充保险服务，在落实健康扶贫三重保障政策基础上，增加商业保险和专项基金，构建五重保障体系。②建立大病和慢性病种增补机制。对大病救治设立"9+X"基础公式。2017年大病集中救治率100%；对慢性病病种实行"32+X"政策，增加慢性病可补偿病种18种，可补偿慢性病种达到50种。③建立健康扶贫"防、治、降、提、增、便"机制。把防病作为健康扶贫的重要前提，为贫困群众治好病，降低起付线，提高补偿比，增加大病和慢性病补偿病种，开展"一站式"服务，方便贫困群众就医诊疗。

（3）建立长效机制，不让一人因病返贫致贫：阜城县建立完善长效机制，加大健康扶贫工作力度，坚决打好打赢这场攻坚战。①围绕让贫困群众看得起病，在完善保障政策方面精准施策。在"五位一体"保障体系、大病和慢性病服务管理等基础上，再研究制定落实一批更加有效的措施，保证到2020年各脱贫出列人口享受到更加便利健康服务。②围绕让贫困群众看得上病，在改善健康服务方面精准施策。投资1亿元实施县医院等医疗机构改扩建项目，构建以县医院为龙头、乡镇卫生院为枢纽、农村卫生室为网底的三级医疗卫生服务体系。到2020年，全县各医疗机构助力健康扶贫的硬件措施全部达标。③围绕让贫困群众看得好病，在提升服务能力方面精准施策。深化医药体制改革，借力京津冀协同发展，加强重大常见疾病科室建设，有效提高大病诊疗水平。推进医共体阜城模式建设，大幅提升基层医疗机构诊疗能力。加强人才队伍建设，强化"三基"培训和"三个教育"，加强重点学科发展，使全县2020年医疗卫生队伍整体素质显著提升。④围绕让贫困群众少得病，在提高健康水平方面精准施策。出台更加便捷的服务政策措施，加大保障性资金投入，强化县、乡、村三级卫生防治网络建设，提高贫困人口健康水平。

（六）优点与障碍

1. 优点与优势

（1）快速可复制。

（2）符合国家医联体、健康扶贫等相关政策。

（3）平台搭建投入少、见效快。

（4）运营机制使参与各方均受益，可持续发展。

2. 障碍与思考

（1）衡水县基础条件薄弱，网络条件差、基层缺少设备，导致只有部分地区互联互通，建议整合扶贫资金改善

（2）医疗资源发展分配不均衡，县级医院发展大多数较差，基层医务人员意识需要提高，最基层医务人员年龄偏大，接受新事物慢，在平台使用培训方面需要花费较大力气，建议提高思想认识，加强培训。

（3）应转化思路。目前只是卫生和计划生育委员会一个部门牵头，应尽快转变为政府牵头主导，效果会更好，建议成立政府健康扶贫领导小组，整合一切可以整合的力量，引导多方共同参与。

第四篇

医疗联合体和健康扶贫的融合，
助力脱贫攻坚

　　健康扶贫是党中央、国务院为打赢脱贫攻坚战所做的重要战略部署，是人们对医疗改革模式不断探索与实践之后，创造出的新的有利于解决"因病致贫、因病返贫"问题的全新的扶贫工作模式，是迄今为止最能关注贫困地区贫困人口的卫生工作政策方法。我国经过近40年的飞速发展之后出现诸多问题，其中患者就医矛盾十分尖锐。自党的十八大召开以来，健康扶贫在脱贫攻坚战中的地位不断提高，价值不断彰显。党中央把脱贫攻坚纳入"五位一体"总体布局和"四个全面"战略布局，置于治国理政的突出、重要位置之上，强力推动"精准扶贫，精准脱贫"，并且推行力度、开展规模、影响深度都是前所未有。同时提出，到2020年，让农村贫困人口摆脱贫困，对贫困人口和农村低保对象、特困人员、贫困残障人，确保健康扶贫落实到人、精准到病，有效解决"因病致贫、因病返贫"问题，推进健康中国建设，保障农村贫困人口看得起病、看得上病、看得好病、少生病。习近平总书记发出了"我们要立下愚公移山志，咬定目标，苦干实干，坚决打赢脱贫攻坚战"的总攻令，把扶贫开发、打赢脱贫攻坚战作为中国共产党经济工作的底线任务，狠抓落实和执行情况。

　　党的十九大以全新的战略高度发出"决胜全面建成小康社会，夺取新时代中国特色社会主义伟大胜利"的伟大号召，这是对马克思主义反贫困理论的创新与发展，事关党的执政基础和国家长治久安，任重而道远。至此，健康扶贫和脱贫攻坚已成为中国共产党工作的重中之重，战略重要性和急迫性突显，脱贫攻坚已进入系统发力、重点突破、集中攻坚的关键阶段。当前，我国发展的机遇和挑战共存，健康扶贫对打赢脱贫攻坚战和促进医疗联合体良性运行具有重要价值，可全面提升脱贫攻坚群众知晓率，奠定脱贫攻坚群众满意度，使健康扶贫对脱贫攻坚的影响与日俱增。但是，健康扶贫是一柄双刃剑。科学而合理的政策和执行方案对促进医疗联合建设、打赢脱贫攻坚战具有重要作用，如备受社会瞩目的河南卫健委的"四个强化"和山西省的"六重点、四精准"等；而内容不合理或执行不到位的健康扶贫会制约脱贫攻坚战和医疗联合体建设的进度，造成政府公信力下降，群众产生误解，不同程度损害参与人的合法权利。故需要站在脱贫攻坚的战略高度界定健康扶贫和医疗联合体建设的关系，以促进其关系的良性发展，从而实现共同发展，最终全面建成小康社会。为平衡两者关系，能使两者各司其职，又能良性互动，就必须用辩证思维的框架指导我们认识健康扶贫和医疗联合体的关系，用创新性思维指导健康扶贫和医疗联合体建设的实践活动，深度挖掘创新性主体——健康扶贫，有效挖掘创新活动的潜能，深入研究和探讨脱贫攻坚战视角下的健康扶贫和医疗联合体建设的关系，探索切实可行的平衡两者关系的路径，坚持按照习近平总书记的指示，贯穿打赢脱贫攻坚的战略思想、战略思维、辩证思维、精准思维、底线思维等，这也是打赢深度脱贫地区攻坚战的方向和根本。

第一章

用联系的观点看待脱贫攻坚战视角下的
健康扶贫和医疗联合体

任何事物都不是孤立存在的，它们之间有着千丝万缕的联系。联系就是事物之间及事物内部诸要素之间的相互制约、相互促进和相互监督。因此我们要用联系的观点看待脱贫攻坚、健康扶贫、医疗联合体建设。

贫困是一个十分复杂的问题，按照经济学的一般理论，贫困是经济、社会、文化贫困落后现象的总称。经济范畴的贫困即物质生活贫困，可定义为一个人或一个家庭的生活水平达不到一个社会可以接受的最低标准。贫困的存在有着历史与现实的双重原因，因而，贫困又是一个历史性的范畴。根据不同的划分标准，贫困可以分为不同的类型，如绝对贫困和相对贫困，生存型贫困、温饱型贫困和发展型贫困，区域型贫困和个体型贫困，城市贫困和农村贫困，狭义贫困和广义贫困等。

贫困不仅只是经济概念，更关乎基本的公民权利、能力，其实质是一种权利和能力的贫困。正如诺贝尔经济学奖获得者阿马蒂亚·森所说："贫困不是单纯由于低收入造成的，很大程度上是因为基本能力缺失造成的"，例如，与高额医疗、养老、教育、住房等民生支出，对应的公民获得健康权、养老权、教育权、居住权的能力缺失。

健康贫困是指人民群众因故丧失了健康保障机会，享受基本医疗卫生服务的权力被限制，因此导致健康水平低下、收入减少、发生贫困或加剧贫困。健康扶贫是指采取科学合理的措施，以提升贫困地区的医疗卫生机构服务能力，保障贫困人口都能享有基本医疗卫生服务和健康保障，全方位提升贫困人口的健康水平，避免发生"因病致贫、因病返贫"。低收入人群、残疾人士、危重疾病患者、慢性病患者、老年人、流动人口、留守儿童等都是健康扶贫的重点对象。

中共中央、国务院 2009 年印发的《关于深化医药卫生体制改革的意见》提出，健全基层医疗卫生服务体系，着力提高基层医疗卫生机构服务水平和质量，逐步建立分级诊疗和双向转诊制度，着重解决"看病难、看病贵"等问题。国务院办公厅 2015 年印发的《关于推进分级诊疗制度建设的指导意见》明确提出，到 2017 年，分级诊疗政策体系逐步完善；到 2020 年，分级诊疗服务能力全面提升，"基层首诊、双向转诊、急慢分治、上下联动"的分级诊疗模式逐步形成。截至目前，在各项政策文件的指引下，全国已经掀起了医疗联合体建设的热潮。

人类始终只提出自己能够解决的任务，因为任务本身，只有在物质条件已经存在或者至少是在生成过程中，才会产生。习近平总书记 2013 年 11 月在湘西考察时首次提出了精准扶贫，2015 年 6 月在贵州调研时强调要科学谋划好"十三五"时期扶贫开发工作等，后期印发的《中共中央、国务院关于打赢脱贫攻坚战的决定》及《关于实施健康扶贫工程的指导意见》指出，决胜全面小康社会是中国共产党基于对国情的客观研判而做出的科学决策，这个任务与马克思的论断相符合。习近平总书记在十九大报告中指出，坚决打赢脱贫攻坚战，让贫困人口和贫困地区同全国一道进入全面小康社会，要动员全党全国全社会力量，确保到 2020 年我国农村贫困人口实现脱贫，贫困县全部摘帽，解决区域性整体脱贫，做到脱真贫、真脱贫。

贫困人口和贫困地区是脱贫攻坚的主战场，健康扶贫、医疗联合体建设的顺利推进与其有着紧密的联系。健康扶贫、医疗联合体建设是中国共产党和国家相关部门依据法定职权和法定程序，制定的围绕有健康需求的人提供卫生服务的规章制度，顺利脱贫有益于自身和国家的发展。在共同的发展过程中，无论在哪一个阶段，脱贫攻坚战进展到什么程度，无不体现着为人民服务的指导精神，践行着科学有效避免发生"因病致贫、因病返贫"的目标，并始终贯穿于脱贫攻坚战的全过程。

第二章

用唯物辩证法看待脱贫攻坚战视角下的
健康扶贫和医疗联合体

在脱贫攻坚战的进程中，面临着冒进主义与保守主义两种不同倾向，折射出健康扶贫与医疗联合体建设的冲突对立。冒进主义表现为把健康扶贫视为完美理论和方案，并且战无不胜，没有瑕疵，一切贫穷问题都可以通过健康扶贫工程得到根治，不承认社会、人员等因素对医疗联合体建设和脱贫攻坚战的影响。保守主义是基于对当前国内外时局认真反复调研后做出的一种选择，倾向于具体事件具体分析，区别对待，一切以实际情况为出发点，谨慎对待健康扶贫政策制度，其本意是推动医疗联合体进步，但受个人素质、认识、社会环境的限制，一旦被理解不到位或理解错误，反而会妨碍医疗联合体建设速度和脱贫攻坚战步伐。应用唯物辩证法去研究自然、社会、历史和思维，是科学的认识方法，是马克思主义哲学的核心内容，是理解和严格执行党和国家相关部门制定的路线、方针、政策的重要哲学依据，也有利于我们更好地理解、把握、践行健康扶贫、医疗联合体建设、脱贫攻坚战的方案。

一、健康扶贫与医疗联合体建设共存共荣、协同发展

健康扶贫战略思想包括战略思维、辩证思维、精准思维、底线思维等，它们是打赢脱贫攻坚战和促进医疗联合体建设的重要思想武器。战略思维强调高瞻远瞩、统揽全局、把握事物的内在发展趋势和根本方向。战略思维推进脱贫攻坚战和医疗联合体建设的步伐，健康扶贫在脱贫攻坚战中是重中之重，事关后者的进度和成败，也制约着医疗联合体建设的速度，可作为第一民生大事。辩证思维是将事物一分为二地看待，运用

辩证思维看待脱贫攻坚战视角下的健康扶贫和医疗联合体建设，就要着力处理好物、人、外力和内功的关系，充分考虑目前实际情况，进行科学而合理的长远规划。哲学上的精准思维要求解决问题的出发点要着眼于具体事件的每一个具体问题上，反对以一概之，眉毛胡子一把抓的工作方法。精准思维指导下的健康扶贫战略，要在精准施策上想办法，上下联动，推进脱贫攻坚战精准落地。底线思维是要求管控风险和危机等负面因素，守住全面建成小康社会底线、脱贫底线、廉洁底线。健康扶贫是党中央、国务院为打赢脱贫攻坚战所做的重要战略部署。医疗联合体建设是党和政府结合新一轮医药卫生体制改革实施以来的实际情况，制定的强基层的议案，有力地保障人民健康和深化医疗改革。权力制衡的思想认为"性恶"为出发点，仅让一个人或部门来管理健康扶贫，这就在管理机制中混入了兽性的因素。因此，有必要让更多部门参与，目标明确，责任清晰，并形成完善的评价反馈机制，从而发挥相互促进、相互制约和相互监督作用。健康扶贫与医疗联合体建设相辅相成，协同发展，不能割裂。片面地强调健康扶贫而忽视医疗联合体建设，容易形成医护人员责任心不强，不能彻底贯彻和落实创新、协调、绿色、开放、共享的发展理念，尤其是医疗资源结构布局优化不到位，下沉力度有限，医疗服务体系整体效能低下，分级诊疗制度难以落实。片面强调医疗联合体建设而忽视健康扶贫，就可能会造成贫困地区人口看不起病，看不好病，防不住病，生活质量进一步下降，贫困情况加剧，不能很好地践行为人民服务的理念，制约了社会发展等。医疗联合体建设引领下的健康扶贫，需要科学合理的政策引导和约束，准确分析人民群众的健康需求，用科学、冷静、进取的精神对待健康扶贫，实现健康扶贫和医疗联合体共存共荣、辩证统一地健康发展。

二、医疗联合体的异化会妨碍健康扶贫的开展

异化是指主体发展到一定阶段分裂出自己的对立面，变成外在的异己力量。医疗联合体建设的指导思想是全面贯彻党的十八大和十八届三中、四中、五中、六中全会及全国卫生与健康大会精神，认真落实党中央、国务院决策部署，统筹推进"五位一体"总体布局和协调推进"四个全面"战略布局，坚持以人民为中心的发展思想，立足我国经济社会和医药卫生事业发展实际，以落实医疗机构功能定位、提升基层服务能力、理顺

双向转诊流程为重点，不断完善医联体组织管理模式、运行机制和激励机制，逐步建立完善不同级别、不同类别医疗机构间目标明确、权责清晰、公平有效的分工协作机制，推动构建分级诊疗制度，实现发展方式由"以治病为中心"向"以健康为中心"转变。医疗联合体强调政府主导、坚持公益、便民惠民、群众受益、统筹规划的建设原则。但在脱贫攻坚进程中，急功近利、执行不力、反馈和评价机制不健全等往往会影响医疗联合体的主导精神和建设目标的实现，片面强调医疗联合体建设对诊疗秩序与社会进步的不良影响，致使医疗联合体异化。异化的医疗联合体影响健康扶贫的效率和精确性，妨碍健康扶贫工作的推进，人民群众的认可度降低，配合度受到抑制。众所周知，目前我国的医疗联合体建设已经进入了瓶颈期，承载的压力绝世空前，部分医疗联合体组织内的基层医疗卫生机构人员依赖性增强，上进心下降，责任心和荣誉感缺失，导致无序就医加剧。"因病致贫、因病返贫"是困扰民生的重大问题，健康扶贫和医疗联合体建设都是围绕这个难题来开展工作的。如何唤起贫困地区民众对幸福生活的向往和信心，全面响应"决胜全面建成小康社会，夺取新时代中国特色社会主义伟大胜利"的伟大号召，尚需要医疗联合体协同健康扶贫共同发力，科学而合理地实施医疗联合体建设，是推动健康扶贫稳步前进的当务之急。

第三章

用全面视角看待脱贫攻坚战中的
健康扶贫和医疗联合体

健康扶贫和医疗联合体是脱贫攻坚战进程中不可分割的双翼，健康扶贫促进医疗联合体建设更为丰富、更为健康，使人们对脱贫攻坚战有了充分的认识，并且认可度明显提高，有利于人民客观公正地看待健康扶贫与医疗联合体建设的关系。医疗联合体建设则为健康扶贫工作的稳步前进指明了方向。

一、健康扶贫的发展本质上弘扬了医疗联合体建设理念

健康扶贫不仅仅是一种政策方案，更是一种包括人文、社会道德、社会文化在内的服务于人类健康的策略和制度。对国务院扶贫办、民政部、老促会等相关机构来说，如何妥善开展健康扶贫、加强监督和贯彻落实极为重要。实际上，任何一种医疗联合体建设模式都不可能是单纯的医疗工作，在发展过程中的矛盾特点也能够唤醒人们的荣誉感和获得感。健康扶贫和医疗联合体的服务对象都是患者，只是患者群的侧重点有所不同。健康扶贫政策的优化路径包括财政投入路径、管理机制路径、医疗保障路径、模式创新路径，是由国家卫生健康委员会、国务院扶贫办、老促会等 15 个部委联合组织实施的惠民工程，是在惠及贫困普通人口的基础上，针对贫困地区的弱势群体的救助政策：①加大卫生资源投入，完善组织管理和协作制度。②建立医疗保障机制，落实医疗机构功能定位，让大病患者能看得起病。③大力开展健康教育工作，扎实推进家庭医生签约服务。④建立疾病防控机制，为患者提供连续性诊疗服务。医疗联合体本质上是一项科学合理的医疗改革政策和制度，但同时更需要规范施行，努力促进内部优质医疗资源上下贯通。所以说能推进医疗联合体建设的健康扶贫工作更为关键，可以认为健康扶贫就是最高的建设境地之一，掌握健康扶贫工作的精髓就是医疗联合体建设的最高典范，这与"科学家对人类文明起着极

为重要的作用，因而应该是道德的榜样"的道理类似。目前，脱贫攻坚战已经被提高到了一个全新的战略高度，各地市政府部门高度重视，紧紧围绕"精准扶贫、精准脱贫"的指示精神，全力实施和推动脱贫攻坚战的顺利开展，目标是到2020年全面建成小康社会、实现共同富裕，在这个伟大号召的带动下，健康扶贫是基础，医疗联合体建设是工具，基础越牢靠，工具发挥的效力越强大、越持久。也就是说，只有科学合理地开展健康扶贫工作，才能顺利引领医疗联合体建设稳步推进并全面展开，并且为医疗联合体建设指明前进的方向，既能弘扬医疗联合体建设的理念，又能共同为脱贫攻坚战取得胜利发力。

二、医疗联合体建设使新时期健康扶贫工作落到实处

随着时间的推移、医学技术的迅速发展，人们越来越能认识到医疗联合体建设和健康扶贫之间具有密切的关联，这与"科学是内在的整体，它被分解为单独的部门，不是取决于事物的本质，而是取决于人类认识事物的局限性，实际是物理学到化学，生物学和人类学到社会科学的连续链条"的论断相一致。这个链条上，医疗联合体制度必须能够全面覆盖患者就医的各个环节和场面，制度越完善，其功效的性能发挥得越好，越能很好地完成目标任务，从而达到患者满意、医务人员满意、政府满意。倘若医疗联合体的组织管理部门不关心、不尊重患者和医护人员，纵然制度再完美，责任双方也未必能积极配合和信任。而且仅仅具有完善的政策制度是远远不够的，还要有很好的实施效果并配合宣传。医疗联合体建设要求管理部门必须加强组织领导，保障政策落实到位，如进一步落实政府办医主体责任、明确部门职责、加强督查评估、发挥医保经济杠杆作用、完善人员保障和激励机制、建立与医联体相适应的绩效考核机制等，坚持问题导向，防止和破解大医院垄断资源、"跑马圈地"、"虹吸"基层资源、挤压社会办医空间等问题，充分发挥公共媒体的宣传作用，提高社会认可度和支持度，引导群众改变就医观念和习惯，逐步形成有序就医格局。也正是在医疗联合体建设的推进和带动下，健康扶贫工程得以同步发展和完善，使更多的健康扶贫制度落地生根，落实到贫困地区贫困人民的就医过程中来，逐渐破除了"因病致贫、因病返贫"的怪象，既提高了基层医疗资源的使用效率，也切实保障了广大患者的身心健康，使医疗改革制度和脱贫攻坚战政策更好地服务于民，造福于民，有利于实现2020年决胜全面小康社会的目标和早日实现共同富裕的美好愿景。

第四章

健康扶贫与医疗联合体建设的
融合是脱贫攻坚的重要手段之一

目前，健康扶贫的主要任务是：①提高医疗保障水平，切实减轻农村贫困人口医疗费用负担。②对患大病和慢性病的农村贫困人口进行分类救治。③实行县域内农村贫困人口住院先诊疗、后付费。④加强贫困地区医疗卫生服务体系建设。⑤实施"组团式"帮扶。⑥统筹推进贫困地区医药卫生体制改革。⑦加大贫困地区慢性病、传染病、地方病防控力度。⑧加强贫困地区妇幼健康工作，如乳腺癌和宫颈癌筛查等。⑨深入开展贫困地区爱国卫生运动，引导农村贫困人口形成良好卫生习惯和健康生活方式。

医疗联合体建设的主要目标是：①建立健全我国的全民医保体系。②显著改善基层医疗卫生机构服务条件。③加强以全科医师为重点的基层人才队伍建设。④明显提升基层医疗卫生服务的公平性和可及性。⑤实施分级诊疗和满足群众健康需求。也就是说，目前已经完成了医疗联合体制度框架搭建工作，并且已经全面启动。三级公立医院全部参与并发挥着引领作用，医疗保险制度还在探索中，医疗联合体组织的内部分工协作机制、转诊机制初步形成。

在广泛开展的脱贫攻坚战中，健康扶贫和医疗联合体的渗透与融合是最佳状态，虽然在这种理想状态的渗透与融合下，要成功实施其目标和任务也并非易事。在未来的一段较长时期内，我们必须正确面对健康扶贫与医疗联合体建设进程的进步与对立问题。人民群众的生活水平会日益提高，对健康的需求也会日渐增强，如果医疗联合体建设的步伐不能与人民群众的卫生需求同步，或者健康扶贫政策的落实和执行力度有欠缺，均不能达到预期效果。这就需要相关部门根据规范的评估机制和制度客观分析实际情况，全面掌握医疗联合体和健康扶贫开展情况、存在的问题、发生问题的原因，然后因地制宜地提出可行的健康扶贫和医疗联合体实施改进报告，并持续跟进。虽然健康扶贫对解决贫困人口就医问题起到了积极作用，但也不可避免地存在遗漏个案，甚至还有可能存在制度缺陷，从而不可避免地浪费医疗资源。

这些问题说明，必须站在脱贫攻坚战的视角下，运用高效科学的标准和程序精准扶贫，因时因地对贫困区域及贫困户进行精确识别，开展联动帮扶与分类管理，且引入动态准入与退出机制的扶贫模式，强调多方参与、协同联动，坚决打赢脱贫攻坚战，提高脱贫攻坚工作的针对性和参与度，坚持扶智与扶志相结合，完善贫困地区的基础设施和公共服务，完善为人民服务的理念，以顺应新时期社会发展的需要，深刻认识健康扶贫和医疗联合体既能造福人民又能引起危害的双刃剑性质，维持健康扶贫与医疗联合体之间的平衡和前进动力，推动稳步协调发展，绝对确保不会偏离我国医疗改革的宗旨，着眼新时代坚持和发展中国特色社会主义，把习近平新时代中国特色社会主义思想同马克思主义、毛泽东思想、邓小平理论、"三个代表"重要思想、科学发展观一道，确立为党必须长期坚持的指导思想，着力用习近平新时代中国特色社会主义思想武装头脑、指导实践、推动工作，为实现打赢脱贫攻坚战的梦想而不懈奋斗。

参考文献

[1] 邓伟. 打赢深度脱贫攻坚需要哲学思维. 贵阳市委党校学报，2017（4）：9-11.

[2] 孙大伟. 决胜全面建成小康社会："一带一路"建设与脱贫攻坚的辩证分析. 云梦学刊，2018（3）：66-70.

[3] 张前荣. 新时代脱贫攻坚工作的方向和政策举措探析. 中国物价，2018（5）：79-82.

[4] 习近平. 习近平谈治国理政. 北京：外文出版社，2014：41.

[5] 冯莉钧，汤少梁，马蓉. 基于供给侧改革的健康扶贫优化路径研究. 卫生经济研究，2017（4）：19-22.

[6] 王琼，孙雪，黄宵. 公立医院"医疗联合体"改革探析. 医学与哲学，2014（15）：57-60.

[7] 郭长军，苏永利. 异化批判的价值取向：自我的回归与超越. 科学社会主义，2010（5）：47-49.

后记

开展医联体建设，是深化医改的重要步骤和制度创新，是深化"三医联动"改革、合理配置资源、引导优质医疗资源主动下沉、使基层群众享受优质便利医疗服务的重要举措。

中国研究型医院学会移动医疗专业委员会在方伟岗主任委员的指导下，把医联体建设与健康扶贫的调研列入2018年重点工作计划，并在全国范围内开展了医联体与健康扶贫的调研及学术研讨活动，先后百余次下基层调研，深入走访了市、县、乡、村医疗机构100多家，与当地各级医疗机构进行了50余场座谈会，掌握了大量基层医联体建设、分级诊疗的第一手材料，从中选取有代表性的优秀医联体与健康扶贫的案例，挖掘出医联体建设与健康扶贫的成功案例及可复制的模式，总结提炼了其中的成功经验，并提出一套医联体建设和健康扶贫的系统方案。

在此基础上，由中国研究型医院学会移动医疗专业委员会联合中关村华医移动医疗技术创新研究院及国内优秀医联体的实践者及属地卫生和计划生育委员会/局等共同编撰了这本《中国医疗联合体建设与健康扶贫蓝皮书》。

本书聚焦于互联网＋医联体建设与健康扶贫等方面，以翔实的调研和深入的剖析，展现了不同医联体建设模式和健康扶贫在基层的开展状况及存在的问题。在编写过程中，我们力求本书具有权威性、引领性、专业性、实用性、创新性、前瞻性，为政府部门、科研机构、各级医疗机构、医疗服务支付方（政府医保和商业保险）、产业界、投融资界、"互联网＋医疗"的创业者、移动医疗领域的从业者，以及医疗政策制定者和健康扶贫的相关部门提供参考。

在编写过程中，我们得到了国家卫健委、国务院扶贫办、中国社会科学院、清华大学、北京大学等单位领导和专家的大力支持，在此特别感谢韩启德副委员长、王健会长、秦银河顾问、金小桃会长、李京文院士、黄如院士、陆林院士，他们对本书的架构、内容、体例等都提出了非常宝贵的意见；本书的编委会成员在繁忙的工作之余，认真撰稿，几易其稿，他们的辛勤劳动，是保证本书顺利出版的关键。

本书定稿、付印时，我正赴青海玉树调研，这是一个能够让心灵停下脚步的地方，蓝天、白云、雪山、微雨，苍苍入眼；雪花、牦牛、草原、江河，步步如画；花香、水清、歌靓、舞美，处处留人。灾后重建的玉树已经完全成为一座精致的西部卫生城市，街道干净规整，建筑之精心也令人耳目一新，完全无法想象她曾在八年前的地震中遭受重创。这海拔 4800 米的高原福地孕育了康巴文化，在短短一日内感知四季变化，美景尽收眼底。此行与过去所有的行程一样，始于向往与期待，止于敬畏与仰望，感恩大自然给予我们的一切！感恩时代赋予我们的责任！我们一定攻坚克难，尽一切努力，促进健康扶贫项目落地！

中国的医联体建设在借鉴国外经验的基础上，坚持与中国国情和特色相结合，近几年发展迅速，但相关模式、法律、信息安全等问题还有待完善，医联体建设与健康扶贫、精准扶贫如何更好地深度融合、相互促进还有待发掘，相信这些问题的解决方案在本书再版时会有更完美的体现。我们愿与全国同仁一道，继续探索，为破解医改这一难题而不懈努力，为打赢脱贫攻坚战而贡献自己的绵薄之力。

中国研究型医院学会移动医疗专业委员会副主任委员兼秘书长
中关村华医移动医疗技术创新研究院秘书长

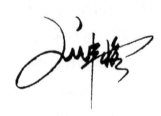

附录一

关于推进医疗联合体建设和发展的指导意见

国办发〔2017〕32 号

各省、自治区、直辖市人民政府，国务院各部委、各直属机构：

新一轮医药卫生体制改革实施以来，我国全民医保体系加快建立健全，基层医疗卫生机构服务条件显著改善，以全科医师为重点的基层人才队伍建设不断加强，基层服务长期薄弱的状况逐步改变，基本医疗卫生服务公平性和可及性明显提升。但要看到，强基层是一项长期艰巨的任务，我国优质医疗资源总量不足、结构不合理、分布不均衡，特别是仍面临基层人才缺乏的短板，已成为保障人民健康和深化医改的重要制约。开展医疗联合体（以下简称医联体）建设，是深化医改的重要步骤和制度创新，有利于调整优化医疗资源结构布局，促进医疗卫生工作重心下移和资源下沉，提升基层服务能力，有利于医疗资源上下贯通，提升医疗服务体系整体效能，更好实施分级诊疗和满足群众健康需求。为指导各地推进医联体建设和发展，经国务院同意，现提出以下意见。

一、总体要求

（一）指导思想

全面贯彻党的十八大和十八届三中、四中、五中、六中全会及全国卫生与健康大会精神，认真落实党中央、国务院决策部署，统筹推进"五位一体"总体布局和协调推进"四个全面"战略布局，牢固树立和贯彻落实创新、协调、绿色、开放、共享的发展理念，坚持以人民为中心的发展思想，立足我国经济社会和医药卫生事业发展实际，以落实医疗机构功能定位、提升基层服务能力、理顺双向转诊流程为重点，不断完善医联体组织管理模式、运行机制和激励机制，逐步建立完善不同级别、不同类别医疗机构间目标明确、权责清晰、公平有效的分工协作机制，推动构建分级诊疗制度，实现发展方式由以治病为中心向以健康为中心转变。

（二）基本原则

政府主导，统筹规划。落实政府规划、指导、协调、监管、宣传等职能，以城市和县域为重点，根据区域医疗资源结构布局和群众健康需求，按照业务相关、优势互补、双向选择、持续发展等要求，兼顾既往形成的合作关系，统筹安排医疗机构组建医联体。

坚持公益，创新机制。坚持政府办医主体责任不变，切实维护和保障基本医疗卫生事业的公益性。坚持医疗、医保、医药联动改革，创新机制，逐步破除行政区划、财政投入、医保支付、人事管理等方面的壁垒和障碍，优化资源结构布局，结合医保支付方式等改革的推进，逐步建立完善医疗机构间分工协作机制。

资源下沉，提升能力。利用三级公立医院优质资源集中的优势，通过技术帮扶、人才培养等手段，发挥对基层的技术辐射和带动作用。鼓励医联体内统一管理模式，发挥集约优势，推进区域医疗资源共享，发挥科技引领与支撑作用，提高医疗服务体系整体能力与绩效。

便民惠民，群众受益。坚持以人民健康为中心，逐步实现医疗质量同质化管理，强化基层医疗卫生机构的居民健康"守门人"能力，推进慢性病预防、治疗、管理相结合，促进医联体建设与预防、保健相衔接，方便群众就近就医，减轻疾病负担，防止因病致贫返贫，促进健康产业发展和经济转型升级，增强群众获得感。

（三）工作目标

2017 年，基本搭建医联体制度框架，全面启动多种形式的医联体建设试点，三级公立医院要全部参与并发挥引领作用，综合医改试点省份每个地市及分级诊疗试点城市至少建成一个有明显成效的医联体。探索对纵向合作的医联体等分工协作模式实行医保总额付费等多种方式，引导医联体内部初步形成较为科学的分工协作机制和较为顺畅的转诊机制。

到 2020 年，在总结试点经验的基础上，全面推进医联体建设，形成较为完善的医联体政策体系。所有二级公立医院和政府办基层医疗卫生机构全部参与医联体。不同级别、不同类别医疗机构间建立目标明确、权责清晰、公平有效的分工协作机制，建立责权一致的引导机制，使医联体成为服务、责任、利益、管理共同体，区域内医疗资源有效共享，基层服务能力进一步提升，有力推动形成"基层首诊、双向转诊、急慢分治、上下联动"的分级诊疗模式。

二、逐步形成多种形式的医联体组织模式

各地要根据本地区分级诊疗制度建设实际情况，因地制宜、分类指导，充分考虑医疗机构地域分布、功能定位、服务能力、业务关系、合作意愿等因素，充分发挥中央、地方、军队、社会各类医疗资源作用，尊重基层首创精神，探索分区域、分层次组建多种形式的医联体，推动优质医疗资源向基层和边远贫困地区流动。根据社会办医疗机构意愿，可将其纳入医联体。

（一）在城市主要组建医疗集团

在设区的市级以上城市，由三级公立医院或者业务能力较强的医院牵头，联合社区卫生服务机构、护理院、专业康复机构等，形成资源共享、分工协作的管理模式。在医联体内以人才共享、技术支持、检查互认、处方流动、服务衔接等为纽带进行合作。

（二）在县域主要组建医疗共同体

重点探索以县级医院为龙头、乡镇卫生院为枢纽、村卫生室为基础的县乡一体化管理，与乡村一体化管理有效衔接。充分发挥县级医院的城乡纽带作用和县域龙头作用，形成县、乡、村三级医疗卫生机构分工协作机制，构建三级联动的县域医疗服务体系。

（三）跨区域组建专科联盟

根据不同区域医疗机构优势专科资源，以若干所医疗机构特色专科技术力量为支撑，充分发挥国家医学中心、国家临床医学研究中心及其协同网络的作用，以专科协作为纽带，组建区域间若干特色专科联盟，形成补位发展模式，重点提升重大疾病救治能力。

（四）在边远贫困地区发展远程医疗协作网

大力发展面向基层、边远和欠发达地区的远程医疗协作网，鼓励公立医院向基层医疗卫生机构提供远程医疗、远程教学、远程培训等服务，利用信息化手段促进资源纵向流动，提高优质医疗资源可及性和医疗服务整体效率。

城市与农村之间可以城市三级公立医院为主体单位，在已建立的长期稳定对口支援关系基础上，通过托管区域内县级医院等多种形式组建医联体，三级公立医院可向县级医院派驻管理团队和专家团队，重点帮扶提升县级医院医疗服务能力与水平。国家级和省级公立医院除参加属地医联体外，可跨区域与若干医联体建立合作关系，组建高层次、优势互补的医联体，开展创新型协同研究、技术普及推广和人才培养，辐射带动区域医疗服务能力提升。

三、完善医联体内部分工协作机制

（一）完善组织管理和协作制度

制定医联体章程，规定主体单位与其他成员单位的责任、权利和义务，完善医疗质量管理等制度，提高管理效率。医联体可探索在医院层面成立理事会。

（二）落实医疗机构功能定位

医联体建立责任共担和利益分配机制，调动医联体内各医疗机构积极性，落实功能定位。三级医院逐步减少常见病、多发病、病情稳定的慢性病患者比例。基层医疗卫生机构和专业康复机构、护理院等为诊断明确、病情稳定的慢性病患者、康复期患者、老年病患者、晚期肿瘤患者等提供治疗、康复、护理服务。鼓励村卫生室根据当地群众就医需求，加强公共卫生和健康管理服务，做好疾病预防控制工作。

（三）扎实推进家庭医生签约服务

加强全科医师培养。以高血压、糖尿病等慢性病为重点，在医联体内加快推进家庭医生签约服务，优先覆盖老年人、孕产妇、儿童、残疾人等重点人群，以需求为导向做实家庭医生签约服务，2017 年要把所有贫困人口纳入签约服务范围。通过签约服务，鼓励和引导居民在医联体内到基层首诊，上级医院对签约患者提供优先接诊、优先检查、优先住院等服务。探索对部分慢性病签约患者提供不超过 2 个月用药量的长处方服务，有条件的地方可以根据双向转诊患者就医需求，通过延伸处方、集中配送等形式加强基层和上级医院用药衔接，方便患者就近就医取药。

（四）为患者提供连续性诊疗服务

鼓励护理院、专业康复机构等加入医联体。建立医联体内转诊机制，重点畅通向下转诊通道，将急性病恢复期患者、术后恢复期患者及危重症稳定期患者及时转诊至下级医疗机构继续治疗和康复，加强医疗卫生与养老服务相结合，为患者提供一体化、便利化的疾病诊疗－康复－长期护理连续性服务。

四、促进医联体内部优质医疗资源上下贯通

鼓励医联体内医疗机构在保持行政隶属关系和财政投入渠道不变的前提下，统筹人员调配、薪酬分配、资源共享等，形成优质医疗资源上下贯通的渠道和机制。

（一）促进人力资源有序流动

统一调配医技等资源，发挥现有资源的最大使用效率。医联体内统筹薪酬分配，充分调动医务人员积极性。鼓励医联体内二级以上医疗机构向基层医疗卫生机构派出专业技术和管理人才。在医联体（包括跨区域医联体）内，医务人员在签订帮扶或者托管协议的医疗机构内执业，不需办理执业地点变更和执业机构备案手续。

（二）提升基层医疗服务能力

充分发挥三级公立医院牵头引领作用，针对区域内疾病谱和重点疾病诊疗需求，派出医务人员通过专科共建、临床带教、业务指导、教学查房、科研和项目协作等多种方式，促进优质医疗资源共享和下沉基层。

（三）统一信息平台

加强规划设计，充分发挥信息系统对医联体的支撑作用，结合建立省、市、县三级人口健康信息平台，统筹推进医联体相关医院管理、医疗服务等信息平台建设，实现电子健康档案和电子病历的连续记录和信息共享，实现医联体内诊疗信息互联互通。医联体可以共享区域内居民健康信息数据，便捷开展预约诊疗、双向转诊、健康管理、远程医疗等服务，方便患者看病就医，提高医学科研技术水平。发挥远程医疗作用，促进医疗资源贴近城乡基层，探索实行远程医疗收费和支付政策，促进远程医疗服务可持续发展。

（四）实现区域资源共享

医联体内可建立医学影像中心、检查检验中心、消毒供应中心、后勤服务中心等，为医联体内各医疗机构提供一体化服务。在加强医疗质量控制的基础上，医联体内医疗机构间互认检查检验结果。探索建立医联体内统一的药品招标采购、管理平台，形成医联体内处方流动、药品共享与配送机制。

五、保障政策

（一）进一步落实政府办医主体责任

加大中央基建投资支持力度，加快补齐医联体发展短板，提高区域内疑难重病诊疗能力、县级医院综合能力及远程医疗协作水平，推动医联体更好在基层发挥作用。地方各级人民政府要落实办医主体责任，落实公立医院投入政策，建立财政补助资金与绩效评价结果挂钩机制。医联体内各医疗机构的产权归属保持不变，继续按照原渠道拨付财政补助经费。鼓励医联体通过技术支援、人才培养等方式，吸引社会办医疗机构加入并发挥作用。

（二）进一步发挥医保经济杠杆作用

发挥医保对医疗服务供需双方的引导作用。合理拉开基层医疗卫生机构、县级医院和城市大医院间报销水平差距，增强在基层看病就医的吸引力，引导参保患者有序就诊。探索对纵向合作的医联体等分工协作模式实行医保总额付费等多种付费方式，并制定相应的考核办法，引导医联体内部形成顺畅的转诊机制，促使优质医疗资源下沉。

（三）完善人员保障和激励机制

按照"允许医疗卫生机构突破现行事业单位工资调控水平，允许医疗服务收入扣除成本并按规定提取各项基金后主要用于人员奖励"的要求，完善与医联体相适应的绩效工资政策，健全与岗位职责、工作业绩、实际贡献紧密联系的分配激励机制。落实医院用人自主权，实行按需设岗、按岗聘用，建立能上能下、能进能出的灵活用人机制。创新人事管理制度，完善与医联体相适应的职称晋升办法，实行科学评价，拓展医务人员职业发展空间。

（四）建立与医联体相适应的绩效考核机制

强化考核和制度约束，建立医联体考核指标体系，重点考核医联体技术辐射带动情况、医疗资源下沉情况等，不单纯考核业务量，要将三级医院医疗资源下沉情况、与基层医疗卫生机构协作情况及基层诊疗量占比、双向转诊比例、居民健康改善等指标纳入考核体系，引导三级医院履行责任、完善措施，主动帮扶基层，切实发挥引领作用，引导各级各类医疗机构积极参与。将考核评价结果作为人事任免、评优评先等的重要依据，并与医务人员绩效工资、进修、晋升等挂钩。

六、组织实施

（一）加强组织领导

各地各有关部门要进一步提高思想认识，把医联体建设作为深化医改的重要内容和增进人民健康福祉的有力举措，切实加强组织领导，建立部门协调推进机制，完善配套措施，确保工作顺利开展。地方各级人民政府要抓紧制定适合本地区医联体建设的实施意见或方案，明确医联体建设目标及时间进度，按时、保质完成工作任务，2017年6月底前各省（区、市）都要明确推进医联体建设的工作方案，10月底前所有三级公立医院都要启动医联体建设工作。

（二）明确部门职责

各有关部门要加强统筹协调和联动互动，及时出台配套文件，发挥政策的叠加效应，保证改革措施有效落实，以医联体建设为抓手促进公立医院改革、医保支付方式改革、分级诊疗制度建设等体制机制创新。卫生计生行政部门和中医药管理部门要加强对医联体建设的监管，明确医联体组织管理和分工协作制度，牵头制定相关技术文件。发展改革（价格）部门要完善医药价格政策。科学技术部门要会同卫生计生行政部门支持国家临床医学研究中心建设，促进医联体发展。财政部门要按规定落实财政补助政策。人力资源和社会保障部门要加强医保医疗服务监管，推进医保支付方式改革，完善绩效工资分配机制。国家开发银行要发挥开发性金融"投贷债租证"综合金融服务优势，支持医联体及相关基础性建设。

（三）加强督查评估

国家卫生计生委要会同各有关部门通过调研、专项督查、定期评估等方式，及时掌握工作进展，指导各地有序推进医联体建设，保障医疗质量安全。要给各地改革探索留出空间，及时总结推广有益经验，发挥典型带动作用，调动地方积极性。各省级卫生计生行政部门要会同有关部门建立医联体效果评估机制和绩效考核方法，综合评估质量、安全、效率、经济与社会效益等因素，以强基层为重点，严格落实责任制和问责制，增强大医院帮扶基层和控制不合理医疗费用的动力。要坚持问题导向，防止和破解大医院垄断资源、"跑马圈地"、"虹吸"基层资源、挤压社会办医空间等问题。

（四）强化宣传培训

地方各级人民政府要开展医疗机构管理人员和医务人员的政策培训，进一步统一思想、形成共识。要充分发挥公共媒体作用，加强对分级诊疗和医联体建设的宣传，提高社会认可度和支持度，引导群众改变就医观念和习惯，逐步形成有序就医格局。

国务院办公厅

2017 年 4 月 23 日

附录二

关于广泛引导和动员社会组织参与脱贫攻坚的通知

国开发〔2017〕12 号

国务院扶贫开发领导小组各成员单位、中央国家机关有关单位，各省、自治区、直辖市和新疆生产建设兵团扶贫开发领导小组：

为全面贯彻落实党的十九大精神，坚持大扶贫格局，坚决打赢脱贫攻坚战，现就广泛引导和动员社会组织（指的是在民政部门登记的社会团体、基金会、社会服务机构，下同）积极参与脱贫攻坚工作通知如下。

一、参与脱贫攻坚是社会组织的重要责任

确保我国现行标准下农村贫困人口如期脱贫、贫困县全部摘帽、解决区域性整体贫困，是全面建成小康社会的基本标志和底线目标，是以习近平同志为核心的党中央作出的庄严承诺。现在距 2020 年实现全面脱贫目标还有三年时间，全国仍有 4300 多万贫困人口没有摆脱贫困，脱贫攻坚任务十分艰巨。

社会组织是我国社会主义现代化建设的重要力量，是联系爱心企业、爱心人士等社会帮扶资源与农村贫困人口的重要纽带，是动员组织社会力量参与脱贫攻坚的重要载体，是构建专项扶贫、行业扶贫、社会扶贫"三位一体"大扶贫格局的重要组成部分。参与脱贫攻坚，既是社会组织的重要责任，又是社会组织服务国家、服务社会、服务群众、服务行业的重要体现，更是社会组织发展壮大的重要舞台和现实途径。要按照党的十九大关于动员全党全国全社会力量参与脱贫攻坚的要求，积极引导各级各类社会组织深入学习贯彻习近平总书记扶贫开发的重要战略思想，领会精髓实质，牢固树立政治意识、大局意识、核心意识、看齐意识，与以习近平同志为核心的党中央同心同德、同向同行，发挥自身专长和优势，从帮助贫困人口解决最直接、最现实、最紧迫的问题入

手，促进社会帮扶资源进一步向贫困地区、贫困人口汇聚，在承担公共服务、提供智力支持、实施帮扶项目、协助科学决策等方面主动作为，在打赢脱贫攻坚战中发挥重要作用。

二、社会组织参与脱贫攻坚的重点领域

（一）参与产业扶贫

支持有条件的社会组织特别是行业协会商会、农村专业技术协会参与落实贫困地区特色产业发展规划，围绕市场需求踊跃参与贫困地区特色产业发展、培育农民专业合作组织、引进龙头企业、搭建产销平台、推广应用中国社会扶贫网、推进电商扶贫工程、促进休闲农业和乡村旅游开发、支持农民工返乡创业等。鼓励社会组织组织专业人才为贫困地区发展特色优势产业提供智力和技术支持，提高贫困人口脱贫增收能力，促进贫困地区经济社会发展。

（二）参与教育扶贫

鼓励社会组织特别是基金会参与《教育脱贫攻坚"十三五"规划》《职业教育东西协作行动计划（2016－2020年）》等政策的落实工作，参与实施教育扶贫结对帮扶、扶贫助学助困项目。鼓励社会组织通过增强贫困地区教育培训机构能力和师资水平，开展科学普及，提升贫困地区教育水平，帮助扶贫对象（含建档立卡贫困人口、农村低保对象、特困人员、贫困残疾人）学习掌握职业技能、致富技术，提供职业指导，增强就业能力。鼓励社会组织有序组织大学生、退休教师、社会人士到贫困地区开展扶贫支教。鼓励非营利性民办学校加大对贫困学生资助力度。

（三）参与健康扶贫

鼓励社会组织通过提供医疗技术支持、卫生人才培训和紧缺设备援助等，帮助贫困地区提高医疗水平，改善服务设施。支持社会组织针对贫困人口实施儿童营养改善、新生儿疾病筛查、小儿先心病治疗、妇女两癌筛查、优生优育、白内障治疗、失能失智老人照护等健康项目，帮助解决大病、地方病、慢性病等问题，做好疾病预防宣传、早发现、早治疗等工作。动员有条件的社会组织对贫困人口开展义诊、免费体检等公益活

动。鼓励支持相关公益慈善组织通过设立专项基金等形式，开展贫困人口重特大疾病专项救助。依托慈善组织互联网公开募捐信息平台向社会公众进行募捐，加大慈善医疗救助力度，精准对接特殊困难家庭，减轻贫困人口医疗费用负担。鼓励非营利性民办医院对贫困人口开展一对一帮扶和义诊等活动。

（四）参与易地扶贫搬迁

鼓励社会组织积极参与易地扶贫搬迁，促进帮扶资源与建档立卡搬迁户精准对接，帮助搬迁群众发展生产、充分就业。支持社会组织发挥专项建设规划、心理疏导、关系调适等方面的优势，促进搬迁群众融合适应，形成现代文明理念和生活方式，为"搬得进、稳得住、能脱贫"创造条件。

（五）倡导志愿扶贫

支持贫困地区培育发展志愿服务组织，鼓励志愿服务组织到贫困地区开展扶贫志愿服务。推动社会工作服务机构为贫困人口提供心理疏导、生活帮扶、能力提升、权益保障等专业服务，为贫困妇女、青年提供技能培训、能力提升、就业援助、生计发展等服务。支持社会组织参与贫困村农村社区服务体系建设，开展贫困村老人、残疾人、留守儿童、低保家庭、特困人员等关爱保障工作，帮助化解其生活、学习等方面的困难。

（六）支持社会组织参与其他扶贫行动

发挥产业信息汇集、行业资源聚集、专业人才密集等优势，助推劳务输出就业扶贫；发挥服务专业、成本低廉、运作高效等优势，助力贫困地区水利交通建设、电力能源开发、危房改造、文化建设等工作。鼓励社会组织对脱贫攻坚工作提出政策建议、参与第三方评估、反映贫困人口需求等。支持社会组织在贫困地区宣传现代文明理念和生活方式，开展科技助力精准扶贫活动，参与环境综合治理整治，保护和修复生态，改善贫困乡村生产生活条件。

三、发挥全国性和省级社会组织示范带头作用

全国性和省级社会组织是社会组织参与脱贫攻坚的主力军。要倡导全国性和省级社

会组织结合自身专长、优势和活动地域，每年至少面向贫困地区开展一次扶贫活动；主办、承办的博览会、展销会、年会、专题会等，优先选择在贫困地区举行，积极与贫困地区经济发展、招商引资、扶贫开发等相结合，并对贫困地区参展参会给予费用减免等优惠。要支持全国性和省级社会组织通过设立慈善信托、实施扶贫项目、结对帮扶、捐赠款物、消费扶贫、资助贫困地区公益慈善组织等方式，参与贫困地区脱贫攻坚工作。要鼓励公益慈善类社会组织、科技类社会组织、行业协会商会和民办教育、培训、养老、卫生等社会服务机构，进一步提高业务活动成本中用于脱贫攻坚的比例。

社会组织业务主管单位、行业管理部门和登记管理机关要按照管理权限，引导实行双重管理的全国性和省级社会组织、脱钩后的全国性和省级行业协会商会、直接登记试点的全国性和省级社会组织，主动对接政府扶贫工作计划和扶贫工作部署，按要求定期上报参与脱贫攻坚的情况，配合做好工作检查和信息统计，并通过互联网等多种途径及时、全面地公开"在哪里扶贫""扶了谁""扶了多少""扶贫效果怎么样"等情况，接受社会各方监督。

社会组织业务主管单位、行业管理部门和登记管理机关要引导全国性和省级社会组织，按照其宗旨和业务范围，结合上述要求制定 2020 年前参与脱贫攻坚工作规划和年度工作计划，明确工作目标，细化任务措施。工作规划和实施情况于本通知下发后两个月内分别报送业务主管单位、登记管理机关和扶贫部门备案。2018 年至 2020 年年度工作计划和上一年度参与脱贫攻坚工作情况随当年年检年报工作相关材料一同报送业务主管单位、登记管理机关和扶贫部门。

（一）创造条件，支持社会组织参与脱贫攻坚

国务院扶贫开发领导小组各成员单位、中央国家机关各有关单位、各省（区、市）扶贫开发领导小组要通过思想动员、政策支持、典型宣传等方式，支持引导社会组织积极参与脱贫攻坚。要推动社会组织资源供给和扶贫需求实现有效对接，努力为社会组织提供信息服务。要建立健全政府向社会组织购买扶贫服务制度，细化落实社会组织参与扶贫济困活动的税收减免、信贷支持、行政事业性费用减免等政策，努力为社会组织提供优惠政策服务。要定期开展相关扶贫政策和业务知识培训，努力为社会组织提供能力建设服务。民政部门、扶贫部门要建设共享合作平台和信息服务网络，建立健全社会组

织参与脱贫攻坚信息核对和抽查机制，确保"真扶贫""扶真贫"。

扶贫部门要将社会组织参与脱贫攻坚纳入重要议事日程，建立相应机制，积极协调本级扶贫开发领导小组成员单位为社会组织参与脱贫攻坚提供方便、创造条件。定期与社会组织沟通工作，切实加强业务指导，通过合理方式对到贫困地区参与脱贫攻坚的社会组织给予必要的资金和项目支持。

民政部门要做好社会组织依法登记、年检年报、评估、慈善组织认定、公募资格审定、慈善信托的备案和监督等工作，支持、规范社会组织参与脱贫攻坚。要会同同级扶贫部门牵头建立协调服务机制，明确专门机构和人员负责组织协调服务工作，及时解决社会组织参与脱贫攻坚遇到的困难和问题。要创新宣传形式，拓宽宣传渠道，大力表彰在脱贫攻坚中做出突出贡献的社会组织，配合新闻宣传部门，加大社会组织参与脱贫攻坚先进事迹、先进人物宣传力度，营造支持社会组织参与脱贫攻坚的浓厚氛围。

社会组织业务主管单位应当定期检查社会组织参与脱贫攻坚工作的情况，每年12月底前，统计并公布本单位、本部门、本系统社会组织参与脱贫攻坚的情况，并将检查情况和统计信息通报给同级登记管理机关和扶贫部门。

行业管理部门等有关单位要依法对社会组织参与脱贫攻坚中弄虚作假的行为进行公开曝光批评；对挪用、截流扶贫资金或擅自改变用途，以及假借扶贫开发名义，违法募集、套取资金的，对没有公开募捐资格或未获得互联网公开募捐信息平台指定，擅自开展在线扶贫募捐的，要严肃予以查处；对未经登记、擅自以社会组织名义进行扶贫开发的非法社会组织，要坚决予以取缔；对于假借扶贫名义，搞各种违法犯罪活动的，要坚决予以打击。

各省（区、市）扶贫开发领导小组可按本通知精神，制定本省（区、市）引导社会组织参与脱贫攻坚具体规定，要部署贫困地区县级民政部门会同扶贫部门建立健全各级、各类参与本行政区域内脱贫攻坚活动的社会组织信息统计制度，定期向社会公布，并于每年年底联合向省级民政部门和扶贫部门报送相关数据，省级民政部门和扶贫部门汇总后，报送民政部和国务院扶贫办。工作中遇到的重大问题请及时向当地党委政府报告，并通报给民政部和国务院扶贫办。

国务院扶贫开发领导小组

2017 年 11 月 22 日

附录三

关于促进"互联网＋医疗健康"发展的意见

国办发〔2018〕26 号

各省、自治区、直辖市人民政府，国务院各部委、各直属机构：

为深入贯彻落实习近平新时代中国特色社会主义思想和党的十九大精神，推进实施健康中国战略，提升医疗卫生现代化管理水平，优化资源配置，创新服务模式，提高服务效率，降低服务成本，满足人民群众日益增长的医疗卫生健康需求，根据《"健康中国 2030"规划纲要》和《国务院关于积极推进"互联网＋"行动的指导意见》（国发〔2015〕40 号），经国务院同意，现就促进"互联网＋医疗健康"发展提出以下意见。

一、健全"互联网＋医疗健康"服务体系

（一）发展"互联网＋"医疗服务

1. 鼓励医疗机构应用互联网等信息技术拓展医疗服务空间和内容，构建覆盖诊前、诊中、诊后的线上线下一体化医疗服务模式。

允许依托医疗机构发展互联网医院。医疗机构可以使用互联网医院作为第二名称，在实体医院基础上，运用互联网技术提供安全适宜的医疗服务，允许在线开展部分常见病、慢性病复诊。医师掌握患者病历资料后，允许在线开具部分常见病、慢性病处方。

支持医疗卫生机构、符合条件的第三方机构搭建互联网信息平台，开展远程医疗、健康咨询、健康管理服务，促进医院、医务人员、患者之间的有效沟通。（国家卫生健康委员会、国家发展改革委负责。排在第一位的部门为牵头部门，下同）

2. 医疗联合体要积极运用互联网技术，加快实现医疗资源上下贯通、信息互通共享、业务高效协同，便捷开展预约诊疗、双向转诊、远程医疗等服务，推进"基层检

查、上级诊断"，推动构建有序的分级诊疗格局。

鼓励医疗联合体内上级医疗机构借助人工智能等技术手段，面向基层提供远程会诊、远程心电诊断、远程影像诊断等服务，促进医疗联合体内医疗机构间检查检验结果实时查阅、互认共享。推进远程医疗服务覆盖全国所有医疗联合体和县级医院，并逐步向社区卫生服务机构、乡镇卫生院和村卫生室延伸，提升基层医疗服务能力和效率。（国家卫生健康委员会、国家发展改革委、财政部、国家中医药局负责）

（二）创新"互联网+"公共卫生服务

1. 推动居民电子健康档案在线查询和规范使用。以高血压、糖尿病等为重点，加强老年慢性病在线服务管理。以纳入国家免疫规划的儿童为重点服务对象，整合现有预防接种信息平台，优化预防接种服务。鼓励利用可穿戴设备获取生命体征数据，为孕产妇提供健康监测与管理。加强对严重精神障碍患者的信息管理、随访评估和分类干预。（国家卫生健康委员会负责）

2. 鼓励医疗卫生机构与互联网企业合作，加强区域医疗卫生信息资源整合，探索运用人群流动、气候变化等大数据技术分析手段，预测疾病流行趋势，加强对传染病等疾病的智能监测，提高重大疾病防控和突发公共卫生事件应对能力。（国家卫生健康委员会负责）

（三）优化"互联网+"家庭医生签约服务

1. 加快家庭医生签约服务智能化信息平台建设与应用，加强上级医院对基层的技术支持，探索线上考核评价和激励机制，提高家庭医生团队服务能力，提升签约服务质量和效率，增强群众对家庭医生的信任度。（国家卫生健康委员会、国家发展改革委、财政部、国家中医药局负责）

2. 鼓励开展网上签约服务，为签约居民在线提供健康咨询、预约转诊、慢性病随访、健康管理、延伸处方等服务，推进家庭医生服务模式转变，改善群众签约服务感受。（国家卫生健康委员会负责）

（四）完善"互联网＋"药品供应保障服务

1.对线上开具的常见病、慢性病处方，经药师审核后，医疗机构、药品经营企业可委托符合条件的第三方机构配送。探索医疗卫生机构处方信息与药品零售消费信息互联互通、实时共享，促进药品网络销售和医疗物流配送等规范发展。（国家卫生健康委员会、国家市场监督管理总局、国家药品监督管理局负责）

2.依托全民健康信息平台，加强基于互联网的短缺药品多源信息采集和供应业务协同应用，提升基本药物目录、鼓励仿制药品目录的遴选等能力。（国家卫生健康委员会、工业和信息化部、国家市场监督管理总局、国家药品监督管理局负责）

（五）推进"互联网＋"医疗保障结算服务

1.加快医疗保障信息系统对接整合，实现医疗保障数据与相关部门数据联通共享，逐步拓展在线支付功能，推进"一站式"结算，为参保人员提供更加便利的服务。（国家医疗保障局、人力资源和社会保障部、国家卫生健康委员会等负责）

2.继续扩大联网定点医疗机构范围，逐步将更多基层医疗机构纳入异地就医直接结算。进一步做好外出务工人员和广大"双创"人员跨省异地住院费用直接结算。（国家医疗保障局负责）

3.大力推行医保智能审核和实时监控，将临床路径、合理用药、支付政策等规则嵌入医院信息系统，严格医疗行为和费用监管。（国家医疗保障局负责）

（六）加强"互联网＋"医学教育和科普服务

1.鼓励建立医疗健康教育培训云平台，提供多样化的医学在线课程和医学教育。构建网络化、数字化、个性化、终身化的医学教育培训体系，鼓励医疗工作者开展疑难杂症及重大疾病病例探讨交流，提升业务素质。（国家卫生健康委员会、教育部、人力资源和社会保障部负责）

2.实施"继续医学教育＋适宜技术推广"行动，围绕健康扶贫需求，重点针对基层和贫困地区，通过远程教育手段，推广普及实用型适宜技术。（国家卫生健康委员会、人力资源和社会保障部、国家中医药局负责）

3.建立网络科普平台，利用互联网提供健康科普知识精准教育，普及健康生活方

式，提高居民自我健康管理能力和健康素养。（国家卫生健康委员会、中国科协负责）

（七）推进"互联网＋"人工智能应用服务

1. 研发基于人工智能的临床诊疗决策支持系统，开展智能医学影像识别、病理分型和多学科会诊及多种医疗健康场景下的智能语音技术应用，提高医疗服务效率。支持中医辨证论治智能辅助系统应用，提升基层中医诊疗服务能力。开展基于人工智能技术、医疗健康智能设备的移动医疗示范，实现个人健康实时监测与评估、疾病预警、慢病筛查、主动干预。（国家发展改革委、科学技术部、工业和信息化部、国家卫生健康委员会、国家中医药局按职责分工负责）

2. 加强临床、科研数据整合共享和应用，支持研发医疗健康相关的人工智能技术、医用机器人、大型医疗设备、应急救援医疗设备、生物三维打印技术和可穿戴设备等。顺应工业互联网创新发展趋势，提升医疗健康设备的数字化、智能化制造水平，促进产业升级。（国家发展改革委、工业和信息化部、科学技术部、国家卫生健康委员会等按职责分工负责）

二、完善"互联网＋医疗健康"支撑体系

（八）加快实现医疗健康信息互通共享

1. 各地区、各有关部门要协调推进统一权威、互联互通的全民健康信息平台建设，逐步实现与国家数据共享交换平台的对接联通，强化人口、公共卫生、医疗服务、医疗保障、药品供应、综合管理等数据采集，畅通部门、区域、行业之间的数据共享通道，促进全民健康信息共享应用。（国家发展改革委、工业和信息化部、公安部、人力资源和社会保障部、国家卫生健康委员会、国家市场监督管理总局、国家医疗保障局、各省级人民政府负责）

2. 加快建设基础资源信息数据库，完善全员人口、电子健康档案、电子病历等数据库。大力提升医疗机构信息化应用水平，二级以上医院要健全医院信息平台功能，整合院内各类系统资源，提升医院管理效率。三级医院要在 2020 年前实现院内医疗服务信

息互通共享，有条件的医院要尽快实现。（国家卫生健康委员会负责）

3. 健全基于互联网、大数据技术的分级诊疗信息系统，推动各级各类医院逐步实现电子健康档案、电子病历、检验检查结果的共享，以及在不同层级医疗卫生机构间的授权使用。支持老少边穷地区基层医疗卫生机构信息化软硬件建设。（国家卫生健康委员会、国家发展改革委、财政部负责）

（九）健全"互联网＋医疗健康"标准体系

1. 健全统一规范的全国医疗健康数据资源目录与标准体系。加强"互联网＋医疗健康"标准的规范管理，制订医疗服务、数据安全、个人信息保护、信息共享等基础标准，全面推开病案首页书写规范、疾病分类与代码、手术操作分类与代码、医学名词术语"四统一"。（国家卫生健康委员会、国家市场监督管理总局负责）

2. 加快应用全国医院信息化建设标准和规范，强化省统筹区域平台和医院信息平台功能指引、数据标准的推广应用，统一数据接口，为信息互通共享提供支撑。（国家卫生健康委员会、国家市场监督管理总局负责）

（十）提高医院管理和便民服务水平

1. 围绕群众日益增长的需求，利用信息技术，优化服务流程，提升服务效能，提高医疗服务供给与需求匹配度。到 2020 年，二级以上医院普遍提供分时段预约诊疗、智能导医分诊、候诊提醒、检验检查结果查询、诊间结算、移动支付等线上服务。有条件的医疗卫生机构可以开展移动护理、生命体征在线监测、智能医学影像识别、家庭监测等服务。（国家卫生健康委员会、国家中医药局负责）

2. 支持医学检验机构、医疗卫生机构联合互联网企业，发展疾病预防、检验检测等医疗健康服务。推进院前急救车载监护系统与区域或医院信息平台连接，做好患者信息规范共享、远程急救指导和院内急救准备等工作，提高急救效能。推广"智慧中药房"，提高中药饮片、成方制剂等药事服务水平。（国家卫生健康委员会、工业和信息化部、国家中医药管理局负责）

（十一）提升医疗机构基础设施保障能力

1.提升"互联网＋医疗健康"服务保障水平，推进医疗卫生服务体系建设，科学布局，合理配置，实施区域中心医院医疗检测设备配置保障工程，国家对中西部等地区的贫困地区予以适当支持。加快基层医疗卫生机构标准化建设，提高基层装备保障能力。（国家卫生健康委员会、国家发展改革委、财政部负责）

2.重点支持高速宽带网络普遍覆盖城乡各级医疗机构，深入开展电信普遍服务试点，推动光纤宽带网络向农村医疗机构延伸。推动电信企业加快宽带网络演进升级步伐，部署大容量光纤宽带网络，提供高速率网络接入。完善移动宽带网络覆盖，支撑开展急救车载远程诊疗。（工业和信息化部、国家卫生健康委员会按职责分工负责）

3.面向远程医疗、医疗信息共享等需求，鼓励电信企业向医疗机构提供优质互联网专线、虚拟专用网（VPN）等网络接入服务，推进远程医疗专网建设，保障医疗相关数据传输服务质量。支持各医疗机构选择使用高速率高可靠的网络接入服务。（工业和信息化部、国家卫生健康委员会按职责分工负责）

（十二）及时制订完善相关配套政策

1.适应"互联网＋医疗健康"发展，进一步完善医保支付政策。逐步将符合条件的互联网诊疗服务纳入医保支付范围，建立费用分担机制，方便群众就近就医，促进优质医疗资源有效利用。健全互联网诊疗收费政策，加强使用管理，促进形成合理的利益分配机制，支持互联网医疗服务可持续发展。（国家医疗保障局负责）

2.完善医师多点执业政策，鼓励执业医师开展"互联网＋医疗健康"服务。（国家卫生健康委员会负责）

三、加强行业监管和安全保障

（十三）强化医疗质量监管

1.出台规范互联网诊疗行为的管理办法，明确监管底线，健全相关机构准入标准，最大限度减少准入限制，加强事中事后监管，确保医疗健康服务质量和安全。推进网络可信体系建设，加快建设全国统一标识的医疗卫生人员和医疗卫生机构可信医学数字身份、电子实名认证、数据访问控制信息系统，创新监管机制，提升监管能力。建立医疗责任分担机制，推行在线知情同意告知，防范和化解医疗风险。(国家卫生健康委员会、国家网信办、工业和信息化部、公安部负责)

2.互联网医疗健康服务平台等第三方机构应当确保提供服务人员的资质符合有关规定要求，并对所提供的服务承担责任。"互联网＋医疗健康"服务产生的数据应当全程留痕，可查询、可追溯，满足行业监管需求。(国家卫生健康委员会、国家网信办、工业和信息化部、公安部、国家市场监督管理总局负责)

(十四)保障数据信息安全

1.研究制定健康医疗大数据确权、开放、流通、交易和产权保护的法规。严格执行信息安全和健康医疗数据保密规定，建立完善个人隐私信息保护制度，严格管理患者信息、用户资料、基因数据等，对非法买卖、泄露信息行为依法依规予以惩处。(国家卫生健康委员会、国家网信办、工业和信息化部、公安部负责)

2.加强医疗卫生机构、互联网医疗健康服务平台、智能医疗设备及关键信息基础设施、数据应用服务的信息防护，定期开展信息安全隐患排查、监测和预警。患者信息等敏感数据应当存储在境内，确需向境外提供的，应当依照有关规定进行安全评估。(国家卫生健康委员会、国家网信办、工业和信息化部负责)

各地区、各有关部门要结合工作实际，及时出台配套政策措施，确保各项部署落到实处。中西部地区、农村贫困地区、偏远边疆地区要因地制宜，积极发展"互联网＋医疗健康"，引入优质医疗资源，提高医疗健康服务的可及性。国家卫生健康委员会要会同有关部门按照任务分工，加强工作指导和督促检查，重要情况及时报告国务院。

国务院办公厅

2018 年 4 月 25 日

附录四

关于印发医疗联合体综合绩效考核工作方案（试行）的通知

国卫医发〔2018〕26号

各省、自治区、直辖市及新疆生产建设兵团卫生计生委、中医药管理局：

为进一步加强医疗联合体（以下简称医联体）绩效考核，规范医联体建设发展，调动医疗机构积极性，国家卫生健康委会同国家中医药局制定了《医疗联合体综合绩效考核工作方案（试行）》（可从国家卫生健康委官网下载）。现印发你们，请遵照执行。各级卫生健康行政部门（含中医药主管部门）要加强对医联体建设工作的统筹规划与指导，规范医联体建设与管理，全面掌握工作进展情况，及时向国家卫生健康委和国家中医药局报送有关情况。 附件：医疗联合体综合绩效考核工作方案（试行）

国家卫生健康委员会　国家中医药管理局

2018 年 7 月 26 日

附录五

关于印发互联网诊疗管理办法（试行）等3个文件的通知

国卫医发〔2018〕25号

为贯彻落实《国务院办公厅关于促进"互联网＋医疗健康"发展的意见》有关要求，进一步规范互联网诊疗行为，发挥远程医疗服务积极作用，提高医疗服务效率，保证医疗质量和医疗安全，国家卫生健康委员会和国家中医药管理局组织制定了《互联网诊疗管理办法（试行）》《互联网医院管理办法（试行）》《远程医疗服务管理规范（试行）》。

附件1　互联网诊疗管理办法（试行）

第一章　总则

第一条　为落实《国务院办公厅关于促进"互联网＋医疗健康"发展的意见》，规范互联网诊疗活动，推动互联网医疗服务健康快速发展，保障医疗质量和医疗安全，根据《执业医师法》《医疗机构管理条例》等法律法规，制定本办法。

第二条　本办法所称互联网诊疗是指医疗机构利用在本机构注册的医师，通过互联网等信息技术开展部分常见病、慢性病复诊和"互联网＋"家庭医生签约服务。

第三条　国家对互联网诊疗活动实行准入管理。

第四条　国务院卫生健康行政部门和中医药主管部门负责全国互联网诊疗活动的监督管理。地方各级卫生健康行政部门（含中医药主管部门，下同）负责辖区内互联网诊疗活动的监督管理。

第二章　互联网诊疗活动准入

第五条　互联网诊疗活动应当由取得《医疗机构执业许可证》的医疗机构提供。

第六条　新申请设置的医疗机构拟开展互联网诊疗活动，应当在设置申请书注明，并在设置可行性研究报告中写明开展互联网诊疗活动的有关情况。如果与第三方机构合作建立互联网诊疗服务信息系统，应当提交合作协议。

第七条　卫生健康行政部门受理申请后，依据《医疗机构管理条例》《医疗机构管理条例实施细则》的有关规定进行审核，在规定时间内作出同意或者不同意的书面答复。批准设置并同意其开展互联网诊疗的，在《设置医疗机构批准书》中注明同意其开展互联网诊疗活动。医疗机构按照有关法律法规和规章申请执业登记。

第八条　已经取得《医疗机构执业许可证》的医疗机构拟开展互联网诊疗活动，应当向其《医疗机构执业许可证》发证机关提出开展互联网诊疗活动的执业登记申请，并提交下列材料：

（一）医疗机构法定代表人或主要负责人签署同意的申请书，提出申请开展互联网诊疗活动的原因和理由；

（二）如果与第三方机构合作建立互联网诊疗服务信息系统，应当提交合作协议；

（三）登记机关规定提交的其他材料。

第九条　执业登记机关按照有关法律法规和规章对医疗机构登记申请材料进行审核。审核合格的，予以登记，在《医疗机构执业许可证》副本服务方式中增加"互联网诊疗"。审核不合格的，将审核结果以书面形式通知申请人。

第十条　医疗机构与第三方机构的合作协议应当明确各方在医疗服务、信息安全、隐私保护等方面的责权利。

第十一条　医疗机构开展互联网诊疗活动应当与其诊疗科目相一致。未经卫生健康行政部门核准的诊疗科目，医疗机构不得开展相应的互联网诊疗活动。

第三章　执业规则

第十二条　医疗机构开展互联网诊疗活动应当符合医疗管理要求，建立医疗质量和医疗安全规章制度。

第十三条　医疗机构开展互联网诊疗活动，应当具备满足互联网技术要求的设备设施、信息系统、技术人员以及信息安全系统，并实施第三级信息安全等级保护。

第十四条　开展互联网诊疗活动的医师、护士应当能够在国家医师、护士电子注册系统中查询。医疗机构应当对开展互联网诊疗活动的医务人员进行电子实名认证，鼓励有条件的医疗机构通过人脸识别等人体特征识别技术加强医务人员管理。

第十五条　基层医疗卫生机构实施"互联网＋"家庭医生签约服务，在协议中告知患者服务内容、流程、双方责任和权利以及可能出现的风险等，签订知情同意书。

第十六条　医疗机构在线开展部分常见病、慢性病复诊时，医师应当掌握患者病历资料，确定患者在实体医疗机构明确诊断为某种或某几种常见病、慢性病后，可以针对相同诊断进行复诊。当患者出现病情变化需要医务人员亲自诊查时，医疗机构及其医务人员应当立即终止互联网诊疗活动，引导患者到实体医疗机构就诊。不得对首诊患者开展互联网诊疗活动。

第十七条　医疗机构开展互联网诊疗活动应当按照《医疗机构病历管理规定》和《电子病历基本规范(试行)》等相关文件要求，为患者建立电子病历，并按照规定进行管理。

第十八条　医疗机构开展互联网诊疗活动应当严格遵守《处方管理办法》等处方管理规定。医师掌握患者病历资料后，可以为部分常见病、慢性病患者在线开具处方。在线开具的处方必须有医师电子签名，经药师审核后，医疗机构、药品经营企业可委托符合条件的第三方机构配送。

第十九条　医疗机构开展互联网诊疗活动时，不得开具麻醉药品、精神药品等特殊管理药品的处方。为低龄儿童（6岁以下）开具互联网儿童用药处方时，应当确认患儿有监护人和相关专业医师陪伴。

第二十条　医疗机构应当严格执行信息安全和医疗数据保密的有关法律法规，妥善保管患者信息，不得非法买卖、泄露患者信息。发生患者信息和医疗数据泄露后，医疗机构应当及时向主管的卫生健康行政部门报告，并立即采取有效应对措施。

第二十一条　医疗机构开展互联网诊疗活动应当符合分级诊疗相关规定，与其功能定位相适应。

第二十二条　鼓励医联体内利用互联网技术，加快实现医疗资源上下贯通，提高基层医疗服务能力和效率，推动构建有序的分级诊疗格局。鼓励三级医院在医联体内通过互联网诊疗信息系统向下转诊患者。

第二十三条　三级医院应当优先发展与二级医院、基层医疗卫生机构之间的互联网医疗服务，为基层医疗卫生机构开展的互联网诊疗活动提供技术支持。

第四章　监督管理

第二十四条　医疗机构应当加强互联网诊疗活动管理，建立完善相关管理制度、服务流程，保证互联网诊疗活动全程留痕、可追溯，并向监管部门开放数据接口。

第二十五条　医师开展互联网诊疗活动应当依法取得相应执业资质，具有 3 年以上独立临床工作经验，并经其执业注册的医疗机构同意。

第二十六条　医疗机构开展互联网诊疗活动按照属地化管理的原则，由县级及以上地方卫生健康行政部门进行监督管理。

第二十七条　县级及以上地方卫生健康行政部门应当向社会公布允许开展互联网诊疗活动的医疗机构名单，公布监督电话或者其他监督方式，及时受理和处置违法违规互联网诊疗服务举报。发现不符合本办法规定的，应当及时告知有关主管部门。

第二十八条　下级卫生健康行政部门未按照《医疗机构管理条例》和本办法规定管理互联网诊疗活动的，上级卫生健康行政部门应当及时予以纠正。

第二十九条　县级及以上地方卫生健康行政部门应当充分发挥社会组织作用，加强互联网诊疗活动的行业监督和自律。

第五章　附则

第三十条　本办法施行前已经开展互联网诊疗活动的医疗机构，自本办法施行之日起 30 日内，按照本办法要求重新提出执业登记申请。

第三十一条　远程医疗服务按照《远程医疗服务管理规范（试行）》等相关文件管理。互联网医院按照《互联网医院管理办法（试行）》管理。

第三十二条　本办法自发布之日起施行。

附件2　互联网医院管理办法（试行）

第一章　总则

第一条　为落实《国务院办公厅关于促进"互联网＋医疗健康"发展的意见》，推动互联网医院持续健康发展，规范互联网医院管理，提高医疗服务效率，保证医疗质量和医疗安全，根据《执业医师法》《医疗机构管理条例》等法律法规，制定本办法。

第二条　本办法所称互联网医院包括作为实体医疗机构第二名称的互联网医院，以及依托实体医疗机构独立设置的互联网医院（互联网医院基本标准见附录）。

第三条　国家按照《医疗机构管理条例》《医疗机构管理条例实施细则》对互联网医院实行准入管理。

第四条　国务院卫生健康行政部门和中医药主管部门负责全国互联网医院的监督管理。地方各级卫生健康行政部门（含中医药主管部门，下同）负责辖区内互联网医院的监督管理。

第二章　互联网医院准入

第五条　实体医疗机构自行或者与第三方机构合作搭建信息平台，使用在本机构和其他医疗机构注册的医师开展互联网诊疗活动的，应当申请将互联网医院作为第二名称。实体医疗机构仅使用在本机构注册的医师开展互联网诊疗活动的，可以申请将互联网医院作为第二名称。

第六条　实施互联网医院准入前，省级卫生健康行政部门应当建立省级互联网医疗服务监管平台，与互联网医院信息平台对接，实现实时监管。

第七条　申请设置互联网医院，应当向其依托的实体医疗机构执业登记机关提出设置申请，并提交以下材料：

（一）设置申请书；

（二）设置可行性研究报告，可根据情况适当简化报告内容；

（三）所依托实体医疗机构的地址；

（四）申请设置方与实体医疗机构共同签署的合作建立互联网医院的协议书。

第八条　新申请设置的实体医疗机构拟将互联网医院作为第二名称的，应当在设置申请书中注明，并在设置可行性研究报告中写明建立互联网医院的有关情况。如果与第三方机构合作建立互联网医院信息平台，应当提交合作协议。

第九条　卫生健康行政部门受理设置申请后，依据《医疗机构管理条例》《医疗机构管理条例实施细则》的有关规定进行审核，在规定时间内作出同意或者不同意的书面答复。批准设置并同意其将互联网医院作为第二名称的，在《设置医疗机构批准书》中注明；批准第三方机构申请设置互联网医院的，发给《设置医疗机构批准书》。医疗机构按照有关法律法规和规章申请执业登记。

第十条　已经取得《医疗机构执业许可证》的实体医疗机构拟建立互联网医院，将互联网医院作为第二名称的，应当向其《医疗机构执业许可证》发证机关提出增加互联网医院作为第二名称的申请，并提交下列材料：

（一）医疗机构法定代表人或主要负责人签署同意的申请书，提出申请增加互联网医院作为第二名称的原因和理由；

（二）与省级互联网医疗服务监管平台对接情况；

（三）如果与第三方机构合作建立互联网医院，应当提交合作协议；

（四）登记机关规定提交的其他材料。

第十一条　执业登记机关按照有关法律法规和规章对互联网医院登记申请材料进行审核。审核合格的，予以登记。审核不合格的，将审核结果以书面形式通知申请人。

第十二条　互联网医院的命名应当符合有关规定，并满足以下要求：

（一）实体医疗机构独立申请互联网医院作为第二名称，应当包括"本机构名称＋互联网医院"；

（二）实体医疗机构与第三方机构合作申请互联网医院作为第二名称，应当包括"本机构名称＋合作方识别名称＋互联网医院"；

（三）独立设置的互联网医院，名称应当包括"申请设置方识别名称＋互联网医院"。

第十三条　合作建立的互联网医院，合作方发生变更或出现其他合作协议失效的情况时，需要重新申请设置互联网医院。

第三章　执业规则

第十四条　互联网医院执行由国家或行业学协会制定的诊疗技术规范和操作规程。

第十五条　互联网医院信息系统按照国家有关法律法规和规定，实施第三级信息安全等级保护。

第十六条　在互联网医院提供医疗服务的医师、护士应当能够在国家医师、护士电子注册系统中进行查询。互联网医院应当对医务人员进行电子实名认证。鼓励有条件的互联网医院通过人脸识别等人体特征识别技术加强医务人员管理。

第十七条　第三方机构依托实体医疗机构共同建立互联网医院的，应当为实体医疗机构提供医师、药师等专业人员服务和信息技术支持服务，通过协议、合同等方式明确各方在医疗服务、信息安全、隐私保护等方面的责权利。

第十八条　互联网医院必须对患者进行风险提示，获得患者的知情同意。

第十九条　患者在实体医疗机构就诊，由接诊的医师通过互联网医院邀请其他医师进行会诊时，会诊医师可以出具诊断意见并开具处方；患者未在实体医疗机构就诊，医师只能通过互联网医院为部分常见病、慢性病患者提供复诊服务。互联网医院可以提供家庭医生签约服务。当患者病情出现变化或存在其他不适宜在线诊疗服务的，医师应当引导患者到实体医疗机构就诊。

第二十条　互联网医院应当严格遵守《处方管理办法》等处方管理规定。在线开具处方前，医师应当掌握患者病历资料，确定患者在实体医疗机构明确诊断为某种或某几种常见病、慢性病后，可以针对相同诊断的疾病在线开具处方。所有在线诊断、处方必须有医师电子签名。处方经药师审核合格后方可生效，医疗机构、药品经营企业可委托符合条件的第三方机构配送。不得在互联网上开具麻醉药品、精神类药品处方以及其他用药风险较高、有其他特殊管理规定的药品处方。为低龄儿童（6岁以下）开具互联网儿童用药处方时，应当确定患儿有监护人和相关专业医师陪伴。

第二十一条　互联网医院开展互联网诊疗活动应当按照《医疗机构病历管理规定》和《电子病历基本规范（试行）》等相关文件要求，为患者建立电子病历，并按照规定进行管理。患者可以在线查询检查检验结果和资料、诊断治疗方案、处方和医嘱等病历资料。

第二十二条　互联网医院发生的医疗服务不良事件和药品不良事件按照国家有关规定上报。

第二十三条　互联网医院应当严格执行信息安全和医疗数据保密的有关法律法规，妥善保管患者信息，不得非法买卖、泄露患者信息。发生患者信息和医疗数据泄露时，医疗机构应当及时向主管的卫生健康行政部门报告，并立即采取有效应对措施。

第二十四条　实体医疗机构或者与实体医疗机构共同申请互联网医院的第三方，应当为医师购买医疗责任保险。

第二十五条　互联网医院提供医疗服务应当符合分级诊疗相关规定，与依托的实体医疗机构功能定位相适应。

第二十六条　鼓励城市三级医院通过互联网医院与偏远地区医疗机构、基层医疗卫生机构、全科医生与专科医生的数据资源共享和业务协同，促进优质医疗资源下沉。

第四章　监督管理

第二十七条　互联网医院应当严格按照国家法律法规加强内部各项管理。

第二十八条　互联网医院应当建立互联网医疗服务不良事件防范和处置流程，落实个人隐私信息保护措施，加强互联网医院信息平台内容审核管理，保证互联网医疗服务安全、有效、有序开展。

第二十九条　互联网医院提供诊疗服务的医师，应当依法取得相应执业资质，在依托的实体医疗机构或其他医疗机构注册，具有 3 年以上独立临床工作经验。互联网医院提供服务的医师，应当确保完成主要执业机构规定的诊疗工作。

第三十条　省级卫生健康行政部门与互联网医院登记机关，通过省级互联网医疗服务监管平台，对互联网医院共同实施监管，重点监管互联网医院的人员、处方、诊疗行为、患者隐私保护和信息安全等内容。将互联网医院纳入当地医疗质量控制体系，相关服务纳入行政部门对实体医疗机构的绩效考核和医疗机构评审，开展线上线下一体化监管，确保医疗质量和医疗安全。

第三十一条　县级及以上地方卫生健康行政部门应当向社会公布互联网医院名单及监督电话或者其他监督方式，及时受理和处置违法违规互联网医疗服务的举报。发现不符合本办法规定的，应当及时告知相关主管部门。

第三十二条　取得《医疗机构执业许可证》的互联网医院，独立作为法律责任主体；实体医疗机构以互联网医院作为第二名称时，实体医疗机构为法律责任主体。互联网医院合作各方按照合作协议书承担相应法律责任。患者与互联网医院发生医疗纠纷时，应当向互联网医院登记机关提出处理申请，按照有关法律、法规和规定追偿法律责任。

第三十三条　医疗机构和医务人员在开展互联网医疗服务过程中，有违反《执业医师法》《医疗机构管理条例》《医疗事故处理条例》和《护士条例》等法律、法规行为的，按照有关法律、法规规定处理。

第三十四条　下级卫生健康行政部门未按照《医疗机构管理条例》和本办法规定管理互联网医院的，上级卫生健康行政部门应当及时予以纠正。

第五章　附则

第三十五条　本办法施行前已经批准设置或备案的互联网医院，自本办法施行之日起 30 日内，按照本办法要求重新提出设置和执业登记申请。

第三十六条　本办法自发布之日起施行。

附录　互联网医院基本标准（试行）

申请设置互联网医院或者以互联网医院作为第二名称的，应当符合本标准。

一、诊疗科目

互联网医院根据开展业务内容确定诊疗科目，不得超出所依托的实体医疗机构诊疗科目范围。

二、科室设置

互联网医院根据开展业务内容设置相应临床科室，并与所依托的实体医疗机构临床科室保持一致。必须设置医疗质量管理部门、信息技术服务与管理部门、药学服务部门。

三、人员

（一）互联网医院开设的临床科室，其对应的实体医疗机构临床科室至少有 1 名正高级、1 名副高级职称的执业医师注册在本机构（可多点执业）。（二）互联网医院有专人负责互联网医院的医疗质量、医疗安全、电子病历的管理，提供互联网医院信息系统维护等技术服务，确保互联网医院系统稳定运行。（三）有专职药师负责在线处方审核工作，确保业务时间至少有1名药师在岗审核处方。药师人力资源不足时，可通过合作方式，由具备资格的第三方机构药师进行处方审核。（四）相关人员必须经过医疗卫生法律法规、医疗服务相关政策、各项规章制度、岗位职责、流程规范和应急预案的培训，确保其掌握服务流程，明确可能存在的风险。

四、房屋和设备设施

（一）用于互联网医院运行的服务器不少于2套，数据库服务器与应用系统服务器需划分。存放服务器的机房应当具备双路供电或紧急发电设施。存储医疗数据的服务器不得存放在境外。（二）拥有至少2套开展互联网医院业务的音视频通讯系统（含必要的软件系统和硬件设备）。（三）具备高速率高可靠的网络接入，业务使用的网络带宽不低于10Mbps，且至少由两家宽带网络供应商提供服务。鼓励有条件的互联网医院接入互联网专线、虚拟专用网（VPN），保障医疗相关数据传输服务质量。（四）建立数据访问控制信息系统，确保系统稳定和服务全程留痕，并与实体医疗机构的HIS、PACS/RIS、LIS系统实现数据交换与共享。（五）具备远程会诊、远程门诊、远程病理诊断、远程医学影像诊断和远程心电诊断等功能。（六）信息系统实施第三级信息安全等级保护。

五、规章制度

建立互联网医疗服务管理体系和相关管理制度、人员岗位职责、服务流程。规章制度应当包括互联网医疗服务管理制度、互联网医院信息系统使用管理制度、互联网医疗质量控制和评价制度、在线处方管理制度、患者知情同意与登记制度、在线医疗文书管理制度、在线复诊患者风险评估与突发状况预防处置制度、人员培训考核制度，停电、断网、设备故障、网络信息安全等突发事件的应急预案。

附件3　远程医疗服务管理规范（试行）

为贯彻落实《国务院办公厅关于促进"互联网＋医疗健康"发展的意见》（国办发〔2018〕26号），进一步推动远程医疗服务持续健康发展，优化医疗资源配置，促进优质医疗资源下沉，推进区域医疗资源整合共享，提高医疗服务能力和水平，制定本规范。

一、管理范围本规范所称远程医疗服务包括以下情形

（一）某医疗机构（以下简称邀请方）直接向其他医疗机构（以下简称受邀方）发出邀请，受邀方运用通讯、计算机及网络技术等信息化技术，为邀请方患者诊疗提供技术支持的医疗活动，双方通过协议明确责权利。

（二）邀请方或第三方机构搭建远程医疗服务平台，受邀方以机构身份在该平台注册，邀请方通过该平台发布需求，由平台匹配受邀方或其他医疗机构主动对需求做出应答，运用通讯、计算机及网络技术等信息化技术，为邀请方患者诊疗提供技术支持的医疗活动。邀请方、平台建设运营方、受邀方通过协议明确责权利。邀请方通过信息平台直接邀请医务人员提供在线医疗服务的，必须申请设置互联网医院，按照《互联网医院管理办法（试行）》管理。

二、开展远程医疗服务的基本条件

（一）医疗机构基本条件。1.有卫生健康行政部门（含中医药主管部门，下同）批准、与所开展远程医疗服务相应的诊疗科目。 2.有在本机构注册、符合远程医疗服务要求的专业技术人员。 3.有完善的远程医疗服务管理制度、医疗质量与医疗安全、信息化技术保障措施。

（二）人员基本条件。邀请方与受邀方应当根据患者病情安排相应医务人员参与远程医疗服务。邀请方至少有1名执业医师（可多点执业）陪同，若邀请方为基层医疗卫生机构，可以由执业助理医师或乡村医生陪同；受邀方至少有1名具有相应诊疗服务能力、独立开展临床工作3年以上的执业医师（可多点执业）为患者提供远程医疗服务。根据患者病情，可提供远程多学科联合诊疗服务。有专职人员负责仪器、设备、设施、信息系统的定期检测、登记、维护、改造、升级，符合远程医疗相关卫生信息标准和信息安全的规定，保障远程医疗服务信息系统（硬件和软件）处于正常运行状态，满足医疗机构开展远程医疗服务的需要。

（三）设备设施基本条件。 1.远程医疗信息系统应当满足图像、声音、文字以及诊疗所需其他医疗信息的安全、实时传输，图像清晰，数据准确，符合《远程医疗信息系统建设技术指南》，满足临床诊疗要求。 2.重要设备和网络应当有不间断电源。 3.远程医疗服务网络应当至少有2家网络供应商提供的网络，保障远程医疗服务信息传输通畅。有条件的可以建设远程医疗专网。

三、远程医疗服务流程及有关要求

（一）签订合作协议。医疗机构间直接或通过第三方平台开展远程医疗服务的，要签订远程医疗合作协议，约定合作目的、合作条件、合作内容、远程医疗流程、各方责任权利义务、医疗损害风险和责任分担等事项。合作协议可以以电子文件形式签订。

（二）知情同意。邀请方应当根据患者的病情和意愿组织远程医疗服务，并向患者说明远程医疗服务内容、费用等情况，征得患者书面同意，签署远程医疗服务知情同意书。不宜向患者说明病情的，应当征得其监护人或者近亲属书面同意。

（三）远程会诊。医疗机构之间通过远程进行会诊，受邀方提供诊断治疗意见，邀请方明确诊断治疗方案。

1.发出邀请。邀请方需要与受邀方通过远程医疗服务开展个案病例讨论的，需向受邀方直接或通过第三方平台提出邀请，邀请至少应当包括邀请事由、目的、时间安排、患者相关病历摘要及拟邀请医师的专业和技术职务任职资格等。医疗联合体内可以协商建立稳定的远程心电诊断、远程影像诊断、远程病理诊断等机制，加强上级医院对基层医疗机构的技术支持。

2.接受邀请。受邀方接到邀请方或第三方平台发出的远程医疗服务邀请后，要及时作出是否接受邀请的决定。接受邀请的，须告知邀请方，并做好相关准备工作；不接受邀请的，及时告知邀请方并说明理由。第三方平台参与匹配的，还要同时将是否接受邀请告知第三方平台运营方。

3.实施服务。受邀方应当认真负责地安排具备相应资质和技术能力的医务人员，按照相关法律、法规和诊疗规范的要求，提供远程医疗服务，及时将诊疗意见告知邀请方，并出具由相关医师签名的诊疗意见报告。邀请方根据患者临床资料，参考受邀方的诊疗意见，决定诊断与治疗方案。

（四）远程诊断。邀请方和受邀方建立对口支援或者形成医疗联合体等合作关系，由邀请方实施医学影像、病理、心电、超声等辅助检查，由受邀的上级医疗机构进行诊断，具体流程由邀请方和受邀方通过协议明确。

（五）妥善保存资料。邀请方和受邀方要按照病历书写及保管有关规定共同完成病历资料，原件由邀请方和受邀方分别归档保存。远程医疗服务相关文书可通过传真、扫描文件及电子签名的电子文件等方式发送。医务人员为患者提供咨询服务后，应当记录咨询信息。

四、管理要求

（一）机构管理。开展远程医疗服务的医疗机构应当按照以下要求开展工作：1.制定并落实管理规章制度，执行国家发布或者认可的技术规范和操作规程，建立应急预案，保障医疗质量与安全。2.设置专门的医疗质量安全管理部门或配备专职人员，负责远程医疗服务质量管理与控制工作，履行以下职责：①对规章制度、技术规范、操作规程的落实情况进行检查；②对医疗质量、器械和设备管理等方面进行检查；③对重点环节和影响医疗质量与安全的高危因素进行监测、分析和反馈，提出预防与控制措施；④对病历书写、资料保存进行指导和检查等。3.医疗质量安全管理人员应当具备相关专业知识和工作经验。4.参与远程医疗运行各方应当加强信息安全和患者隐私保护，防止违法传输、修改，防止数据丢失，建立数据安全管理规程，确保网络安全、操作安全、数据安全、隐私安全。5.与第三方机构合作发展远程医疗服务的，要通过协议明确各方权利、义务和法律责任，落实财务管理各项制度。

（二）人员管理。1.医疗机构应当制定并落实远程医疗服务相关医务人员的培训计划，使其具备与本职工作相关的专业知识。建立对技术人员的专业知识更新、专业技能维持与培养等管理的相关制度和记录。落实相关管理制度和工作规范。2.医务人员对患者进行远程医疗服务时应当遵守医疗护理常规和诊疗规范。

（三）质量管理。开展远程医疗服务的医疗机构应当按照以下要求开展医疗质量管理工作：

1.按照国家发布或认可的诊疗技术规范和操作规程有关要求，建立并实施医疗质量管理体系，遵守相关技术规范和标准，实行患者实名制管理，持续改进医疗质量。

2.积极参与省级以上远程医疗服务质控中心组织的医疗质量管理与控制相关工作，接受卫生健康行政部门和质控中心的业务指导与监管。

3.医疗质量安全管理人员督促落实各项规章制度和日常管理工作，并对本机构远程医疗服务行为进行定期巡视。

4.信息技术专业人员做好远程医疗设备的日常维护，保证其正常运转。

5.受邀方参与远程医疗服务的医务人员应当具有应急处理能力。

6.提供医学检查检验等服务的远程医疗服务中心，应当配备具有相应资质的卫生专业技术人员，按照相应的规范开展工作。

7.建立良好的医患沟通机制，保障患者知情同意权，维护患者合法权益。

8.严格按照有关规定与要求，规范使用和管理医疗设备、医疗耗材、消毒药械和医疗用品等。

五、加强监管

（一）地方各级卫生健康行政部门应当加强对辖区内医疗机构提供远程医疗服务的监督管理，将远程医疗服务纳入当地医疗质量控制体系，确保远程医疗服务质量和安全。

（二）在远程医疗服务过程中发生医疗争议时，患者向邀请方所在地卫生健康行政部门提出处理申请。远程会诊由邀请方承担相应法律责任，远程诊断由邀请方和受邀方共同承担相应法律责任。

（三）医疗机构与第三方机构合作开展远程医疗服务发生争议时，由邀请方、受邀方、第三方机构按照相关法律、法规和各方达成的协议进行处理，并承担相应的责任。

（四）医疗机构和医务人员在开展远程医疗服务过程中，有违反《执业医师法》《医疗机构管理条例》《医疗事故处理条例》和《护士条例》等法律、法规行为的，由卫生健康行政部门按照有关法律、法规规定处理。

平台示例

eStroke可以计算并显示灌注成像的各个参数,包括CBF、CBV、MTT和TMAX分别对应脑血流量、血脑容量、平均通过时间和残留函数的达峰时间,用以评价脑循环状况。

结合以上参数通过左右脑循环的对称性,可以进一步的计算出用于医学诊断的缺血半影带与梗死核心的所在的区域。

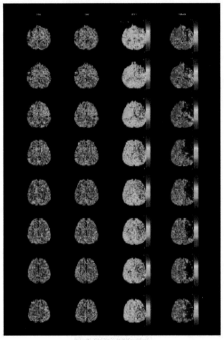

灌注成像的各个参数

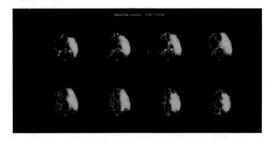

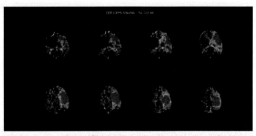

通过TMAX&CBF异常区域计算出缺血性半暗带和梗死核心位置,并标记

彩插 1　宣武医院远程脑卒中救治指导平台示例(见正文第 169 页)

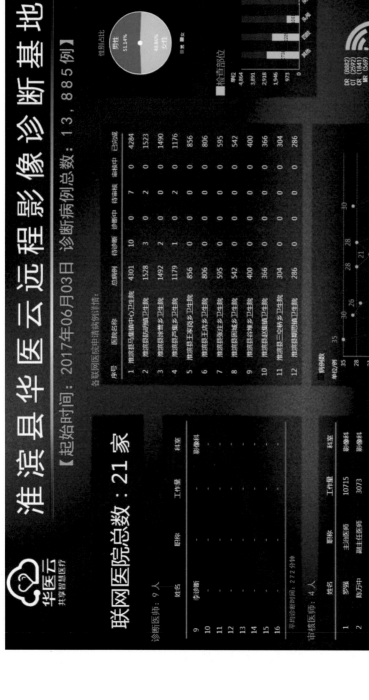

彩插 2 医学影像三级诊断运行情况监控信息（见正文第 295 页）